订古今名医临证金鉴

头痛卷

单书健 ◎ 编著

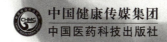

中国健康传媒集团

中国医药科技出版社

内 容 提 要

古今名医之临床实践经验，乃中医学术精华之最重要部分。本书选取了古今名医对头痛的临床经验、医案、医论之精华，旨在为临床中医诊治头痛提供借鉴。全书内容丰富，资料翔实，具有极高的临床应用价值和文献参考价值，以帮助读者开阔视野，增进学识。

图书在版编目（CIP）数据

重订古今名医临证金鉴.头痛卷 / 单书健编著. — 北京：中国医药科技出版社，2017.8

ISBN 978-7-5067-9206-6

Ⅰ. ①重…　Ⅱ. ①单…　Ⅲ. ①头痛－中医临床－经验－中国　Ⅳ. ① R249.1

中国版本图书馆 CIP 数据核字（2017）第 064529 号

美术编辑　陈君杞
版式设计　也　在

出版　**中国健康传媒集团** | 中国医药科技出版社
地址　北京市海淀区文慧园北路甲 22 号
邮编　100082
电话　发行：010—62227427　邮购：010—62236938
网址　www.cmstp.com
规格　710×1000mm $\frac{1}{16}$
印张　24 $\frac{3}{4}$
字数　281 千字
版次　2017 年 8 月第 1 版
印次　2023 年 3 月第 2 次印刷
印刷　三河市航远印刷有限公司
经销　全国各地新华书店
书号　ISBN 978-7-5067-9206-6
定价　**49.00 元**

获取新书信息、投稿、为图书纠错，请扫码联系我们。

困惑与抉择

——代前言

单书健

从 1979 年当编辑起，我就开始并一直在思考中医学术该如何发展？总是处于被证明、被廓清、被拷问的中医学，在现代科学如此昌明的境遇下，还能不能独立发展？该以什么形态发展？

一、科学主义——中医西化百年之困

（一）浑沌之死

百年中医的历史，就是一部中医西化的历史……

百年来西医快速崛起，中医快速萎缩，临床范围窄化，临床阵地缩小，信仰人群迁移，有真才实学、经验丰富的中医寥若晨星……

科研指导思想的偏差。全部采用西医的思路、方法、评价标准。科研成果大部分脱离了中医药学的最基本特点，以药为主，医药背离，皮之不存，毛将焉附？

中医教育亦不尽人意。学生无法建立起中医的思维方式，不能掌握中医学的精髓，不能用中医的思维方式去认识疾病，这是中医教育亟待解决的问题。中医学术后继乏人，绝非危言耸听，而是严酷的现实。

傅景华先生认为，科学主义首先将科学等同于绝对真理，把近代以来形成的科学体系奉为不可动摇的真理，那么一切理论与实践都要符合"科学"，并必须接受"科学"的验证。一个明显错误的观念，却变成不可抗衡的共识。事实上，这种认识一旦确立，中医已是死路一条。再用笼罩在现代科学光环之下的西医来检验中医则是顺理成章。"用现代科学方法研究中医，实现中医现代化"的方针应运而生，并通过行政手段，使之成为中医事业发展的惟一途径。中医走上了科学化、现代化、实证化、实验化、分析化、还原化、客观化、标准化、规范化、定量化的艰巨而漫长的征程，中医被验证、被曲解、被改造、被消化的命运已经注定。在"现代化"的迷途上，历尽艰辛而长途跋涉，费尽心机地寻找中医概念范畴和理论的"物质基础"与"科学内涵"，最高奢望不过是为了求人承认自己也有符合西医的"科学"成分。努力去其与西医学不相容的"糟粕"，取其西医学能够接受的"精华"，直至完全化入西医，以彻底消亡而告终。

中国科学院自然科学史研究所研究员宋正海先生认为科学是人类社会结构中的一个基本要素。从古至今，任何民族和国家，均存在科学这个要素，所不同的只是体系有类型不同、水平有高低之分。并非如科学主义者所认为的，只有西方体系的近代科学才算是"科学"。[1]

近代科学为西方科学体系所独霸，它的科学观、方法论所形成的科学主义，无限度发展，逐渐在全球形成强势文化，取得了话语权，致使各国民族的科学和文化越来越被扼杀乃至被完全取代。近百年来以科学主义评价中医科学性、以西医规范中医，正促使中医走上一条消亡之路。要真正振兴中医，首先要彻底批判科学主义，让中医先从束缚中走出来。

《庄子·应帝王》中浑沌之死十分深刻，发人深省……

南海之帝为倏，北海之帝为忽，中央之帝为浑沌。倏与忽时相与遇于浑沌之地，浑沌待之甚善。倏与忽谋报浑沌之德，曰："人皆有七

---

[1] 宋正海. 要振兴中医首先要彻底批判科学主义. 中国中医药报社. 哲眼看中医. 北京科学技术出版社，2005，71-78.

窍以视听食息，此独无有，尝试凿之。"日凿一窍，七日浑沌死。

《经典释文》："倏忽取神速之名，浑沌以合和为貌。"成玄英疏："夫运四肢以滞境，凿七窍以染尘，乖浑沌之至淳，顺有无之取舍，是以不终天年，中途夭折。""浑沌"象征本真的生命世界，他的一切原本如此，自然而然，无假安排，无须人为地给定它以任何秩序条理。道的根源性在于浑沌。在浩渺的时空中按人的模式去凿破天然，以分析去破毁混融，在自然主义的宇宙观看来，乃是对道的整体性和生命的整体性的斫丧。把自己的价值观强加给中医学，加给多样性的生命世界，中医西化无疑是重演"浑沌"的悲剧！

（二）中医是不为狭义科学见容的复杂性科学

2015 年 10 月 5 日，中国科学家屠呦呦凭发现青蒿素的治疟作用而获得 2015 年诺贝尔生理学与医学奖，这是中国科学家获得的第一个科学类诺贝尔奖。2011 年，屠呦呦获得拉斯克奖（Lasker Award）时曾表示，青蒿素的发现，是团队共同努力的成果，这也是中医走向世界的荣誉。

围绕屠呦呦的获奖，关于中医科学性的争论再次喧嚣一时。然而不管如何争议，中医跨越几千年历史为中华民族乃至全世界的生存做出了不可磨灭的贡献。

朱清时院士认为中医药是科学，是复杂性科学。只是当前流行的狭义的"科学"还不接受。

发源于西方的现代主流科学总是把复杂事物分解为基本组成单元来研究（即以还原论为基础）；以中医为代表的中国传统科学总是把复杂事物看作整体来研究，他们认为，若把事件简化成最基本的单元，就要把许多重要信息都去除掉，如单元之间的连接和组合方式等等，这样做就把复杂事物变样了。

朱清时院士指出，解剖学发现不了经络和气，气实际上是大量细胞和器官相互配合和集体组装形成的一种态势。这种态势正如战争中兵家的部署，士兵组织好了，战斗力就会大增，这种增量就是气。或者像放在山顶上蓄势待下的石头。总之，是一个复杂系统各个部分之间的关系、组装方式决定了它能产生巨大的作用。

英国《自然》杂志主编坎贝尔博士就世界科技发展趋势发表看法说：目前对生命科学的研究仍然局限在局部细节上，尚没有从整个生命系统角度去研究，未来对生命科学的研究应当上升到一个整体的、系统的高度，因为生命是一个整体。

著有《东方科学文化的复兴》的姜岩博士曾著文指出：混沌理论推动了复杂科学的诞生。而复杂科学的问世彻底动摇了还原论——能用还原论近似描述的仅仅是我们世界的很小的一部分。哥德尔不完备性定理断言，不仅仅是数学的全部，甚至任何一个系统，都不可能用类似哥德尔使用的能算术化的数学和逻辑公理系统加以概括。哥德尔的结果是对内涵公理化一个致命的打击。

著名生物学家、生命科学哲学家迈尔强调科学的多元性。他认为，由于近代物理学的进步，"仿佛世界上并没有活生生的有机世界。因此，必须建立一种新的哲学，这种哲学主要的任务是摆脱物理主义的影响"。他指出生物学中还原是徒劳的、没有意义的……生物学领域重要的不是本质而是个体。

诺贝尔奖获得者、杰出现代科学家普利高津说过："物理学正处于结束现实世界简单性信念的阶段，人们应当在各个单元的相互作用中了解整体，要了解在相当长的时间内，在宏观的尺度上组成整体的小单元怎样表现出一致的运动。"而这些观念与中医的学术思想更为接近。美国物理学家卡普拉把现代物理学与中国传统思想作了对比，认为两者在许多地方极其一致。哈肯提出"协同学和中国古代思想在整体性观念上有深刻的联系"，他创立协同学是受到中医等东方思维的启发。以中国古代整体论思想为基础的中医将大大促进医学和科学的发展。

（三）哲学家的洞见

曾深入研究过中医的哲学家刘长林先生指出，当前困扰中医学的不是中医药学术本身，而是哲学。一些流行的认识论观念必须突破、更新，这样才能树立正确的科学观，破除对西方和现代科学的迷信，正确理解中医学的科学价值，划清中医与西医的界限，此乃发展中医学的关键。

刘先生认为：科学多元的客观依据是宇宙的无限性，宇宙和任一具体事物都具有无限多的方面和层面……任何认识方法都是对世界的一种选择，都是主客体的一种特殊的耦合关系。你的方法选择认识这一方面，就不能同时认识那一方面；你建立的耦合关系进入这一层面，就不能同时进入那一层面，因为世界是由各种对立互补的方面、层面所组成的。这就形成了不同的认识方法，而认识方法的不同，导致了认识的结果也就不同，所获规律的形态也不一样，从而形成不同的科学模型，但却都是对这一事物的正确认识。于是形成形态各异的科学体系，这就是科学的多元性。[1]

恩格斯说：一切存在的基本形式是空间和时间。孟庆云先生认为，《内经》的思想主旨是从时间结构的不同内容阐发有机论人体观，提出了关于阴阳始终、藏象经络、四时气化、诊法治则等学说中时间要素的生命特征，具有独特的科学价值。

刘先生指出：西方科学体系以空间为主。空间性实，其特性在于广延和并列。空间可以分割，可以占有。空间关系的特点是相互排斥，突显差别。对空间的深入认识以分解为条件。在空间中，人与物

---

[1] 刘长林. 关于中国象科学的思考——兼谈中医学的认识论实质. 杭州师范大学学报（社会科学版），2009，31（2）：4-11.

是不平等的，人居主位，对物持征服和主宰的态度。因此，主体与客体采取对立的形式……以空间为本位，就会着重研究事物的有形实体和物质构成，这与主客对立的认识方式是统一的。认识空间性质主要靠分析、抽象和有控制条件的实验。抽象的前提是在思维中将对象定格、与周围环境分割开，然后找出具有本质意义的共性。在控制的条件下做实验研究，是在有限的空间范围内（如实验室），在实际中将对象与周围环境分割开，然后寻找被分离出来的不同要素之间的规律性联系。

刘先生还认为：东方科学体系以时间为主。时间性虚，其特性在于持续和变异。时间不能分割，不能占有，只能共享。在时间里，人与人、人与万物是平等、共进的关系。主体与客体采取相融的方式……从时间的角度认识事物，着眼在自然的原本的整体，表现为现象和自然的流行。向宇宙彻底开放的状态，在"因""顺"对象的自然存在和流行中，寻找其本质和规律。用老子的话说，就是"道法自然"，这是总的原则。

"现象联系的本质是'气'，气是万物自然生化的根源。现象层面的规律体现为气的运动，通过气来实现。中医学研究的是现象层面的规律，在认识过程中，严格保持人和万物的自然整体状态，坚持整体决定和产生部分，部分受整体统摄，因而要从整体看部分，而不是从部分看整体。西医学研究的是现象背后的实体层面，把对象看作是合成的整体，因而认为部分决定整体，整体可以用部分来说明，故主要采取还原论的方法。"

"现象表达的是事物的波动性，是各种功能、信息的联系。现象论强调的是事物的运动变易，即时间方面。庄子说：'与物委蛇，而同其波。'（《庄子·庚桑楚》）'同其波'，就是因顺现象的自然流变，去发现并遵循其时间规律。所以中医学研究的是整体。而西医学以实体为支撑事物存在的本质，将生命活动归结为静态的物质形体元素，故西医学研究的是'粒子'的整体。"

"中医学认为：'器者，生化之宇。'（《素问·六微旨大论篇》）而生化之道，以气为本。'气始而生化，气散而有形，气布而蕃育，气终而象变，其致一也。'（《素问·五常政大论篇》）可见，中医学以无形的人体为主要对象，着意关注的是气化，把人看作是气的整体。而西医学则以有形的人体为对象，研究器官、细胞和分子对生命的意义，把人看作是实体的整体。"

刘先生进而指出：时间与空间是共存关系，不是因果关系。人无论依靠何种手段都不可能将时空两个方面同时准确测定，也不可能从其中的一个方面过渡到另一方面。量子力学的不确定性原理告诉我们，微观粒子的波动特性的关系也是这样。它们既相互补充，又相互排斥。

部分决定整体和整体决定部分，这两个反向的关系和过程同时存在。但是，观测前者时就看不清后者，观测后者时又看不清前者，所以我们只能肯定二者必定相互衔接，畅然联通，但却永远不能弄清其如何衔接，如何联通。这是认识的盲区，是认识不可逾越的局限。要承认这类盲区的存在，因为世界上有些不可分割的事物只是共存关系，而没有因果联系。

刘先生从哲学的高度对中西医把握客观事物认识论原理，燃犀烛微，深刻剖析，充满了哲学家的洞见，觉闻清钟，发人深省。

李约瑟曾经指出：中西医结合在技术层面是可以探讨的，理论层面是不可能的。刘长林先生也认为：人的自然整体（中医）与合成的整体（西医），这两个层面之间尽管没有因果联系，但却有某种程度的概率性的对应关系。寻求这种对应关系，有利于临床。我们永远做不到将两者真正沟通，就是说，无论用中医研究西医，还是用西医研究中医，永远不可能从一方走到另一方。

早在20世纪80年代，傅景华先生就形成了中医过程论思想。傅先生认为：中医不仅包括对有形世界的认识，而且具有对自然和生命本源以及发生演化过程的认识。中医的认识领域主要在生命过程与枢机，而不仅是人体结构与功能，中医是"天地人和通、神气形和通"的大道。傅先生认为中医五脏属于五行序列，分别代表五类最基本的生命活动方式。《素问·灵兰秘典论篇》喻以君主、相傅、将军、仓廪、作强之官，形象地反映出五类生命运动方式的特征。在生命信息的运行机制中，心、肺、肝、脾、肾恰似驱动、传递、反馈、演化、发生机制一样，立足于生命的动态过程，而非实体器官。针对实体层面探求中医脏腑经络实质已走入死胡同，傅景华先生以"中医过程论"诠释中医实质，空谷足音，振聋发聩，惜了无唱和。笔者曾多次和傅景华讨论，好像那时他并不知道怀特海的过程哲学，只是基于对《周易》等典籍中过程思想的理解，能提出如此深刻的见解，笔者十分敬佩他深邃的洞见。十几年后，怀特海的过程哲学已在中国传播，渐至大行其道了。

怀特海明确地说过，他的过程哲学与东方思想更加接近！而不是更接近于西方哲学。杨富斌教授指出，怀特海过程哲学的"生成"和"过程"思想，与中国哲学关于生成和变易的思想相接近。

怀特海的有机体概念，通常是指无限"绵延"（持续）的宇宙运动过程的某一点上包含了与其他点上的事物的相互关系，因而获得自身的具体现实规定性的事物。意在取代以牛顿物理学绝对时空观为基础的机械唯物论宇宙观中的"物质"或"实在"观，即宇宙观问题。在他看来，传统的机械论宇宙观中所说的"物质"或"实在"实际上都是处于过程之中的存在物或实有（entity），都是与其他存在物相互作用、相互影响、相互依赖的，并在此过程中获得自身的规定性，不是单纯的、永恒的、具有绝对意义的东西，而是具有过程性、可变性和相对性的复杂有机体；认识过程中的主体和客体也是同一运动（认识）过程中彼此相关、相互渗透和相互依赖的两个有机体，因而并没有完全自主、自足的"主体"，也没有绝对不受主体影响的、具有绝对意义的客体，因此对于主体与客体的关系，也应当从二者的相互作用、相互影响和相互渗透及其与周围的关系等方面来考察。而中国古代哲学追求超现象的本质、超感觉的概念、超个体性的普遍性（同一性）为哲学的最高任务。在中国哲学家看来，天地人相通，自然与社会相通，阴阳相通相合。《黄帝内经》通过揭示自然变化对人体生理的影响，自然变化与疾病、自然环境与治疗的关系，认为"人与天地相参也，与日月相应也。"（《灵枢·岁露论》）怀特海的有机体思想与中国哲学的天人合一确有相通之处。

（四）医学不是纯粹的科学

除了极少数的哲学家、科学家认为中医是科学，而中医不是科学几乎成为世人之共识。但医学哲学家同样拷问：西医学是科学吗？

西医学之父威廉姆·奥斯勒说，"医疗行为是植根于科学的一种艺术"，进而他解释道，"如果人和人都一样，那医学或许能成为一门科学，而不是艺术。"

1981年6月密苏里大学哲学系的罗纳尔德·穆森在《医学与哲学》(The Journal of Medicine and Philosophy)发表了25页的长文"为什么医学不可能是一门科学"，医学圈里为之哗然，因为文章发表在暑月，因此常常被称为"暑月暴动"。依照穆森的观点，"医学是科学"缺乏有说服力的论证；从历史和哲学上可以论证医学"不是""不应该是"也"不可能是"（单一的、纯粹的）科学。在愿景、职业价值、终极关怀、职业目的与职业精神上，医学与科学之间是有冲突的；医学一旦成为科学，就会必然遮蔽偏离医学的职业愿景、价值、终极关怀、目的与精神。科学的基本目的是获得新知，以便理解这个世界和这个世界中的事物，医学的目的是通过预防或治疗疾病来增进人们的健康；科学的标准是获得真理，医学的标准是获得健康和疗效；科学的价值旨向为有知、有理（客观、实验、实证、还原）、有用、有利（效益最大化）；医学的价值旨向为有用、有理、有德、有情、有根、有灵，寻求科学性、人文性、社会性的统一。针对人的医学诉求和服务，科学存在严重的"缺损配置"。

穆森的结论是：尽管医学（知识）大部分是科学的，但它并不是、也不可能成为一门科学。

范瑞平先生指出，不能完全按照当代科学性与科学化的指标、方法与价值来衡量医学，裁判中西医之争，在当代科学万能和科学至上的意识形态中，技术乌托邦的期盼遮蔽了医学的独立价值，穆森的文章力矫时弊。

医学的原本是人学，这是众所周知的事实，其性质必须遵循人的属性而定。穆森和拥护者所做的，其实是站在我们所处的时代——医学有离科技更近、离人性更远，离具体更近、离整体更远的趋势——发出的"重拾医学人性"的呼吁。

我们还用为中医是不是科学而捶胸顿足地大声疾呼吗？

二、理论－实践脱节与"文字之医"

理论－实践脱节，即书本上的知识（包括教科书知识），并不能完全指导临床实践，这是中医学术发展未能解决的首要问题。形成理论－实践脱节的因素比较复杂，笔者认为欲分析解决这一问题，必须研究中医学术发展的历史，尤其是正确剖析文人治医对中医学术的影响。

迨医巫分野后，随着文人治医的不断增多，中医人员的素质不断提高，因为大量儒医的出现，极大地提高了医生的基础文化水平。文人治医，繁荣了中医学，增进了学术争鸣，促进了学术发展。通医文人增加，对医学发展的直接作用是形成了以整理编次医学文献为主的学派。由于儒家济世利天下的人生观，促使各阶层高度重视医籍的校勘整理、编撰刊行，使之广为流传。

文人治医对中医学术的消极影响约有以下诸端：

（一）尊经崇古阻碍了中医学的创新发展

两汉后，在儒生墨客中逐渐形成以研究经学、弘扬经书和从经探讨古代圣贤思想规范的风气，后人称之为"经学风气"。

儒家"信而好古""述而不作"一直成为医学写作的指导思想，这种牢固的趋同心理，削磨、遏制了医家的进取和创新。尊经泥古带给医坛的是万马齐喑，见解深邃的医家亦不敢自标新见，极大地禁锢了人们的思想，导致了医学新思想的难以产生及产生后易受抑压，也导致了人们沿用陈旧的形式来容纳与之并不相称的新内容，从而限制了新内容的进一步发展，极大地延缓了中医学的发展。

（二）侈谈玄理，无谓争辩

一些医学家受理学方法影响，以思辨为主要方法，过分强调理性作用，心外无物，盲目夸大了尽心明性在医学研究中的地位，对医学事实进行随意的演绎推理，以至于在各家学说中掺杂了大量的主观臆测、似是而非的内容（宋代以前文献尚重实效，宋代以后则多矜夸偏颇、侈谈玄理、思辨攻讦之作）。

无谓争辩中的医家，所运用的思辨玄学的方法，使某些医学概念外延无限拓宽，无限循环，反而使内涵减少和贫乏，事实上思辨只是把人引入凝固的空洞理论之中。这种理论似乎能解释一切，实际上却一切都解释不清。它以自然哲学的普遍性和涵容性左右逢源，一切临床经验都可以成为它的诠注和衍化，阻碍和束缚了人们对问题继续深入的研究。理论僵化，学术惰于创新，通过思辨玄学方法构建的某些理论，不但没有激起后来医家的创新心理，反而把人们拉离临床实践的土壤。命门之争，玄而又玄，六味、八味何以包治百病？

（三）无病呻吟，附庸风雅的因袭之作

"立言"的观念在文人中根深蒂固，一些稍涉医籍的文人，也常附庸风雅，编撰方书，有的仅是零星经验，有的只是道听途说，因袭之作，俯拾皆是。

（四）重文献，轻实践

受经学的影响，中医学的研究方法大抵停留在医书的重新修订、编次、整理、汇纂，呈现出"滚雪球"的势态。文献虽多，而少科学含量。从传统意义上看，尚有可取之处，但在时间上付出的代价是沉重的，因为这样的思想延缓了中医学的发展。

伤寒系统，有人统计注释《伤寒》不下千余家，主要是编次、注释，但大都停留在理论上的发挥和争鸣，甚或在如何恢复仲景全书原貌等问题上大做文章，进而争论诋毁不休，站在临床角度上深入研究者太少了。马继兴先生对《伤寒论》版本的研究，证明"重订错简"几百年形成的流派竟属子虚乌有。

整个中医研究体系中重经典文献，轻临床实践是十分明显的。

一些医家先儒而后医，或弃仕途而业医，他们系统研究中医时多已年逾不惑，还要从事著述，真正从事临床的时间并不多，其著作之实践价值仍需推敲。

苏东坡曾荐圣散子方。某年大疫，苏轼用圣散子方而获效，逾时永嘉又逢大疫，又告知民众用圣散子方，而贻误病情者甚伙。陈无择《三因方》云：此药实治寒疫，因东坡作序，天下通行。辛未年，永嘉瘟疫，被害者不可胜数。盖当东坡时寒疫流行，其药偶中而便谓与三建散同类。一切不问，似太不近人情。夫寒疫亦自能发狂，盖阴能发燥，阳能发厥，物极则反，理之常然，不可不知。今录以备寒疫治疗用者，宜审究寒温二疫，无使偏奏也。

《冷庐医话》记载了苏东坡孟浪服药自误：士大夫不知医，遇疾每为庸工所误。又有喜谈医事，孟浪服药以自误。如苏文忠公事可惋叹焉……

文人治医，其写作素养，在其学问成就上起到举足轻重的作用。而不是其在临床上有多少真知灼见。在中医学发展史上占有重要地位的医学著作并非都是经验丰富的临床大家所为。

《温病条辨》全面总结了叶天士的卫气营血理论，成为温病学术发展的里程碑，至今仍有人奉为必读之经典著作。其实吴鞠通著《温病条辨》时，从事临床只有六年，还不能说是经验宏富的临床家。《温病条辨》确系演绎《临证指南》之作，对其纰谬，前哲今贤之驳辨批评，多为灼见。研究吴鞠通学术思想，必须研究其晚年之作《医医病书》及其晚年医案。因《温病条辨》成书于1798年，吴氏40岁，而《医医病书》成于道光辛卯（1831）年，吴氏时已73岁。仔细研究即可发现风格为之大变，如倡三元气候不同医要随时变化，斥用药轻描淡写，倡治温重用石膏，从主张扶正祛邪，到主张祛除邪气，从重养阴到重扶阳……

《证治准绳》全书总结了明代以前中医临床成就，临床医生多奉为圭臬，至今仍有十分重要的学术价值。但是王肯堂并不是职业医生、临床家。肯堂少因母病而读岐黄家言，曾起其妹于垂死，并为邻里治病。后为其父严戒，乃不复究。万历十七年进士，选翰林院庶吉士，三年后受翰林院检讨，后引疾归。家居十四年，僻居读书。丙午补南行人司副，迁南膳部郎，壬子转福建参政……独好著书，于经传多所发明，凡阴阳五行、历象……术数，无不造其精微。著《尚书要旨》《论语义府》《律例笺释》《郁冈斋笔尘》，雅工书法，又为藏书大家。曾辑《郁冈斋帖》数十卷，手自钩拓，为一时刻石冠。

林珮琴之《类证治裁》于叶天士内科心法多有总结，实为内科之集大成者，为不可不读之书，但林氏在自序中讲得清清楚楚：本不业医。

目尽数千年，学识渊博，两次应诏入京的徐灵胎，亦非以医为业，如《洄溪医案》多次提及：非行道之人。

王三尊曾提出"文字之医"的概念（《医权初编》上卷论石室秘录第二十八）：

夫《石室秘录》一书，乃从《医贯》中化出。观其专于补肾、补脾、疏肝，即《医贯》之好用地黄汤、补中益气汤、枳术丸、逍遥散之意也。彼则补脾肾而不杂，此又好脾肾兼补者也……此乃读书多而临证少，所谓文字之医是也。惟恐世人不信，枉以神道设教。吾惧其十中必杀人之二三也。何则？病之虚者，虽十中七八，而实者岂无二三，彼只有补无泻，虚者自可取效，实者即可立毙……医贵切中病情，最忌迂远牵扯。凡病毕竟直取者多，隔治者少，彼皆用隔治而弃直取，是以伐卫致楚为奇策，而仗义执言为无谋也……何舍近而求远，尚奇而弃正哉。予业医之初，亦执补正则邪去之理，与隔治玄妙之法，每多不应。后改为直治病本，但使无虚虚实实之误，标本缓急之差，则效如桴鼓矣……是书论理甚微，辨症辨脉则甚疏，是又不及《医贯》矣……终为纸上谈兵。

"文字之医"实际的临床实践比较少，偶而幸中，不足为凭。某些疾病属于自限性疾病，即使不治疗也会向愈康复。偶然取效，即以偏概全，实不足为法。

"文字之医"为数不少，他们的著作影响并左右着中医学术。

笔者认为理论与实践脱节，正是文人治医对中医学术负性影响的集中体现。

必须指出，古代医学文献临床实用价值的研究是十分艰巨的工作。笔者虽引用王三尊之论，却认为《石室秘录》《辨证录》诸书，独到之处颇多，同样对非以医为业的医家，如王肯堂、徐灵胎、林珮琴等之著作，亦推崇备至，以为不可不读。

三、辨病下的辨证论治

笔者师从洪哲明先生临诊时，先生已近八旬。尝见其恒用某方治某一病，而非分型辨治。小儿腹泻概以"治中散"（理中丸方以苍术易白术）治之，其效甚捷；产后缺乳概用双解散送服马钱子；疝气每用《金匮》蜘蛛散。辨病还是辨证？

中医是先辨病再辨证，即辨证居于第二层次。《伤寒论》"辨太阳病脉证并治""辨阳明病脉症论治"……已甚明了。后世注家妄以己意，曲加发挥，才演绎出林林总总的"六经辨证"，已背离仲师原旨。

1985年，有一次拜谒张琪先生，以中医是辨病下的辨证论治为题就教，张老十分高兴地给我讲了一个多小时：同为中焦湿热，淋病、黄疸、湿温有何不同，先生毫分缕析，剀切详明。张老十分肯定中医是辨病下的辨证论治。

徐灵胎《兰台轨范》序：欲治病者，必先识病之名，能识病名，而后求其病之由生，知其所由生，又当辨其生之因各不同，而病状所由异，然后考其治之之法。一病必有主方，一方必有主药。或病名同而病因异，或病因同而病症异，则又各有主方，各有主药，千变万化之中，实有一定不移之法。

中医临床流派以经典杂病派为主流，张石顽、徐灵胎、尤在泾为其代表人物，《张氏医通》为其代表作。张石顽倡"一病有一病之祖方"，显系以辨病为纲领。细读《金匮要略》，自可发现仲景是努力建立辨病体系的，一如《伤寒论》。

外感热病中温病学派，临证每抓住疫疠之气外犯，热毒鸱盛这一基本病因病机，以祛邪为不易大法，一治到底，同样是以辨病为主导的。

《伤寒论》是由"三阴三阳"辨"病"与"八纲"辨"证"的两级构成诊断的。如"太阳病，桂枝证"（34条）、"太阳病……表证仍在"（128条）。首先是通过辨病，从整体上获得对该病的病性、病势、病位、发展变化规律以及转归预后等方面的全面了解，从而把握贯穿该病过程的始终，并明确其发生、发展的基本矛盾，然后才有可能对各个发展阶段和不同条件（如治疗、宿疾等）影响下所表现出来的症候现象做出正确的分析和估价，得出符合该阶段病理变化性质（即该阶段的主要矛盾）的"证"诊断，从而防止和克服单纯辨证的盲目性。只有首先明确"少阴病"的诊断，了解贯穿于少阴病整个发展过程中的主要矛盾是"心肾功能低下，水火阴阳俱不足"，才有可能在其"得之两三日"仅仅出现口燥咽干的情况下判断为"邪热亢盛，真阴被灼"，果断地用大承气汤急下存阴。正确的辨证分析，必须以明确的"病"诊断为前提，没有这个前提就难以对证候的表现意义做出应有的估价，势必影响辨证的准确性。

辨"病"诊断的意义在于揭示不同疾病的本质，掌握各病总体矛盾的特殊性；辨"证"诊断的意义在于认识每一疾病在不同阶段、不同条件下矛盾的个性和各病在一定时期内的共性矛盾，做到因时、因地、因人制宜。首先，辨病是准确诊断的基础和前提；结合辨证，则是对疾病认识的深入和补充。二者相辅相成，缺一不可。

"六经辨证"的说法之所以是错误的，就在于把仲景当时已经区分出的六个不同外感病种，看成了一种病的六个阶段，即所谓的太阳病是表证阶段，阳明病是里证阶段，少阳病是半表半里阶段等。这种认识混淆和抹杀了"病"与"证"概念区别，既与原文事实相违背，又与临床实际不相符合。按照这种说法去解释原文，就难免捉襟见肘，矛盾百出。"六经辨证"说认为太阳病即是表证，全不顾太阳病还有蓄血、蓄水的里证；认为阳明病是里证，却无视阳明病还有麻黄汤证和桂枝汤证。既为阳明病下了"里证"定义，却又有"阳明病兼表证"之说。试问阳明病既为里证，何以又能兼表证，则阳明病为里证之说又何以成立？

张正昭先生指出："六经辨证"说无端地给三阴三阳的名称加上一个"经"字，无形中把"三阴三阳"这六个抽象概念所包括的诸多含义变成了单一的经络含义，使人误认为"三阴三阳"病就是六条经络之病，违背了《伤寒论》以"三阴三阳"病名的原义。可见，把"三阴三阳"病说成"六经病"固属不妥，而称其为"六经证"就更是错误的了。

李心机先生鉴于《伤寒论》研究史上"注不破经，疏不破注"的顽固"误读传统"，就鲜明地指出"让伤寒论自己诠释自己"。

四、亚健康不是"未病"是"已病"

近年来，较多的中医学者把亚健康与中医治未病、欲病等同起来，亚健康不是中医的未病，机械的对应、简单的比附，不仅仅犯了逻辑上的错误，于全面继承中医学术精华并发扬光大十分不利。

（一）中医"未病"不能等同于亚健康

《素问·四气调神大论篇》："圣人不治已病，治未病，不治已乱，治未乱，此之谓也。夫病已成而后药之，乱已成而后治之，譬犹渴而穿井，斗而铸锥，不亦晚乎。"体现了治未病是中医对摄生保健的指导思想，强壮身体，防于未病之先。

"未病"是个体尚未患病，应注意未病先防。中医的"未病"和"已病"，是相对概念，健康属于未病，疾病属于已病。

《难经·七十七难》："上工治未病，中工治已病者，何谓也？然所谓治未病者，见肝之病，则知肝当传之与脾，故先实其脾气，无令得受肝之邪，故曰治未病焉。"此时，未病是以已病之脏腑为前提，以已病脏腑之转变趋向为依据，务先安未受邪之地。

《灵枢·官能》中有"正邪之中人也微，先见于色，不知于其身。"指出病邪初袭机体，首先见体表某部位颜色的变化，而身体并未感到任何不适，然机体的气血阴阳已出现失衡，仅表现一些细微病前征象的状态便为未病状态。由健康到出现机体症状，发生疾病，并非是卒然出现的，而是逐渐形成，由量变到质变的过程。

《灵枢·顺逆》也指出，"上工刺其未生者也；其次，刺其未盛者也……上工治未病，不治已病，此之谓也"。

《素问·八正神明论篇》："上工救其萌芽，必先见三部九候之气，尽调不败而救之，故曰上工。下工救其已成，救其已败。"显示早期诊断，把握时机，早期治疗，既病防变之意。

唐孙思邈的《千金方》中有"古之医者，上医治未病之病，中医治欲病之病，下医治已病之病"的论述，明确地将疾病分为"未病""欲病""已病"三个层次。未病指机体已有或无病理信息，未有任何临床表现的状态或不能明确诊断的一种状态，是病象未充分显露的隐潜阶段。

中医的治未病是一种原则和指导思想，既包涵未病先防的养生防病、预防保健思想，也包涵既病防变、早期治疗、控制病情的临床治疗原则。

亚健康无论如何都是有明显身体不适而又不能符合（西医的）某种疾病诊断标准的状态，把未病和亚健康等同起来，是毫无道理的。

（二）亚健康是中医的已病

作为"中间状态"的亚健康，应包括三条：首先，没有生物学意义上的疾病（尚未发现躯体构造方面的异常）及明确的精神心理障碍（属"疾病"）；其次，它涉及躯体上的不适（如虚弱、疲劳等非特异性的，尚无可明确躯体异常、却偏离健康的症状或体验，但还够不上西医的"疾病"）；再次，还可涉及精神心理上的不适（够不上精神医学诊断上的"障碍"），以及社会生存上的适应不良。以亚健康状态常见的头痛、头晕、失眠等为例，均已构成中医"病"的诊断。多数亚健康个体，其体内的病机已启动，已经出现了阴阳偏盛偏衰，或气血亏损，或气血瘀滞，或有某些病理性产物积聚等病机变化。

"亚健康状态"指机体正气不足或邪气侵犯时机体已具备疾病的一些病理条件或过程，已有一些或部分病症（证）存在，但是未具备西医学疾病的诊断标准。我们不能采取把中医的"病"的概念与西医"疾病"的概念等同起来的思考和研究方式。

笔者认为全部中医的"病"只要还不具备西医学疾病诊断的证据，均属亚健康范畴。

中医生存和发展有一最关键的因素，就是临床范围日益窄化，中医文化基础日渐式微，信仰人群的迁移，观念的转变，后继乏人。很多研究都表明，人群中健康状态占10%，疾病状态占15%，75%属于亚健康状态。西医还没有明确的方法和药物治疗亚健康。中医学在亚健康状态方面的潜在优势，不仅可拓展中医学术新的生存空间，而且必将促进整个世界医学的进化与发展，从而为全人类的健康做出新的贡献。

闫希军先生所著《大健康观》中提出了大健康医学模式。在大健康医学模式中，中医被赋予十分重要的地位，而拥有了更加广阔的空间。中医理论与系统生物学及大数据方法契合，并将与系统生物学和生态医学等领域取得的成果相互交通，水乳交融，这是未来西方医学和中医学发展必然的走向。

五、正本清源，重建中医范式

范式是某一科学共同体在某一专业或学科中所具有的共同信念，这种信念规定了它们的共同的基本观点、基本理论和基本方法，为它们提供了共同的理论模式和解决问题的框架，从而成为该学科的一种共同的传统，并为该学科的发展规定了共同的方向。

库恩认为"范式"是成熟科学的标志，由于"范式"的存在，科学家们一方面可以在特定领域里进行更有效率的研究，从而使他们的研究更加深入；而另一方面，"范式"也意味着该领域里"更严格的规定"，"如果有谁不肯或不能同它协调起来，就会陷于孤立，或者依附到别的集团那里去"。因此，同一范式内部，研究者拥有相同的世界观、研究方法、理论、仪器和交流方法，但在不同"范式"之间却是不可通约的。不同"范式"下的研究者对同一领域的看法就像是两个世界那样完全不同。这也是造成"一条定律对一组科学家甚至不能说明，而对另一组科学家有时好像直观那样显而易见"的原因。

李致重等学者从具体研究对象、研究方法及基础理论等方面论述了中西医范式的不可通约性。而且，中、西医关系的特殊之处还在于，它们不只是同一领域的两个不同"学派"，更是基于两种完全不同的文化而发展起来的，这也使得二者之间的不可通约性表现得尤其明显和强烈。正是由于这种不可通约性导致了中西医之争。屈于特定历史条件下"科学主义"的强势地位，中医最终被迫部分接受了西医"范式"。"范式丢失"是近现代中医举步维艰、发展停滞、甚至后退的根本原因。

任何一门科学的重大发展，都表现在基本概念的更新和范式的变革上……变革范式，是现时代中医理论发展的必经之路。

如何正本清源，重建范式？

正本清源是中医范式或重建的基础，这是一项十分艰巨浩大的工程。正本首先是建立传统范式。必须从经典著作入手，梳理还原，删汰芜杂，尽呈精华。

（一）解释学·语言能力与重建

东汉许慎在《说文解字·叙》中说："盖文字者，经艺之本，王政之始，前人所以垂后，后人所以识古。故曰：本立而道生。"给予中国古典解释学以崇高的地位。

解释学把生命哲学、现象学、存在主义分析哲学、语言哲学、心理学、符号学等理论融合在一起，强调语言的本体论地位，认为我们所能认识的世界只能是语言的世界，人与世界的关系的本质是语言的关系，不仅把解释当作人文科学的方法论基础，而且是哲学的普遍方法。

狭义解释学特指现代西方哲学领域中的解释学理论，它经过狄尔泰、海德格尔、伽达默尔、利科、哈贝马斯等思想巨匠在理论上的构建和推动，形成了哲学释义学；广义解释学则不限于西方哲学领域，一切关于文本的说明、注解、解读、校勘、训诂、修订、引申及阐释的工作都属于解释活动，都要依靠相应的解释方法和解释理论来完成，因而都可以称作解释学。中医书籍中只有少部分是经典原著，而其余大部分都属于关于经典原著的解释性著作。

从当代解释学观点看，任何现代理论或现代文化都发轫于传统，传统文化的生命力则在于不断的解释和再解释之中。传统文化和现代文化并不是对立的，而是统一的，确切地说，是对立统一。人类文化是一条河流，它从传统走来，向未来走去，亦如黑格尔所说，离开其源头愈远，它就膨胀得愈大。

拉法格相信：《老子》在其产生之初，在它的著者与当时的读者之间存在着一种共识，这种共识便是《老子》的初始意义，《老子》著者传达的是它，当时的读者从中读懂的也是它。那么，这种共识又是从何而来的呢？拉法格认为：处于同一时代同一环境中的人可能会在词义的联想、语言结构的使用、社会问题的关注上具有共同之处，所以他们之间能够彼此理解。拉法格采用语言学家乔姆斯基的"语言能力"一词来指代这种基于共有的语言与社会背景的理解能力。在他看来，这种"语言能力"是历史解释学的关键，是发现历史文本原始意义的途径。他建议读者利用多种传统方法增强自己理解《老子》的语言能力，如古汉语字词含义的研究、历史事件与古代社会结构的分析，其他古代思想家思想的讨论等。也就是说，旨在发现《老子》原始意义的现代读者应尽可能地将自己置于《老子》所处的时代，将当时的社会背景、语言现象等历史的事物内化为自己的"语言能力"。

历史的解释者的任务是利用历史的证据重新将《道德经》与它产生的背景联结起来，在该背景下对其进行分析研究。解释者首先必须去掉成见，不可以将我们现代的思想强加于古人，或用现代思想批判古人。

历史解释学方法是中医经典著作、传统理论研究的基本方法。其要旨在于忠实细密地根据经典话语资料和现代方法对原典重新解读。旧有的词语和概念通过词语组合方式和语境组件方式的特殊安排，突显出原典文本固有的基本意义结构。通过意义结构分析，探询其原始涵义、历史作用和现代意义。

（二）解构与重建

理解分析就是"解构"，而"解构"旨在重建，使新的理论概念或理论结构因此建立。自然科学家就是依循这一程序不断地改弦更张，发展其理论系统的……解构和重建与科恩所说的"范式变革"有所类同。何裕民先生认为：对原有理论概念或规则的重新理解和分析，对传统中医理论体系进行解构和重建，是现阶段中医理论发展的切实可行的最佳选择。

事实的确认和概念的重建是重建的途径与环节。

严肃的科学研究应以经验事实为基础，而不仅仅是古书古人的描述，古人的认识充其量只是帮助人们寻找经验事实，并在研究中给予一定的启示。

概念的重建与事实的确认可以说是互为因果的两大环节。梳理每个名词术语的历史演变和沿革情况、分析它们眼下使用情况及混乱原因，这两者有助于旧术语的解构；组织专家集体研讨以期相对清晰、合理地约定每一概念（名词术语）的特征和实质。

阴阳五行学说对传统中医理论之建构，具有决定性的作用。它们作为主导性观念和认识方法渗入中医学，有的又与具体的学术内容融合成一体，衍生出众多层次低得多的理论概念。藏象、经络、气血津液等可视作中医理论体系的第二层次，第三层次的是众多较为具体的概念或术语，其大多与病因病机、治法及"证"相关联。最低层次的是一些带有经验陈述性质的论述。形成这些概念，司外揣内、援物比类等起着主要作用，不少是从表象信息直接跳跃到理论概念的，许多概念与实体并不存在明确的对应关系，其内涵和外延有时也颇难作出清晰的界定。

一些学者主张：与学术内容融合在一起的阴阳五行术语，应通过概念的清晰化、实体化和可经验化而清理出去。亦即使哲学的阴阳五行与具体（中医）的科学理论分离……愚意以为不可，以其广泛渗透而不可剥离，阴阳五行已成为不可或缺的纲领框架，当以中医学理视之，而不仅仅视为居于指导地位的古典哲学思想。

（三）方法

正本清源，重建范式，必须有良好的方法。我们反对科学主义，但我们崇尚科学精神，我们必须学习运用科学方法，尤其是科学思维方法，科学观察方法，科学实证方法（不仅仅是实验室方法）。

"医林改错，越改越错"，《医林改错》中提出的"心无血，脉藏气"之说，显然是错误的。为什么导致错误的结论？主要是他不知道，观察是有其一定条件，一定范围的。离开原来的条件、时间、地点，观察结果会有很大差异。运用观察结论做超出原条件、原范围的外推时，必须十分审慎。他所观察的都是尸体，由于动脉弹力大，把血驱入静脉系统。这是尸体的条件，不可外推到活着的人体。对观察结果进行理解和处理时，必须注意其条件性、相对性和可变性。

在广泛占有资料的基础上，还必须要有正确的思维方法。对于马王堆汉墓出土的缣帛及竹木简医书成书年代的推定和对该批资料的运用，我国的有关专家认为："如果从《黄帝内经》成书于战国时期来推定，那么两部灸经的成书年代至少可以上溯到春秋战国之际甚至更早。"而日本山田庆儿先生认为，这种"推论的方法是错误的。不管我们最后会达到什么样的结论，我都不应该根据所谓《黄帝内经》是战国时期的著作这个还没有确证的假定，去推断帛书医书的成书年代，而必须相反地从关于后者已经确证了的事实出发，来推断前者成书的过程和年代"。山田庆儿先生基于"借助马王堆医书之光，可以逐渐看清中国医学的起源及其形成过程"。

吴坤安认为：喻嘉言、吴又可、张景岳辈，治疫可谓论切治详，发前人所未发。但景岳宜于汗，又可宜于下，嘉言又宜于芳香逐秽，三子皆名家，其治法之所以悬绝若此，以其所治之疫各有不同。景岳所论之疫，即六淫之邪，非时之气，其感同于伤寒，故每以伤寒并提，而以汗为主，欲尽汗法之妙，景岳书精切无遗。又可所论之疫，是热淫之气，从口鼻吸入，伏于募原，募原为半表半里之界，其邪非汗所能达，故有不可强汗、峻汗之戒；附胃最近，入里尤速，故有急下、屡下之法。欲究疫邪传变之情，惟又可之论最为详尽，然又可所论之疫，即四时之常疫，即俗名时气症也。若嘉言所论之疫，乃由于兵荒之后，因病致病，病气、尸气混合天地不正之气，更兼春夏温热暑湿之邪交结互蒸，人在气交中，无隙可避，由是沿门阖境，传染无休，而为两间之大疫，其秽恶之气，都从口鼻吸入，直行中道，流布三焦，非表非里，汗之不解，下之仍留，故以芳香逐秽为主，而以解毒兼之。是三子之治，各合其宜，不得执此而议彼。

学术研究中，所设置的讨论的问题必须同一，必须是一个总体，这是比较研究的基本原则。执此而议彼，古代医家多有此弊，六经辨证与卫气营血辨证、三焦辨证之争论，概源于方法之偏颇。

六、提高疗效是中医学术发展的关键

中医药学历数千年而不衰，并不断发展，主要依靠历代医学家临床经验的积累、整理提高。历代名医辈出，多得自家传师授。《周礼》有"医不三世，不服其药"，可见在很早人们即已重视了老中医经验。

以文献形式保留在中医典籍之中的中医学术精华仅仅是中医学术精华的一部分。为什么这样说？这是因为中医学术精华更为宝贵的部分是以经验的形式保留在老中医手中的。这是必须予以充分肯定、高度重视的问题。临床家，尤其是临床经验丰富、疗效卓著者，每每忙于诊务，无暇著述，其临床宝贵经验，留下来甚少。叶天士是临床大家，《外感温热篇》乃于舟中口述，弟子记录整理而成。《临证指南医案》，亦弟子侍诊笔录而成，真正是叶天士自己写的东西又有什么？

老中医经验，或禀家学，或承师传，通过几代人，或十几代或数百年的长期临床实践，反复验证，不断发展补充，这种经验比一般书本中所记述的知识要宝贵得多。老中医经验是中医学术精华的重要组成部分，舍全面继承，无法提高疗效。

书中的知识要通过自己的实践，不断摸索不断体会，有了一些感受，才能真正为自己所利用。真正达到积累一些经验，不消说对某些疾病能形成一些真知灼见，就是能准确地把握一些疾病的转归，亦属相当困难，没有十年二十年的长期摸索，是不可能的。很显然，通过看书把老中医经验学到手，等于间接地积累了经验，很快增加了几十

年的临床功力，这是中青年医生提高临床能力的必由之路。全面提高中医队伍的临床水平，必将对中医学术发展产生极大的推动作用。

老中医经验中不乏个人的真知灼见，尤其是独具特色的理论见解、自成体系的治疗规律都将为中医理论体系的发展提供重要的素材。尤其是传统的临床理论并不能完全满足临床需要时，理论与临床脱节时，老中医的自成规律的独特经验理论价值更大。

在强大的西医学冲击下，中医仍然能在某些领域卓然自立，是因为其临床实效，西医学尚不能取而代之。这是中医学赖以存在的基础，中医学的发展亦系之于此。无论如何，提高临床疗效都是中医学术发展的战略起点和关键所在。

中医以其疗效，被全世界越来越多的人认可，仅在英国就有3000多家中医诊所（这已是多年前的数字）。在美国有超过30%的人群，崇尚包括中医在内的替代医学自然疗法。在医学界也认为有一些疾病，西医学是束手无策的，应从中医学中寻求解决的办法。美国医学会在1997年出版的通用医疗程序编码中特别增加两个针灸专用编码，对没有解剖结构，没有物质基础的中医针灸学予以承认；在2015年实施的"国际疾病分类"ICD-11，辟专章将中医纳入其中。我们应客观地对待百年中医西化历史，襟怀大度地包容对中医的批评，矜平躁释，心态平和，目标清晰，化压力为动力，寓继承于创新，与时俱进。展望未来，我们对中医事业发展充满了信心。

单书健
2016 年 12 月

序

十年前出版之《当代名医临证精华》丛书，由于素材搜罗之宏富，编辑剪裁之精当，一经问世，即纸贵洛阳，一版再版，被医林同仁赞为当代中医临床学最切实用、最为新颖之百科全书。一卷在手，得益匪浅，如名师之亲炙，若醍醐之灌顶，沁人心脾，开慧迪智，予人以钥，深入堂奥，提高辨治之水平，顿获解难之捷径，乃近世不可多得之巨著，振兴中医之辉煌乐章也，厥功伟矣，令人颂赞！

名老中医之实践经验，乃中医学术精华之最重要部分，系砥炼卓识，心传秘诀，可谓珍贵至极。今杏林耆宿贤达，破除"传子不传女，传内不传外"之旧规，以仁者之心，和盘托出；又经书健同志广为征集，精心编选，画龙点睛，引人入胜。熟谙某一专辑，即可成为某病专家，此绝非虚夸。愚在各地讲学，曾多次向同道推荐，读者咸谓得益极大。

由于本丛书问世迨已十载，近年来各地之新经验、新创获，如雨后春笋，需加补充；而各省市名老中医珍贵之实践经验，未能整理入编者，亦复不少，更应广搜博采，而有重订《当代名医临证精华》之议，以期进一步充实提高，为振兴中医学术，继承当代临床大家之实践经验，提高中青年中医辨治之水平，促进新一代名医更多涌现，发展中医学术，作出卓越贡献。

与书健同志神交多年，常有鱼雁往还，愚对其长期埋首发掘整理老中医学术经验，采撷精华，指点迷津，详析底蕴，精心编辑，一心为振兴中医事业而勤奋笔耕，其淡泊之心志，崇高之精神，实令人钦佩。所写《继承老中医经验是中医学术发展的关键》一文，可谓切中时弊，力挽狂澜，为抢救老中医经验而呼吁，为振兴中医事业而献策，愚完全赞同，愿有识之士，共襄盛举。

顷接书健来函，出版社嘱加古代医家经验，颜曰：古今名医临证金鉴。愚以为熔冶古今，荟为一帙，览一编于某病即无遗蕴，学术发展之脉络了然于胸，如此巨构，实令人兴奋不已。

书健为人谦诚，善读书，且有悟性，编辑工作之余，能选择系之于中医学术如何发展之研究方向，足证其识见与功力，治学已臻成熟，远非浅尝浮躁者可比。欣慰之余，聊弁数语以为序。

八二叟朱良春谨识
时在一九九八年夏月

凡　例

1. 明清之季中医临床体系方臻于成熟，故古代文献之选辑，以明清文献为主。

2. 文献来源及整理者，均列入文后。未列整理者，多为老先生自撰。或所寄资料未列，或转抄遗漏，间亦有之，于兹恳请见谅。

3. 古代文献，间有体例欠明晰者，则略作条理，少数文献乃原著之删节摘录，皆着眼实用，意在避免重复，简而有要。

4. 古代文献中计量单位，悉遵古制，当代医家文献则改为法定计量单位。一书两制，实有所因。药名多遵原貌，不予划一。

5. 曾请一些老先生对文章进行修改或重新整理素材，使主旨鲜明，识邃意新；或理纷治乱，重新组构，俾叶剪花明，云净月出。

6. 各文章之题目多为编纂者所拟，或对仗不工，或平仄欠谐，或失雅训，或难概全貌，实为避免文题重复，勉强而为之，敬请读者鉴谅。

7. 凡入药成分涉及国家禁猎和保护动物的（如犀角、虎骨等），为保持方剂原貌，原则上不改。但在临床运用时，应使用相关的替代品。

8. 因涉及中医辨证论治，故对于普通读者而言，请务必在医生的指导下使用，切不可盲目选方，自行使用。

目　录

朱丹溪　　头痛心法 ………………………………… 6

虞　抟　　头痛正传 ………………………………… 10

龚廷贤　　头痛保元 ………………………………… 18

张景岳　　头痛论治 ………………………………… 23

张　璐　　头痛证治 ………………………………… 27

叶天士　　头痛案绎 ………………………………… 35

李用粹　　头痛汇补 ………………………………… 43

何梦瑶　　头痛辨治大要 …………………………… 49

林珮琴　　新感名头痛，病久为头风 ……………… 54

汪文琦　　头痛会心录 ……………………………… 57

陈修园　　头痛妙方 ………………………………… 61

尤在泾　　头痛方治，羽翼金匮 …………………… 63

李文荣　　戴阳头痛案 ……………………………… 76

王旭高　　阴亏阳亢，胃虚浊泛头痛案 …………… 78

马培之　　脾肾不足，心气亦虚，内风萌动案 …… 79

贺季衡　　头风医案选辑 …………………………… 80

张锡纯　　肝火上逆头痛案 ………………………… 84

王仲奇　　清脑柔肝，泄火开郁治疗头痛案 ……… 87

汪逢春　　辛泄化痰，疏肝和络治疗头痛案 ……… 89

王少华　　阐发阴虚阳亢证候，详明滋水降火法度 …………… 92

董国立　　痛辨肝郁与神伤，选方择药求周详 ………………… 98

陈景河　　宣络开郁，理气理血 …………………………………… 101

胡建华　　首重化瘀，兼祛风痰 ………………………………… 106

范中林　　太阳证偏头痛 …………………………………………… 108

李　可　　龙雷火腾引火下行，开闭定痛偏正头风 ………… 110

张志远　　定时作痛，唯审阴阳 ………………………………… 117

郑荪谋　　阴虚阳亢不避辛温，化裁六味辛芷良方 ………… 120

杜雨茂　　风寒痰瘀痛，加减散偏汤 …………………………… 125

严苍山　　温补肾督，养血息风 ………………………………… 128

王为兰　　疏达气血豁瘀结，散偏有方需化裁 ……………… 130

陶克文　　头痛效方养血平肝汤 ………………………………… 133

易希园　　和营息风功效宏，眉棱骨痛有良方 ……………… 135

邓铁涛　　血府逐瘀治顽痛，阴虚六味合磁朱 ……………… 136

胡翘武　　头痛六证辨治 ………………………………………… 138

姜多峰　　求因通为主，任能重丹参 ………………………… 143

熊魁梧　　风寒热湿气血凝，头痛六法每可凭 ……………… 145

沈炎南　　加减清上蠲痛汤治疗偏正头痛 …………………… 151

章真如　　疏风散火汤治疗肝火头痛 ………………………… 154

赵金铎　　治偏头痛五法 ………………………………………… 156

李克绍　　头痛妙方选奇汤，轻用羌防在通阳 ……………… 161

夏度衡　　静以制动，芍牡丹草 ……………………………… 163

李修伍　　白芷藁本代麝香，瘀血头痛效亦彰 ……………… 165

顾丕荣　　头风顽痛分部治，按经择药拟效方 ……………… 167

朱进忠　　详审舌脉症，随病之攸利 ………………………… 172

李寿山　　顽痛从瘀治，通络活血汤 ………………………… 178

周炳文	大旨祛风，首别阴阳	181
孟澍江	论病风痰瘀，效方头痛煎	183
戴丽三	开门宣畅，散寒除湿	186
张泽生	自古头痛多效方，不求辨证难为功	189
肖　熙	久痛入络用全虫	191
周次清	头痛两效方	193
周次清	三期别浅深，虚实酌肾肝	195
余瀛鳌	偏头痛不休，柴芎蔓芷汤	203
谢昌仁	祛风化痰，头痛大法	206
周仲瑛	风火痰虚错综复杂，标本气血难循一法	209
盛国荣	利水降压需选达药，温阳化气调和升降	219
刘献琳	降血压需辨相火阴虚之偏盛	230
何炎燊	苦辛酸降继以甘咸，培土暖中亦可御风	232
孟景春	诊治高血压必须知常达变	237
曹惕寅	气血痰火，唯求一通	242
焦树德	证辨四端明纲目，法取先贤识微著	246
李仲守	源在肝肾要在脾，莫畏参芪守病机	261
吴颂康	三脏阴虚风火相煽，滋水涵木息风可安	265
王士福	或用辛凉或用升阳，镇肝息风需酌四降	267
俞长荣	不远辛温遵经旨，但求潜降难为功	276
王仲英	风阳痰火为祟，清脑息风是法	280
江世英	治重肝脾肾，药贵甘柔平	283
熊继柏	头痛医案撷粹	288
魏龙骧	头风宿疾，养血滋阴祛风逐络	296
胡国俊	偏头痛、前额痛证治发微	299
丁光迪	正偏头痛多肝风，本标缓急善擒纵	313

刘渡舟　　三草汤平中见奇守病机 …………………………………………… 327

魏长春　　欲期降压唯求本，燮理阴阳自应机 …………………………… 329

唐步祺　　头痛析微 …………………………………………………………… 332

余国俊　　头痛辨治思路 …………………………………………………… 334

陈苏生　　肝阳上亢，温阳潜镇 …………………………………………… 338

万友生　　阴风上逆，温肝可平 …………………………………………… 340

胡天雄　　风湿头痛与风毒头痛 …………………………………………… 343

张子琳　　头痛诊治体会 …………………………………………………… 345

高泳江　　疏肝调血汤治高血压头痛 …………………………………… 353

述　要

　　《内经》对本病有"首风""脑风"之称。《素问·风论》曰："新沐中则为首风。""风气循风府而上，则为脑风。"对于首风的描述，《素问》明确指出："首风之状，头面多汗，恶风，当先风一日则病甚，头痛不可以出内。至其风日，则病愈。"《素问·奇病论》曰："人有病头痛，以数岁不已……当有所犯大寒，内至骨髓，髓旁以脑为主，脑逆故令头痛，齿亦痛，病名曰厥逆。"《素问·至真要大论》云："岁太阴在泉……湿淫所胜……民病冲头痛。"《素问·五脏生成》："心烦头痛，病在膈中，过在手巨阳少阴。"《素问·脏气法时论》云："肝病者，两胁下痛引少腹，令人善怒……气逆则头痛。"《素问·刺热》："脾热病者，先头重，颊痛……"《素问·刺热》："肺热病者，先淅然厥，起毫毛，恶风寒，舌上黄，身热。热争则喘咳……头痛不堪，汗出而寒。"《素问·五脏生成》："是以头痛颠疾，下虚上实，过在足少阴巨阳，甚则入肾。"

　　《内经》之于头痛病因，论及风、寒、湿、热之邪内侵，五脏功能失调，皆可导致头痛，六经皆有头痛，还指出了头痛的主要治则。

　　《难经》进而有厥头痛、真头痛之论。《难经·六十难》："手三阳之脉，风寒伏留而不去，则名厥头痛。""入连在脑者，名真头痛。""厥头痛"又有气厥头痛与痰厥头痛之分。如近代秦伯未所说："厥头痛乃五脏不平之气上逆，或独阴不降，阻遏清阳上升而产生的头痛。"前者乃指气厥头痛，后者指痰厥头痛。

《伤寒论》把头痛按六经命名，在条文中明确提出头痛只有太阳病、阳明病、少阳病、厥阴病，而太阴、少阴则无。《伤寒论》提出："太阳之为病，脉浮头项强痛而恶寒。""阳明病，反无汗而小便利，二三日呕而咳，手足厥者，必苦头痛。"又指出："伤寒，脉弦细，头痛发热者，属少阳。""干呕吐涎沫，头痛者，吴茱萸汤主之。"还在《金匮要略·脏腑经络先后病脉证第一》中指出："语声啾啾然，细而长者，头中痛。"张仲景对头痛的辨证已较系统，并有具体治法用药，较之《内经》和《难经》有很大发展。柴胡、吴茱萸诸方至今仍广泛应用于头痛的治疗中。《金匮》之风引、侯氏黑散亦为肝阳头痛效方。

《脉经·头痛》云："足厥阴与少阳气逆，则头目痛，耳聋不聪，颊肿。"乃指肝胆气逆，风火相煽，而引起头痛一系列症状。

把头痛分为外感头痛、内伤头痛始自东垣。《东垣十书·内伤外辨》曰："内证头痛有时而作，有时而止；外感头痛，常常有之，直须传入里实方罢，此又内外证之不同者也。"这一论点的提出，使头痛的辨证施治，从理论到实践，渐趋完备。李氏又根据症状及病因之不同，具体指出："风寒伤上，邪从外入。客于经络，令人振寒头痛，身重恶寒……汗之则愈，此伤寒头痛也；头痛耳鸣，九窍不利者，肠胃之所生，乃气虚头痛也；心烦心痛者，病在膈中，过在手巨阳少阴，乃湿热头痛也；如气上不下，头痛颠疾者，下虚上实也，过在足少阴巨阳，甚则入肾，寒湿头痛也；如头半边痛者……此偏头痛也；有真头痛者，甚则脑尽痛，手足寒至节，死不治；……太阴头痛，必有痰，体重或腹痛，为痰癖。……少阴经头痛，三阴三阳经不流行而足寒气逆为寒厥，其脉沉细，麻黄附子细辛汤为主。……血虚头痛，当归川芎为主；气虚头痛，人参黄芪为主，气血俱虚头痛，调中益气汤。"李东垣根据发病及临床表现分为伤寒头痛、湿热头痛、厥逆头痛，并补充了太阴头痛及少阴头痛，还根据头痛异同而分经遣药。如："三阳头痛，羌活、防风、荆芥、升麻、葛根、白芷、柴胡、川芎、芍药、细辛、葱白连须，分两旋加。若阴证头痛只用温中药足矣，乃理中姜附之类也。""大病后气虚头痛，四桂散，加茶一撮煮服。"开始了头痛的分经用药，对后世影响很大，一直指导着临床。

元·朱丹溪在《丹溪心法·头痛》中又补充了痰厥头痛和气滞头痛，他提出："头痛多主于痰，痛甚者火多，有可吐者，有可下者。"又提出：头风"属痰者多，有热有风有血虚。有左属风，……属血虚，……在右属痰"之说，对临床诊断有一定的参考价值。"头痛需用川芎，如不愈各加引经药。太阳川芎，阳明白芷，少阳柴胡，太阴苍术，少阴细辛，厥阴吴茱萸。"引经药的加用大大提高了疗效。时至今日，仍应用于临床。

迨至明清诸医家，汲取前贤之见，结合自己的临床体验，于头痛之病因病机和辨治方法多有阐发。

明·王肯堂《证治准绳》里也提出："医书多分头痛头风为二门，然一病也，但有新久去留之分耳。浅而近者为头痛，其痛卒然而至，易于解散速安也。深而远者为头风，其痛作止不常，愈后遇触复发也。"如是之阐发，使混蒙概念豁然开朗。

头风、头痛之别，首见于《医宗必读》中"须知新而暴者，但名头痛，深而久者，名为头风"。

李中梓尚首先论及"雷头风"，说"雷头风，头痛而起核块，或头中如雷鸣，震为雷"，说明此种头痛发作时，头脑中鸣响如雷，轰轰作响，并且头面起核或肿痛红赤，以此和头风相别。此乃湿热酒毒挟痰上冲，治疗用清震汤合普济消毒饮，以除湿化痰、清热解毒为治。

明清医家于头痛之辨治亦趋细密入微，力求治病之本。如王纶

《明医杂著》中"久头痛，略感风寒便发。寒月须重绵厚帕包裹者，此属郁热，本热而标寒。世人不识，率用辛温解散之药，暂时得救，误认为寒，殊不知其本有郁热，毛窍常疏，故风寒易入，外寒束其内热，闭逆而为痛。……惟当泻火凉血为主，而佐以辛温散表之剂，以从法治之，则病可愈而根可除也。"这就指出了久痛头痛不能概以虚论治。要分清标本虚实，虽是久病，外现寒象，亦可用泻火凉血治之，以从其本。

张景岳《景岳全书·头痛》说："凡诊头痛者，当先审久暂，次辨表里。盖暂痛者，必因邪气；久病者，必兼元气。……凡外感头痛，当察三阳厥阴……太阳在后，阳明在前，少阳在侧，此又各有所主，亦外感之所当辨也。至若内伤头痛，则不得以三阳为拘关。"明确地指出了头痛的辨证要根据部位而确定病性，是指导治疗头痛行之有效的重要方法。

清代陈士铎提出头痛"非风"之论。他在《石室秘录·偏治法》说："如人病头痛者，人以为风在头，不知非风也，亦肾水不足而邪火冲于脑，终朝头运，似头痛而非头痛也。若止治风，则痛更甚，法当大补肾水，而头痛头运自除。"

温病学说崛起后，一些医家于滋水潜镇之法，又多有阐扬。

历代医家论头痛之病因病机，可谓详尽，然于瘀血，鲜少提及。独王清任之《医林改错·头痛》论及"查患头痛者无表证，无里证，无气虚、痰饮等证，忽犯忽好，百方不效，用此方（血府逐瘀汤）一剂而愈"。此实发前贤之未逮，开化瘀法治头痛之先河。于兹，头痛之治灿然大备，终成完璧矣。

于头痛，王少华先生于阴虚阳亢证候，滋水降火法度，予以阐明，详尽具体可为临证之准绳；董国立先生申明伤神头痛之证治，前哲今贤，鲜有论及，是为发挥。

　　李克绍教授，治头痛推崇选奇汤，详述头痛诸方之源流，师法东垣，且自有灼见，令人耳目一新。

　　胡建华教授，首重化瘀，兼祛风痰；陈景河先生宣络开郁，理气理血；戴丽三先生开门宣畅，散寒除湿；严苍山先生，温补肾督，养血息风。均从不同方面介绍了颇具特色之经验。

　　周仲瑛教授认为风火痰虚，交互为患，错综复杂，治标治本，治气治血，唯求应机而难循一法。

　　高血压，医家多责之于肝肾阴虚，肝阳偏亢，肤浅者，每以滋阴潜镇为不易之大法。于此，周次清教授认为，阴虚阳亢，难以概括高血压之全部病机，偏执于此，每多偾事。俞长荣教授体会：高血压之治，唯遵辨证，当用辛温，即用辛温，但求潜降，实难以为功；何炎燊先生体会，培土暖中，亦可御风；李仲守教授认为其源在肝肾，治疗之要在于脾，合于病机，可径用参芪而莫迟疑。万友生教授主以阴风上逆而重温肝。曹惕寅先生认为，气血痰火，唯求一通，主以通畅气机，随证消息。诸家之见，当为偏执潜降者之棒喝。

　　刘献琳教授，临证每详辨阴虚与相火之偏盛；柴浩然先生，虚实为纲，每每权变，为防血压反跳，而细予斟酌，法度具体细致，每令人有间不容发之感。

　　于用药，王士福先生于镇肝息风汤有深刻体会，把潜降药分为四类，剖析其间异同，运用自有法度，非洞察病机，深识药性者，难以臻此。

朱丹溪

头 痛 心 法

朱丹溪（1281~1358），名震亨，字彦修，金元四大家之一

头痛多主于痰，痛甚者火多。有可吐者，可下者。清空膏治诸头痛，除血虚头痛不可治。出《东垣试效方》。血虚头痛，自鱼尾上攻头痛，用芎归汤。古方有追涎药。

附录 头痛须用川芎，如不愈，各加引经药。太阳川芎，阳明白芷，少阳柴胡，太阴苍术，少阴细辛，厥阴吴茱萸。如肥人头痛是湿痰，宜半夏、苍术；如瘦人是热，宜酒制黄芩、防风。如感冒头痛，宜防风、羌活、藁本、白芷；如气虚头痛，宜黄芪、酒洗生地黄、南星、秘藏安神汤；如风热在上头痛，宜天麻、蔓荆子、台芎、酒制黄芩；如苦头痛，用细辛；如形瘦苍黑之人头痛，乃是血虚，宜当归、川芎、酒黄芩；如顶颠痛，宜藁本、防风、柴胡。东垣云：顶颠痛须用藁本，去川芎。且如太阳头痛，恶风，脉浮紧，川芎、羌活、独活、麻黄之类为主；少阳头痛，脉弦细，往来寒热，柴胡为主；阳明头痛，自汗，发热恶寒，脉浮缓长实，升麻、葛根、石膏、白芷为主；太阴头痛，必有痰，体重或腹痛，脉沉缓，以苍术、半夏、南星为主；少阴头痛，足寒气逆，为寒厥，其脉沉细，麻黄、附子、细辛为主；厥阴头痛，或吐痰沫，厥冷，其脉浮缓，以吴茱萸汤主之；血虚头痛，当归、川芎为主；气虚头痛，人参、黄芪为主；气血俱虚头

痛，调中益气汤内加川芎三分、蔓荆子三分、细辛二分，其效如神。又有痰厥头痛，所感不一，是知方者验也，法者用也，徒知体而不知用者弊，体用不失，可谓上工矣。

附方

清空膏 治偏正头痛，年深不愈者。又治风湿热头上壅及脑痛，除血虚头痛不治。

川芎五钱 柴胡七钱 黄连酒炒 防风 羌活各一两 炙甘草一两五钱 细锭子 黄芩去皮，三两

一半酒制，一半炒上为末，每服二钱，热盏内入茶少许，汤调如膏。抹在口内，临卧少用白汤送下。如苦头痛，每服加细辛二分；痰厥头痛，脉缓，减羌活、防风、川芎、甘草，加半夏一两五钱；如偏正头痛，服之不愈，减羌活、防风、川芎一半，加柴胡一倍；如发热，恶热而渴，此阳明头痛，只与白虎汤加粉葛、白芷。

安神汤 治头痛，头旋眼黑。

生甘草 炙甘草各二钱 防风二钱五分 柴胡 升麻 酒生地 酒知母各五钱 酒柏 羌活各一两 黄芪二两

上锉，每服五钱，水煎，加蔓荆子五分、川芎三分再煎，临卧热服。

彻清膏

蔓荆子 细辛各一分 薄荷叶 川芎各三分 生甘草 炙甘草各五分 藁本一钱

上为末，茶清调下二钱。

顺气和中汤 治气虚头痛，此药升阳补气，头痛自愈。

黄芪一钱半 人参一钱 甘草炙，七分 白术 陈皮 当归 芍药各五分 升麻 柴胡各三分 细辛 蔓荆子 川芎各二分

上作一服，水煎，食后服。

不卧散 治头痛。

猪牙皂角—钱　玄胡　青黛些少

上为末，吹鼻中取涎。

半夏白术天麻汤 治脾胃证，已经服疏风丸，下二三次，原证不瘥，增以吐逆，痰唾稠黏，眼黑头旋，目不敢开，头苦痛如裂，四肢厥冷，不得安卧。

黄柏酒洗，二分　干姜三分　泽泻　白茯苓　天麻　黄芪　人参苍术各五分　炒神曲　白术各一钱　麦芽　半夏汤洗　陈皮各一钱半

上每服五钱，水煎热服。

治头痛，片芩酒浸透，晒干为末，茶清调。治诸般头痛，亦治血虚头痛。

治头痛连眼痛，此风痰上攻，须用白芷开之。

雨前茶　川芎　白芷　防风　藁本　细辛　当归

治头痛如破。

酒炒大黄半两，一半茶煎。

眉眶痛

眉眶痛，属风热与痰。作风痰治，类痛风。

又方

黄芩酒浸　炒白芷一本作白术

上为末，茶清调二钱。

又方

川乌　草乌二味为君，童便浸，炒，去毒　细辛　羌活　黄芩　甘草等份

为佐上为细末，茶清调服。一本加南星。

附录 痛有二证，眼属肝，有肝虚而痛。才见光明，则眶骨痛甚，宜生熟地黄丸。又有眉棱骨痛，眼不可开，昼静夜剧，宜导痰

汤，或芎辛汤入芽茶，或二陈汤，吞青州白丸子，良。

附方

选奇方　治眉骨痛不可忍，大有效。

羌活　防风各二两　甘草夏月生，冬炒，二钱　酒黄芩一钱

冬月不用，有热者用上每服三钱，水煎，食后温服。

生熟地黄丸

生地黄　熟地黄各一两　玄参　金钗石斛各一两

上为末，蜜丸。

芎辛汤

附子生去皮脐　乌头生　天南星　干姜　甘草炙　川芎　细辛等份

上锉，每服四钱，姜五片，芽茶少许，煎服。

四神散　治妇人血风，眩晕头痛。

菊花　当归　旋覆花　荆芥穗

上等份，为细末，每服二钱，葱白三寸，茶末二钱，水一盏半，煎至八分，去滓，食后温服。

（《丹溪心法》）

虞抟

头痛正传

虞抟（1438~1517），字天民，明代医家

《内经》曰：新沐中风，则为首风。又曰：首风之状，头面多汗恶风，当先风一日则病甚，头痛不可以出内，至其风日则病少愈。东垣曰：《金匮真言》论曰：东风生于春，病在肝，腧在颈项，故春气者病在头。又诸阳会于头面，如足太阳之脉病头痛，足少阳之脉病头角额痛，夫风从上受之，风寒伤上，邪从外入，客于经络，令人振寒，头痛身重恶寒，治在风池、风府，调其阴阳，不足则补，有余则泻，泻之则愈，此伤寒头痛也。头痛耳鸣、九窍不利者，肠胃之所生，乃气虚头痛也。心烦头痛者，病在膈中，过在手巨阳、少阴，乃湿热头痛也。如气上不下，头痛癫疾者，下虚上实也，过在足少阴、巨阳，甚则入肾，寒湿头痛也。如头半寒痛者，先取手少阳、阳明，后取足少阳、阳明，此偏头痛也。有真头痛者，甚则脑尽痛，手足寒至节者，死不治。有厥逆头痛者，所犯大寒内至骨髓，髓者以脑为主，脑逆故令头痛齿亦痛也。

凡头痛皆以风药治之者，总其大体而言之也。高颠之上，惟风可到，故味之薄者，阴中之阳，乃自地升天者也。然亦有三阴三阳之异。故太阳头痛，恶风脉浮紧，川芎、羌活、独活、麻黄之类为主。少阳经头痛，脉弦细，往来寒热，柴胡为主。阳明头痛，自汗发热恶

寒，脉浮缓长实者，升麻、葛根、石膏、白芷为主。太阴头痛，必有痰，体重或腹痛为痰癖，其脉沉缓，苍术、半夏、南星为主。少阴经头痛，三阴三阳经不流行，而足寒气逆为寒厥，其脉沉细，麻黄、细辛、附子为主。厥阴头顶痛，或吐涎沫厥冷，其脉浮缓，吴茱萸汤主之。血虚头痛，当归、川芎为主。气虚头痛，人参、黄芪为主。气血俱虚头痛，调中益气汤少加川芎、蔓荆子、细辛，其效如神。白术半夏天麻汤，治痰厥头痛药也。清空膏，治风湿热头痛药也。羌活附子汤，治厥逆头痛药也。如湿气在头者，以苦药吐之，不可执方而治。先师尝病头痛，发时面颊青黄，晕病，名曰风痰头痛，以局方玉壶丸治之，更灸侠溪穴即愈。是知方者体也，法者用也，徒执体而不知用者弊，体用不失，可谓上工矣。学者其可执一而不知变乎。

丹溪曰：头痛多主于痰，痛甚者火多，宜清痰降火。

劳役下虚之人，似伤寒发热汗出，两太阳穴痛甚，此相火自下冲上，宜补中益气汤加川芎、当归，甚者加知母、蔓荆子、细辛。

诸经气滞，亦作头痛，宜分经理气治之。

偏头风，在右属痰属热，痰用苍术、半夏，热用酒制片黄芩；在左属风及血虚，风用荆芥、薄荷（或云荆芥、薄荷是头痛要药，宜辨证加用），血虚用芎、归、芍药、酒黄柏。诸家不分所属，故药多不效。少阳偏头痛者，多大便秘，或可下之。

一方　治风湿热头痛神效。

片芩酒制炒，一两　苍术　羌活　防风各五钱　苍耳子三钱　细辛二钱

上为细末，以生姜一片擂细，和药末三钱捣匀，茶清调下。一方有生甘草、酒连、川芎、炒半夏曲，无防风、细辛。

一方　治少年强壮人，气实有痰，或头晕而重痛，立效。

大黄（酒拌炒干，再拌三次）

上为细末，茶清调下三钱，立效。

一方 治眉棱骨痛，属风热与痰。

白芷 片芩酒制炒

上各等份，为细末，每服二钱，茶清调下。

羌活 防风各三钱 甘草夏生，冬炒，一钱 酒片芩冬不用，热甚者冬亦炒用，一钱半

上细切，作一服，水一盏半，煎至一盏，食后服。

又方（局方） 因风寒，眉骨痛不止者。

川乌 草乌以上二味俱用童便浸二宿炒用，各一钱 细辛 羌活 片芩酒拌炒 甘草炙，各五分

上为细末，分二服，茶清调下。

清空膏（东垣） 治偏正头痛，年深久不愈者。善疗风湿热头痛，上壅头目及脑痛不止者。除血虚头痛不治。

川芎五钱 柴胡七钱 黄连酒炒 防风去芦 羌活各一两 甘草炙，一两五钱 片黄芩切片，酒拌湿，一半炒，一半晒干，三两

上为细末，每服二钱，热盏内入茶清少许，汤调如膏，临卧抹口内，少用白汤送下。如苦头痛，每服加细辛二分。如太阴脉缓有痰，名痰厥头痛，减羌活、防风、川芎、甘草，加半夏曲一两五钱。如偏正头痛服之不愈，减羌活、防风一半，加柴胡一倍。如发热恶热而渴，此阳明头痛，只服白虎汤加香白芷，立愈。

半夏白术天麻汤（东垣） 治痰厥头痛，眼黑头旋，恶心烦闷，气促上喘，无力以言，心神颠倒，目不敢开，如在风云中，头苦痛如裂，身重如山，四肢厥冷，不得安卧。

黄柏一分半 干姜二分 泽泻 白茯苓 天麻 黄芪 人参 苍术各三分半 神曲炒 白术各五分 麦蘗面 半夏汤泡，去皮脐 橘红各七分半

上细切，共作一服，水二盏，加生姜三片，煎至一盏，去渣稍热服，食前，可一服而愈。此头痛苦甚，谓之足太阴痰厥头痛，非半夏不能除。眼黑头旋，风虚内作，非天麻不能疗。黄芪甘温，泻火补气，实表止汗。人参甘温泻火，补中益气。二术俱苦甘温，除湿补中。泽泻、茯苓利小便，导湿。橘皮苦温，益气调中。神曲消食，荡胃中滞气。大麦蘖，宽中助脾。干姜辛热，以涤中寒。黄柏苦寒，酒洗以疗冬天少火在泉发躁也。

安神汤（东垣）　治头痛，头旋眼黑。

防风二分半　　知母酒浸，炒，五分　　黄柏酒拌，炒　　羌活各一钱　　黄芪一钱五分

上细切，作一服，水二盏，煎至一盏半，加蔓荆子五分、川芎三分，再煎至一盏，去渣临卧稍热服。

彻清膏（东垣）

蔓荆子　细辛各一钱　　薄荷叶　川芎各三钱　　生甘草　炙甘草各五钱藁本一两

上为细末，每服二钱，食后茶清调下。

川芎散（东垣）　治头目不清利。

川芎五钱　柴胡七钱　　羌活　防风　藁本　生甘草　升麻各一两炙甘草　生地黄各一两半　酒黄连炒　酒片芩各三两

上为细末，每服二钱，食后茶清调下。

白芷散（一名郁金散）（东垣）　治诸热，苦头痛。

郁金一钱　白芷　石膏各二钱　　雄黄　芒硝　薄荷叶各三钱

上为细末，口含水，鼻内嗅之。

羌活清空膏（东垣）

蔓荆子一钱　黄连三钱　　羌活　防风　甘草各四钱　　片芩一两

上为细末，每服一钱，茶清调下，食后或临卧服。

清上泻火汤（东垣）　昔有人年少时气弱，常于气海、三里穴节次灸之，至年老成热厥头痛，虽冬天大寒，犹喜寒风，风吹之头痛即愈，略来暖处或见烟火，其痛复作，此灸之过也。

荆芥穗　川芎各二分　蔓荆子　当归身　苍术各三分　酒黄连　生地黄　藁本各四分　生甘草二分　升麻　防风各三分半　酒黄柏　炙甘草　黄芪各五分　酒黄芩　酒知母各七分　羌活八分　柴胡一钱　细辛三分　酒红花少许

上细切，作一服，水二盏，煎至一盏，去渣，食后稍热服。

细辛散（东垣）　治偏正头痛。

细辛　瓦松各二分　生黄芩　芍药各三分半　酒黄连　川芎各五分　黄芩酒炒　甘草炙，各八分　柴胡去芦，一钱

上细切，作一服，水一盏半，煎至一盏，食后服。

甘草炙，一分半　泽泻三分　酒栝楼根　白茯苓　酒黄柏各四分　柴胡五分　防风　酒黄芩　酒黄连　羌活各六分

上细切，作一服，水二盏，煎至一盏，食后或临卧服。

一粒金（东垣）　治偏头风。

荜茇以猪胆汁拌匀入胆内，悬挂阴干用，一两半　延胡索　青黛　白芷　川芎各一两

上为细末，无根水为丸，每用一丸，以无根水化开，嗜鼻内，外以铜钱二三文咬口内，出涎。

羌活附子汤（东垣）　治客寒犯脑痛，及齿亦痛，名曰脑风。

麻黄不去节　附子炮　防风　白芷　僵蚕　黄柏各七分　羌活　苍术各五分　升麻二分　黄芪三分　甘草二分　佛耳草三分，无嗽不用

上细切，作一服，水二盏，煎至一盏，去渣温服。

麻黄附子细辛汤（仲景方）　治三阴三阳经不流行，而足寒气逆为寒厥头痛，其脉沉细。

麻黄　细辛各六钱　附子去皮脐，生用，一个

上细切，水三升三合，先煮麻黄令沸，减七合，掠去上沫，纳诸药，煎取一升，去渣分三服。

吴茱萸汤（活人）　治厥阴头项强痛，或吐痰沫厥冷，其脉浮缓。

吴茱萸热水泡三五次　生姜各五钱　人参二钱五分

上细切，作一服，水二盏、大枣一枚，煎至一盏，去渣温服。

加味调中益气汤（东垣）　治气血俱虚头痛，其效如神。

陈皮　黄柏酒炒，各三分　升麻去粗皮　柴胡去芦，各四分　人参　甘草炙　苍术米泔浸，各六分　黄芪一钱　川芎六分　蔓荆子杵去皮，三分　细辛二分

上细切，作一服，水二盏，煎至一盏，去渣温服。一方有木香二分，无黄柏。如大便虚坐不得，或了而不了，腹中逼迫，此血虚血涩也，加当归身五分。

愚按：东垣谓此方治气血俱虚头痛，本方加当归一味，虽无以上证，亦恐不可缺也。

玉壶丸（局方）　治风湿头痛，亦治痰患。

白术去芦，二钱

上为细末，姜汁浸，蒸饼为丸，每服二十丸，姜汤下。

川芎茶调散（局方）　治诸风上攻，头目昏痛，鼻塞声重。

薄荷去梗，用叶，四两　荆芥穗　川芎各二两　羌活　白芷　甘草炙，各一两　细辛五钱　防风二钱五分

上为细末，每服二钱，食后茶清调下。

治三阳头痛方（罗太无方）《医垒元戎》

羌活　防风　荆芥穗　升麻去黑皮及内朽　葛根去粗皮　白芷　石膏火煅　柴胡去芦　川芎　芍药酒炒　细辛　葱白连须者

上各等份，细切五钱，水二盏，煎至一盏，温服。

如圣饼子（河间） 治风寒伏留阴经，痰饮气厥头痛。

防风 天麻各五钱 南星 干姜 川芎 甘草各一两 半夏五钱 川乌去皮脐，火炮，一两

上为细末，蒸饼糊调，捻作饼子如钱样，每用五饼，同荆芥末细嚼，茶清送下。

川芎神功散（宝鉴） 治风热上攻头目，令人偏正头痛。

川芎 川乌如上同制法 白芷 南星炮 麻黄去节，各一钱 甘草炙，五分

上细切，作一服，加生姜三片、大枣一枚、水一盏半，煎至一盏，去渣食后温服。

芎辛散（三因） 治伤风寒生冷，及气虚痰厥，头痛如破，兼眩运呕吐。

附子去皮脐，生用 乌头去皮，生用 南星 干姜 甘草炙 川芎 细辛各一钱

上细切，作一服，加生姜五片、茶芽少许、水二盏，煎至一盏，去渣温服。

小芎辛汤（严氏） 治风寒在脑，或感湿邪，头重而疼，眩运呕吐。

川芎一钱 甘草五分

石膏散（宝鉴） 治阳明经头痛大效。

川芎 石膏 白芷各等份

上为细末，每服四钱，茶清调下。

三生丸（严氏） 治痰厥头痛。

半夏 白附子 南星各等份

上为细末，生姜自然汁浸，蒸饼为丸，如绿豆大，每服四五十丸，食后姜汤送下。

茯苓半夏汤 治风热痰逆，呕吐头痛。

半夏二钱 赤茯苓一钱 片黄芩 甘草 橘红各五分

上细切，作一服，加生姜三片、水一盏半，煎至一盏，温服。

祖传方 治头风热，痛不可忍者。

小川芎一两 白芷五钱 细茶芽三钱 荆芥穗四钱 片黄芩酒拌湿炒，再拌再炒，如此三次，不可令焦，二两 薄荷叶二钱五分

上为细末，每服二钱，白汤或茶清调下。

又 经验敷贴头风热痛。

朴硝 大黄各等份

上为细末，用深井底泥和，捏作饼子，贴两太阳穴，神验。

丹溪活套 云：凡治头风，必以二陈汤加川芎、白芷为主。如太阳经头痛，加羌活。少阳经，加柴胡、黄芩。阳明经，加石膏、白芷。太阴经，加苍术。少阴经，加细辛。厥阴经，加吴茱萸。如肥人头痛，必是湿痰，加半夏、苍白术。如瘦人头痛，是热上壅，多加酒洗片黄芩。如因感冒而头痛者，宜加防风、羌活、藁本、升麻、柴胡、葛根之类。如气虚而头痛者，宜加黄芪、人参，东垣安神汤之类。如风热在上而头痛者，加天麻、蔓荆子、台芎、酒片芩之类。如苦头痛者，宜用细辛。如形瘦色弊而头痛者，是血虚，宜用归、芎、芍药、酒黄柏之类。如顶颠痛者，宜藁本，酒炒升、柴。

（《医学正传》）

龚廷贤

头 痛 保 元

龚廷贤（1538~1635），字子才，江西金溪人，明代名医

脉：头痛短涩应须死，浮滑风痰必易除。寸口紧急，或短或浮或弦，皆主头痛。

夫头者，诸阳所聚之处也。诸阴至颈而还，惟足厥阴有络上头至顶。其脉浮紧弦长洪大者，属风热痰火而致也。其脉微弱虚濡者，毒气血两虚，必丹田竭而髓海空，为难治也。甚有真头痛者，脉无神而头中劈劈痛，其心神烦乱，为真头痛也。旦发夕死，夕发旦死。盖头痛者，如鼻塞发热恶寒，乃感冒所致也。其曰头痛者，有虚有火有痰，头痛者，有偏有正。盖左边宜小柴胡汤加川芎、当归、防风、羌活。

偏于右边头痛者，补中益气汤加白芷、独活、蔓荆子、酒芩。其眉棱痛者，二陈汤加酒炒片芩、羌活、薄荷。其脑顶痛者，宜人参败毒散加川芎、藁本、酒炒黄柏、木瓜、红花、酒炒大黄。

一论一切头痛，主方，不论左右偏正新久，皆效。

清上蠲痛汤

当归酒洗，一钱　小川芎一钱　白芷一钱　细辛三分　羌活一钱独活一钱　防风一钱　菊花五分　蔓荆子五分　苍术米泔浸，一钱　片芩酒炒，一钱五分　麦门冬一钱　甘草生，三分

上锉一剂，生姜煎服。

——左边痛者加红花七分、柴胡一钱、龙胆草（酒洗）七分、生地黄一钱。

——右边痛者加黄芪一钱、干葛八分。

——正额上眉棱骨痛甚者，食积痰壅，用天麻五分、半夏一钱、山楂一钱、枳实一钱。

——当头顶痛者加藁本一钱、大黄（酒洗）一钱。

——风入脑髓而痛者加麦门冬一钱，苍耳子一钱，木瓜、荆芥各五分。

——气血两虚，常有自汗，加黄芪一钱五分，人参、白芍、生地黄各一钱。

——论年深日近，偏正头痛，又治肝脏久虚，血气衰弱，风毒之气上攻，头痛头眩目晕，怔忡烦热，百节酸痛，脑昏目痛，鼻塞声重，项背拘急，皮肤瘙痒，面上游风，状若虫行，及一切头风。兼疗妇人血风攻注，头目昏痛，并皆治之。

追风散

防风去芦，一两　荆芥穗一两　羌活五钱　川芎一两　白芷五钱　全蝎去毒尾，五钱　天麻五钱　白僵蚕炒，一两　白附子炮，五钱　石膏煅，一两　天南星炮，一两　川乌炮，去皮尖，一两　草乌炮，去皮尖，五钱　地龙五钱　雄黄二钱五分　乳香二钱五分　没药二钱五分　甘草炙，一两

上为细末，每服五分，茶汤调，食后临卧服。清头目，利咽膈，消风化痰。

一论痰厥头痛，其症眼黑头旋，恶心烦闷，气短促上喘，无力以言，心神颠倒，目不敢开，如在云中，头苦痛如裂，身重如山，四肢厥冷，不得安卧，此乃胃气虚损，停痰而致也。

半夏白术天麻汤

黄柏酒洗，一分半　干姜炒，二分　泽泻　白茯苓去皮　天麻　黄芪

蜜炒　人参　苍术米泔浸,炒,各三分半　神曲炒　白术去芦,炒　麦芽炒　半夏姜炒　陈皮各七分半

上锉,生姜三片,水煎热服。可一剂而愈。

一论头痛偏左者,属血虚火盛也。

加味四物汤

当归　川芎　生地黄　黄柏酒炒　知母酒炒　蔓荆子　黄芩酒炒　黄连酒炒　栀子炒　黄芩各等份

上锉一剂,水煎温服。风盛加防风、荆芥。

一论头痛偏右者,属痰与气虚也。

黄芪益气汤

黄芪蜜炒,一钱　人参　白术去芦　陈皮　半夏姜汁炒　当归酒洗　川芎　藁本　甘草炙,各五分　升麻　黄柏酒炒　细辛各三分

上锉一剂,姜枣煎服。

一论头左右俱痛者,气血两虚也。

调中益气汤

黄芪蜜炒　人参　甘草炙　苍术米泔浸,炒　川芎各六分　升麻　柴胡　陈皮　黄柏酒炒　蔓荆子各三分　当归六分　细辛二分

上锉,水煎温服。

一论偏正头风,一切头痛,诸风眩晕,头目昏重。

都梁丸

香白芷,切碎,晒干为细末,炼蜜为丸,如弹子大,每服一丸,荆芥点腊茶细嚼下。

一论眉棱骨痛者,风热并痰也。

选奇汤

羌活　防风各二钱　酒片芩冬月不用,或甚者炒用,一钱五分　半夏姜汁炒,二钱　甘草夏月生,冬月炙,一钱

上锉一剂，水煎，食后服。

一论雷头风者，头痛而起核块也。头面疙瘩，憎寒发热拘急，状如伤寒。

升麻汤

升麻　苍术米泔浸　薄荷叶各等份

上锉，水煎服。

一谭侍御，但头痛即吐清水，不拘冬夏，吃姜便止，已三年矣。余作中气虚寒，用六君子加当归、黄芪、木香、炮姜而瘥。

一论颈项强直，筋痛不能回顾者，乌药顺气散加羌活、独活、木瓜。

一治偏正头痛头风。

羌活　白芷　细辛　川芎　蔓荆子　薄荷　防风　甘草各等份

上为细末，每服二三茶匙，白汤调下。

一人，头痛发热，眩晕喘急，痰涎壅盛，小便频数，口干引饮，遍舌生刺，缩敛如荔枝然，下唇黑裂，面目俱赤，烦躁不寐，或时喉间如烟火上冲，急饮凉茶少解，已至于死，脉洪大而无伦，且有力，扪其身烙手，此肾经虚火游行于外。投以十全大补加山茱、泽泻、牡丹、山药、麦门、五味、附子一盅，熟睡良久，脉症略减三四，再以八味丸服之，诸证悉退。后畏冷物而痊。

一治头风肿痛，偏正不拘，用艾锤烂铺纸上，将筷卷成筒，次将黄腊熔化，灌入筒内，以满为度。如左边痛，将药烧烟入右耳，右熏左即安。

一论半边头痛。

祛痛膏

防风　羌活　藁本　细辛　菊花各五分　南星　草乌　白芷各一钱

上为末，用连须葱一把洗净，同前药捣成膏，铜锅炖热，量痛大小，用油纸摊药贴痛处，周围以生面糊封之，再用干帕包定，其痛即止。一方加菊花、独活各一钱五分、草乌一钱、麝香一分。

（《寿世保元》）

张景岳

头 痛 论 治

张景岳（1563~1640），名介宾，明代医家

论　证

凡诊头痛者，当先审久暂，次辨表里。盖暂痛者，必因邪气；久病者，必兼元气。以暂病言之，则有表邪者，此风寒外袭于经也，治宜疏散，最忌清降；有里邪者，此三阳之火炽于内也，治宜清降，最忌升散，此治邪之法也。其有久病者，则或发或愈，或以表虚者，微感则发，或以阳胜者，微热则发，或以水亏于下而虚火乘之则发，或以阳虚于上而阴寒胜之则发。所以暂病者当重邪气，久病者当重元气，此固其大纲也。然亦有暂病而虚者，久病而实者，又当因脉因证而详辨之，不可执也。

头痛有各经之辨。凡外感头痛，当察三阳、厥阴。盖三阳之脉俱上头，厥阴之脉亦会于颠，故仲景《伤寒论》则惟三阳有头痛，厥阴亦有头痛，而太阴少阴则无之。其于辨之之法，则头脑、额颅虽三阳俱有所会，无不可痛，然太阳在后，阳明在前，少阳在侧，此又各有所主，亦外感之所当辨也。至若内伤头痛，则不得以三阳为拘矣。如本经所言，下虚上实，过在足少阴巨阳；若《厥病篇》所论，则足六

经及手少阴少阳皆有之矣。《奇病论》曰：脑者阴也，髓者骨之充也。凡痛在脑者，岂非少阴之病乎？此内证外证之异，不可不察也。《厥病篇》义详《类经》。

论　治

外感头痛，自有表证可察，盖其身必寒热，脉必紧数，或多清涕，或兼咳嗽，或兼脊背酸痛，或兼项强不可以左右顾，是皆寒邪在经而然，散去寒邪，其痛自止，如川芎、细辛、蔓荆子、柴胡之类，皆最宜也。若寒之甚者，宜麻黄、桂枝、生姜、葱白、紫苏、白芷之类，随其虚实而加减用之。

火邪头痛者，虽各经皆有火证，而独惟阳明为最。正以阳明胃火，盛于头面而直达头维，故其痛必甚，其脉必洪，其证必多内热，其或头脑振振，痛而兼胀，而绝无表邪者，必火邪也。欲治阳明之火，无如白虎汤加泽泻、木通、生地、麦冬之类，以抑其至高之势，其效最速。至若他经之火，则芍药、天花粉、芩、连、知、柏、龙胆、栀子之类，无不可择而用之。但治火之法，不宜以升散，盖外邪之火，可散而去，内郁之火，得升而愈炽矣，此为忌也。

阴虚头痛，即血虚之属也，凡久病者多有之。其证多因水亏，所以虚火易动，火动则痛，必兼烦热、内热等证。治宜壮水为主，当用滋阴八味煎、加减一阴煎、玉女煎之类主之。火微者，宜六味地黄丸、四物汤、三阴煎、左归饮之类主之。

阳虚头痛，即气虚之属也，亦久病者有之。其证必戚戚悠悠，或羞明，或畏寒，或倦怠，或食饮不甘，脉必微细，头必沉沉，遇阴则痛，逢寒亦痛，是皆阳虚阴胜而然。治宜扶阳为主，如理阴煎、理中汤、十全大补汤、补中益气汤之类，皆可择用，或以五福饮、五君子煎加川芎、细辛、蔓荆子之类，以升达阳气，则最善之治也。

痰厥头痛，诸古方书皆有此名目，然以余论之，则必别有所因，但以头痛而兼痰者有之，未必因痰头痛也。故兼痰者必见呕恶、胸满、胁胀，或咳嗽气粗多痰，此则不得不兼痰治之，宜二陈汤、六安煎、和胃饮、平胃散加川芎、细辛、蔓荆子之类主之。如多痰兼火者，宜用清膈煎，或二陈汤、六安煎加黄芩、天花粉之类主之，火甚者加石膏亦可。如多痰兼虚而头痛者，宜金水六君煎，或六君子汤加芎、辛之类，酌而用之。东垣治痰厥头痛，恶心烦闷，头旋眼黑，气短促，上喘无力，懒言，心神颠倒，目不能开，如在风云中，头苦痛如裂，身重如山，四肢厥冷，不得安卧，如范天骐之妻，因两次下之而致头痛者，用半夏白术天麻汤。

东风生于春，病在肝，俞在颈项，故春气者，病在头。又诸阳会于头面，如足太阳膀胱之脉，起于目内眦，上额交颠，上入络脑，还出别下项，病冲头痛。又足少阳胆之脉，起于目锐眦，上抵头角，病则头角额痛。

夫风从上受之，风寒伤上，邪从外入，客于经络，令人振寒头痛，身重恶寒，治在风池、风府，调其阴阳，有余则泻，不足则补，汗之则愈，此伤寒头痛也。头痛耳鸣，九窍不利者，肠胃之所生，乃气虚头痛也。心烦头痛者，病在耳中，过在手巨阳少阴，乃湿热头痛也。如气上不下，头痛颠疾者，下虚上实也，过在足少阴、巨阳，甚则入肾，寒湿头痛也。如头半寒痛者，先取手少阳阳明，后取足少阳阳明，此偏头痛也。有真头痛者，甚则脑尽痛，手足寒至节，死不治。有厥逆头痛者，所犯大寒，内至骨髓，髓者，以脑为主，脑逆故令头痛，齿亦痛。凡头痛每以风药治之者，总其大体而言之也。

高颠之上，惟风可到，故味之薄者，阴中之阳，乃自地升天者也。然亦有三阴三阳之异。故太阳头痛，恶风，脉浮紧，川芎、羌活、独活、麻黄之类为主；阳明头痛，自汗，发热恶寒，脉浮缓长实者，升麻、葛根、白芷为主；少阳经头痛，脉弦细，往来寒热，柴胡为主；太阴头痛，必有痰疾，体重或腹痛，为痰，其脉沉缓，苍术、半夏、南星为主；少阴头痛，三阴三阳经不流行而足寒气逆，为寒厥，其脉沉细，麻黄、附子、细辛为主；厥阴头项痛，或吐痰沫，厥冷，其脉浮缓，吴茱萸汤主之；血虚头痛，当归、川芎为主；气虚头痛，人参、黄芪为主；气血俱虚头痛，调中益气汤少加川芎、蔓荆子、细辛，其效如神。半夏白术天麻汤，治痰厥头痛药也；清空膏，乃风湿热头痛药也；羌活、附子，治厥阴头痛药也；如湿气在头者，以苦吐之，不可执方而治。先师尝病头痛，发时两颊青黄，眩运，目不欲闭，懒言，身体沉重，兀兀欲吐。洁古曰：此厥阴太阴合病，名曰风痰，以《局方》玉壶丸治之，更灸侠溪穴即愈。是知方者体也，法者用也，徒执体而不知用者弊，体用不失，可谓上工矣。

（《景岳全书》）

张 璐

头 痛 证 治

张璐（1617~1699），字路玉，号石顽，清初大家

经云：风气循风府而上，则为脑风。新沐中风，则为首风。首风之状，头面多汗恶风，当先风一日则病甚，头痛不可以出内，至其风日则病少愈。头痛数岁不已，当有所犯大寒，内至骨髓，髓者以脑为主，脑逆，故令头痛齿亦痛，名曰厥逆。头病巅疾，下虚上实，过在足少阴巨阳，甚则入肾。心烦头痛，病在膈中，过在手巨阳少阴。头痛耳鸣，九窍不利，肠胃之所生也。真头痛，头痛甚则脑尽痛，手足寒至节，死不治。《难经》曰：手三阳之脉受风寒，伏留而不去，则名厥头痛，入连在脑者，名真头痛。

按：头者，天之象，阳之分也。六腑清阳之气，五脏精华之血，皆朝会于高巅。天气所发，六淫之邪，人气所变，五贼之运，皆能犯上而为灾害。或蔽覆其清明，或坠遏其经隧，与正气相搏，郁而成热，则脉满而痛，若邪气稽留，亦脉满而痛，是皆为实也。若寒湿所侵，虽正气衰微，不与相搏而成热，然邪袭于外，则血凝而脉缩，收引小络而痛，得温则痛减，是为虚也。因风而痛者，抽掣恶风，或汗自出；因暑而痛者，或有汗，或无汗，皆恶热而耳前与额胀痛；因湿而痛者，头必重，遇阴天尤甚；因痰饮而痛者，亦昏重而痛，愦愦欲吐；因寒而痛者，绌急恶寒；因气虚而痛者，遇劳则甚，其脉大；因

血虚而痛者，痛连鱼尾，善惊惕，其脉芤，或沉数。头痛自有多因，而古方每用风药者，盖高颠之上，惟风可到，味之薄者，阴中之阳，自地升天者也。在风寒湿者，固为正用，即虚与热者，亦假引经耳。

薛立斋云：按头痛除风寒外，多主于痰。痛甚者，乃风毒上攻。有血虚者，有气虚者，有诸经气滞者，有六气外伤，有劳役内伤，有可吐者，有可下者，当分虚实寒热兼变而治之。痰多，加味导痰汤；风毒，消风散；血虚，芎归汤加葱、豉、全蝎；气虚，六君子加葱、豉；气滞，苏子降气汤。痰多宜吐者，稀涎散，或栀子豉汤加葱白；火郁宜下者，凉膈散加清酒；痰火俱盛者，滚痰丸。头痛诸药不效，其痛更甚者，此督脉为病也，宜茸朱丹。上热头痛目赤，下寒足跗为甚，大便微秘，即济解毒汤。大寒犯脑，内至骨髓，则头痛齿亦痛，羌活附子汤。头痛干呕吐涎沫，吴茱萸汤。风气循风府而上，则为脑风，项背恶寒，脑户极冷，当归四逆汤。因发散太过，头痛转剧，小建中加当归、童便。风火相煽，额与眉棱俱痛，选奇汤加葱、豉。徇蒙招尤，目瞑耳聋，肝虚风动也，六君子加钩藤、羌、防、芎、归、甘菊。头痛耳鸣，九窍不利，肠胃之所生，或劳役动作则痛，此气虚火动也，补中益气加川芎、蔓荆子。胃热火炎，动作则痛，烦渴引饮，面赤便秘者，川芎茶调散加酒炒芩、连、栀子、石膏。势盛脉实者，酒炒大黄末五钱，浓茶调服。血虚痛连鱼尾，四物加人参、细辛、蔓荆。有霉疮毒发头痛，颐下左右如蚯蚓徐行入耳，顶上起疙瘩块，冷则痛甚者，山牛汤，不应，作结毒治之。头与腹俱痛有五：臭毒头痛，则与腹俱痛，一味香附，煎成放凉服。伤酒伤湿，亦有头腹俱痛，但伤酒食，则兼呕逆眩晕，外台茯苓饮加煨葛根；伤湿则腹隐隐痛，头重不能举，羌活胜湿汤，外用瓜蒂散嗜鼻。有不伏水土头腹俱痛者，藿香正气散。有疮毒入腹，头与腹俱痛者，黄连解毒汤加腊茶。有头痛止则腹痛，腹痛止则头痛，此属脾阴血虚，胃中有火，随气辄上辄下而然，草、归、芍药、黄连、木香；不应，加童便、香附、葱白。

诊 寸口脉中手短者曰头痛。寸口紧急，或短或弦或浮皆头痛。浮滑为风痰，易治；短涩为虚，难治。浮弦为风，浮洪为火，沉细或缓为湿。寸弦曰头痛；寸口脉浮，中风发热头痛。

头　风

薛立斋云：偏正头风，久而不愈，乃挟痰涎风火，郁遏经络，气血壅滞，甚则目昏紧小，二便秘涩，宜砭其血以开郁解表，逍遥散。偏左，加黄芩、葱、豉；偏右，加石膏、葱、豉；郁甚，合越鞠，兼湿，瓜蒂散嗜鼻；兼风火而发，选奇汤加石膏、葱、豉、芽茶；夜甚，加酒白芍，或川芎茶调散加细辛、石膏、甘菊。凡怒则太阳作痛者，先用小柴胡加茯苓、山栀，后用六味丸，常服以滋肾降火，永不再发。凡头痛必吐清水，不拘冬夏，食姜即止者，此中气虚寒，六君子加当归、黄芪、木香、炮姜。烦劳则头痛，此阳虚不能上升，补中益气加蔓荆子。头风宜热药者多，间有挟热而不胜热剂者，消风散，或川芎茶调散加酒黄芩；轻者只用姜汁收入，陈茶叶内煎服，汗出即愈。此屡验者，凡风热头痛，并宜用之，与选奇汤不殊。头风多汗，当先风一日则痛甚，至其风日则病少愈者，半夏苍术汤。湿热头风，遇风即发，选奇汤加川芎、柴胡、黄连，名清空膏，不拘偏正并用。偏正头风作痛，痛连鱼尾，常如牵引之状，发则目不可开，眩晕不能抬举，芎辛汤，每服加全蝎五个；觉上膈有热，川芎茶调散加片芩。有痰湿头痛，其人呕吐痰多，发作无时，停痰上攻所致，导痰汤加减，或合芎辛汤尤妙；寒痰厥逆头痛，三因芎辛汤。一切偏正头风攻注，属虚寒者，大追风散。肾气厥逆头痛，四肢逆冷，胸膈痞闷多痰者，玉真丸。有肾脏阳虚之人，素有头风，发动则挟湿热上攻，头面肿胀，项后两向筋紧作痛，甚则牵引腰脊，其脉虚细而数，千金大三五七散，并用金匮头风摩散，慎不可用清热败毒等药。有风痰头痛，发时面颊青黄晕眩，目不欲开，懒言身体重，兀兀欲吐，此欲成头风也，二陈汤加胆星、天麻、蝎尾。痰厥头痛，两寸脉滑而弦，眼重头旋，恶心烦乱，吐清水，气短促，心神不安，语言颠倒，目不敢开，如在风露中，头疼如裂，身重如山，胸满呕逆，四肢厥冷，半夏白术天麻汤。有肥白气虚多痰人，卒然头痛，脉沉细。四肢厥逆，痰响吐涎，星香汤加生附子。热厥头痛，数年不愈，虽当严冬，犹喜风寒，其痛便止；略近温暖，稍见烟火，其痛便甚，或为灸火，或为热药所致，宜选奇汤加川芎、柴胡、黄连、生地、当归、黄柏、知母、荆芥、芽茶。风热伏于血分，加以寒邪外郁，即痛剧热甚，宝鉴石膏散。湿热头痛，脉数而濡，或两寸脉沉伏而数，身重肢节痛，或四肢面目浮肿，此证多见于酒客，宜散湿解热，二陈、二术、酒芩、羌、防之类；不已，用透顶散嗜鼻取涎，随左右嗜之，涎出即安。丹方，治头风用蛇蜕炙脆为末，每服一钱，葱、豉煎数沸，和滓热服，不拘偏正皆效，后发渐轻，再发再服，或加蜈蚣末三分，或加全蝎末三分，皆取截风之力也，每发轻者一服，重不过二服也。

偏头风者，其人平素先有湿痰，加以邪风袭之，久而郁热为火，总属少阳厥阴二经。有左痛忽移于右，右痛忽移于左者，风火击动其痰湿之气，所以互换也。痛久不已，令人丧目，目者肝之窍，肝风内动，则害空窍也。盖木邪亢盛，则生风生火，鼓动胸中之痰积，皆随火上逆为患耳，先以川芎茶调散吐之，吐讫，可服川芎、薄荷等辛凉清上搜风之剂。偏头风，亦先风一日即发，湿痰与火伏头中，虽夏月常欲包裹，越婢加减。湿，加泔苍术、黑豆制川乌；火，加姜汁炒山栀；左，加酒黄芩；右，加姜汁、煅石膏；湿热甚，连目肿者，加酒大黄；有邪风，加细辛、川芎、防风之类。妇人头风，兼白带甚者，用白蜀葵花（去蒂）七朵，川芎、当归各一钱，蕲艾八分，水酒各半煎成，乘热先熏后服。头风兼呕涎者，白槿树花，阴干焙脆为末，每服三钱，热酒调服，或用荷叶蒂七枚，生姜七片，陈芽茶一撮，水酒各半煎服，覆汗瘥。头风脑中空痛，用当归、川芎各三钱，黄牛脑子一个，和匀分三次，热酒送下，尽醉卧醒即愈。头风诸药不效，用大附子一只，切片，同绿豆一升煮熟，去附子，但服绿豆及汁即愈。偏头风，左属风者则浮肿，荆芥、薄荷；左属血者则疼热，川芎、当归。右属痰者必体肥，苍术、半夏；左属热者必形瘦，黄芩、石膏。产后须倍用芎、归。遇寒即痛者，属寒伏于脑，用金匮头风摩散。一法，用川乌末，醋调涂痛处。又法，荜茇、细辛为末，猪胆汁调嗗鼻中。蓖麻子（去皮）五钱，大枣（擘）十五个，共捣烂，涂纸上，用箸卷之，去箸纳鼻中，良久取下清涕即止，或牙皂吹鼻中取嚏。又法，以红娘子七枚、茴香七瓣，研为细末，同葱白头七个，连须研烂，涂痛处，痛止，永不再发，不拘偏正皆效。又外用诸方，如嗗鼻瓜蒂散、透顶散、蓖麻贴法、一字散、一滴金、火筒散等，皆应用之药，然不若用蒸法最效。方用川芎半两、晚蚕沙二两、僵蚕如患者年岁之数，以水五碗，煎至三碗，就砂锅中以厚纸糊满，中开钱大一孔，取药气熏蒸痛处，每日一次，虽年久者，不过三五次，永不再发。平时置新鲜木瓜于枕边，取香气透达，引散肝风，亦良法也。

雷　头　风

头痛而起核块者，雷头风也。或头中如雷之鸣，为风客所致，清震汤，肿块宜刺出血。亦有因痰热生风者，半夏用牙皂、姜汁制，取净一两，大黄酒浸透纸包煨，再浸再煨，熟极为度，净二两，白僵蚕、连翘、橘红、桔梗、天麻各五钱，片芩七钱，薄荷三钱，硝煅青礞石、白芷、炙甘草各一钱，蒸饼丸绿豆大，临卧茶吞二钱。

眉 棱 骨 痛

此证多属阳明风热，有虚实二途。虚而痛者，见光明即发，选奇汤加归、芍，实则眼不可开，昼静夜剧，选奇汤加葱、豉。风盛，加葛根；火盛，加石膏。

按：戴复庵云：二证皆属于肝火，虚则地黄丸，实则导痰汤。大抵此证清火散风不应，即当滋阴，若泛用风药，则火热上升，其痛愈甚矣。痛久成头风，发则眉棱骨痛者，选奇汤加川芎、白芷、荆芥、柴胡。

真 头 痛

天门真痛，上引泥丸，旦发夕死，夕发旦死。脑为髓海，真气所聚，卒不受邪，受邪则不可治。古法，用黑锡丹，灸百会穴，猛进参、附，可救十中之一；然天柱折，手足寒至节，必死不治。

头 重

湿热上攻，所以头重，秋冬春俱宜羌活胜湿汤，夏暑苍术白虎汤，并瓜蒂嗜鼻。若时行疫疠之时，患头重者，败毒散加苍术、藁本。内伤元气，头重气乏，补中益气加苍术、蔓荆子。

头 摇

头摇有二证：风火相煽，卒然头摇，项背强痛，少阳经证也，小柴胡去参加防风；里实腹痛，不大便而头摇者，阳明腑证也，凉膈散、大柴胡选用。若老人及病后辛苦人，因气血虚，火犯上面鼓动者，十全大补汤、大建中汤并加羌活。

颈 项 强 痛

邪客于三阳则痛，寒搏则筋急，葛根汤；风搏则筋弛，桂枝汤加葛根。然多有挟痰，难以回顾者，乃痰客太阳，二陈加酒芩、羌活、红花。

天 白 蚁

头内如虫蛀响者，名天白蚁。多属于火，亦有因痰湿在上者。丹溪云：瘦人皆属于火，宜薄荷、栀子、茯苓、甘草、细辛、川芎、黄芩、石膏、芽茶之类；肥人皆属湿痰，半夏、茯苓、枳实、黄连、天麻、胆星、苍术、黄柏、芽茶之类。戴复庵云：头中鸣响，有虚有实。实者用凉膈散、礞石丸下夺之；虚者非独参、保元、六味、八味、茸朱丹、鹿茸丸等药调补不应也。丹方，用茶子为细末，吹鼻中。盖响属火，茶子轻清，行清道，散遏伏之火故也。凡头风药中必用茶引，即此可悟。

程文彬治一妇患头风，虽盛暑必以帕蒙首，稍见风寒，痛不可忍，百药不效。盖因脑受风寒，气血两虚，气不能升，故药不效。令病人口含冷水仰卧，以姜汁灌入鼻中，痛立止，与补中益气如细辛、川芎、蔓荆、白芍，数服而愈。用姜汁滴鼻中，开久郁之风寒也；若寒湿郁痛，用独颗葱汁滴之；火郁头痛，以白莱菔汁滴之。左患滴右鼻，右患滴左鼻良。

李士材治顾淡之，劳神之后，躁热甚，头角掣痛，时作时止，医禁其食而解表，四日议攻里。诊之脉不浮紧，安得表邪？又不沉实，安得里邪？只手太阴大而无力，为神劳太过，乃虚烦类伤寒也，先饮糜粥，用大剂归脾汤而愈。

面　痛

面为阳明部分，而阳维起于诸阳之会，皆在于面，故面痛皆因于火。而有虚实之殊，暴痛多实，久痛多虚。高者抑之，郁者开之，血热者凉之，气虚者补之，不可专以苦寒降火为事。许学士治鼻额间痛，或麻痹不仁，如是数年，忽一日连口唇颊车发际皆痛，不能开口言语，饮食皆妨，在额与颊上常如糊，手触之则痛。此足阳明经络受风毒，传入经络，血凝滞而不行，故有此证，或以续命与之不效，以犀角升麻汤与之，数日愈。夫足阳明胃也，胃中腥膻五味，无所不纳，其腐熟水谷之毒，皆聚于胃，故方以犀角为主，升麻佐之，专解饮食之毒，余皆涤除风热之药也。有老人过劳，饥则面痛，补中益气加芩、栀、连翘、鼠黏、黑参。因郁结积成胃热，遂患面痛，越鞠丸加山栀、连翘、贝母、橘红之类。

（《张氏医通》）

叶天士

头痛案绎

叶天士（1667~1746），名桂，号香岩，清代医家

邹时乘曰：头为诸阳之会，与厥阴肝脉会于颠，诸阴寒邪不能上逆，为阳气窒塞，浊邪得以上踞，厥阴风火，乃能逆上作痛。故头痛一证，皆由清阳不升，火风乘虚上入所致。观先生于头痛治法，亦不外此。如阳虚浊邪阻塞，气血瘀痹而为头痛者，用虫蚁搜逐血络，宣通阳气为主；如火风变动，与暑风邪气上郁而为头痛者，用鲜荷叶、苦丁茶、蔓荆、山栀等，辛散轻清为主；如阴虚阳越而为头痛者，用仲景复脉汤、甘麦大枣汤，加胶、芍、牡蛎，镇摄益虚、和阳息风为主；如厥阳风木上触，兼内风而为头痛者，用首乌、柏仁、稽豆、甘菊、生芍、杞子辈，息肝风、滋肾液为主。一证而条分缕析，如此详明，可谓手法兼到者矣。

叶氏在前人基础上，归结为肝之为病，随症变通用方。他在治疗上有如下几个特点：对肝胆风火上冒，治用荷叶、菊花、苦丁茶、蔓荆子、山栀、桑叶、丹皮等，辛散轻清络热，实比柴胡剂更为轻灵有效。

对阴虚风动，治用枸杞、生地、白芍、柏子仁、牡蛎等，为后人所重视。如邵新甫说："肝阴久耗，内风日旋，厥阳无一息之宁，痛掣之势已极，此时岂区区汤散可解，计惟与复脉之纯甘壮水，胶、黄之

柔婉以息风和阳，俾刚亢之威，一时顿息，予用之屡效如神，决不以虚谀为助。"

对久痛入络，他指出："外邪头风，已留数月，其邪混处，精华气血，咸为蒙闭，岂是发散清寒可解……投药仍以通法，苟非气血周行，焉望却除宿病"；"其卫阳清气，久而损伤，非徒清散可愈，从治风先治血意"；"经年累月，邪正混处其间，草木不能驱逐，凭理而论，当以虫蚁，向阳分疏通逐邪"，因而他倡制"采毒药以攻病，借虫蚁血中搜逐，以攻通邪结"，如全蝎、蜂房、蜣螂、川芎、当归等。这种用虫蚁搜逐血络、宣通阳气为主的治法，后人效法取效者甚多。

但是，叶氏治头痛，认为柴胡对阴虚火浮者可造成厥脱之萌；甚至他治头痛都禁用柴胡，这不能说不是一种偏见。

辨 治 规 律

一、实证

1. 风寒外袭

风寒之邪，乘袭清窍，在上焦气分，久恙气锢，湿痰必生，症见头痛、胃寒、遇风则甚等，治宜疏风散寒，用川芎茶调散加减（薄荷、川芎、荆芥、羌活、白芷、防风、细辛、炙草、茶调匀服）。如头痛胁痛，用小柴胡汤去人参。如风袭脑门，症见颠痛涕溢，用蔓荆僵蚕方（蔓荆、川芎、僵蚕、白蒺藜、辛夷、茯苓）。

2. 暑风上蒙

暑风湿热，混于上窍，津液无以运行而凝滞，症见寒热、头痛或偏头痛、鼻窍流涕不通爽、咽喉疳腐、舌强干涸等，治宜清散暑风。

重者用连翘石膏方（连翘、石膏、生甘草、滑石、蔓荆子、羚羊角、荷梗、桑叶）；轻者用荷叶连翘方（鲜荷叶边、连翘、苦丁茶、夏枯草、山栀、蔓荆子、厚朴、木通），或桑叶玉竹方（桑叶、玉竹、南沙参、川贝、花粉、生甘草）。如外邪已留数月，其邪混处，非发散清寒可解，治宜通法，使气血周行，则可却除宿邪，用西瓜衣芦根方（西瓜衣、鲜芦根、苡仁、通草）煎送蜡矾丸（黄蜡、白矾）。

3. 风火上郁

肝胆木火上升，犯及少阳阳明，症见偏头痛（连颧骨耳后牙龈）、头胀耳鸣、脉弦数，治宜清肝凉泄。轻者用生地夏枯草方（生地、夏枯草、石决明、川斛、茯神、桑叶），或生地蔓荆方（生地、蔓荆、黄菊、茯苓、枸杞、桑叶、丹皮、川斛）；重者用连翘羚角方（连翘、羚角、牛蒡、葛根、赤芍、白芷、鲜菊叶），或羚角犀角方（羚角、犀角、山栀、连翘、瓜蒌皮、荷叶梗、青菊叶），或连翘薄荷方（连翘、薄荷、羚羊角、夏枯草花、黑栀皮、鲜菊叶、苦丁茶、干荷叶边）。如偏头痛、牙关紧闭、咽喉如有物阻、大便闭结，用当归龙荟丸（当归、龙胆、山栀、黄连、黄柏、黄芩、大黄、青黛、芦荟、木香、麝香）泻肝清火。

4. 痰引肝风

阳明胃虚生痰，肝阳化风上逆，症见头痛、呕吐等，治宜和胃息风，用半夏茯苓方（半夏、茯苓、苦丁茶、菊花炭、炒枸杞、柏子霜）。痰厥头痛，用半夏、吴萸、干姜、茯苓。痰郁阳失宣达，症见头痛眩晕，用半夏白术天麻方（於术、半夏、茯苓、橘红、天麻、竹沥、白蒺藜、老姜汁）。如兼热升舌麻、痰气阻咽，瞳神发胀，用八珍汤去生地、川芎，加枸杞、天麻、钩藤、菊花炭，桂圆汁丸，虎潜丸。如果头痛经年不愈，早则人事明了，午后神气昏愦不宁，脉沉滑，为痰厥头痛，治宜涤痰健中，先用礞石滚痰丸（青礞石、沉香、大黄、黄芩、焰硝）、导痰汤（半夏、陈皮、茯苓、甘草、胆星、枳实）荡涤其痰，再用六君子汤（人参、白术、茯苓、甘草、陈皮、半夏）加秦艽、全蝎，健中息风调理。

5. 气血郁痹

头为阳中之阳，阳气先虚，客邪上入，蒙蔽清阳，造成气血瘀痹，使病流连不息，症见头痛经久不愈、痛有高突之状、呕逆等，治宜采毒药以攻病，借虫蚁血中搜逐，以攻通邪结，用川芎全蝎方（川芎、当归、半夏、姜汁、炙全蝎、蜂房），或蜣螂灵脾方（蜣螂、仙灵脾、蜂房、川芎）。

二、虚证

1. 血虚风动

血虚不能荣肝，肝阳化风内动，症见头痛目痛、昏晕等，治宜养血和血息风，用川芎归身方（川芎、归身、白芍、白蒺藜、桑枝），或杞子归身方（枸杞、归身、白芍、沙苑、菊花、钩藤），或杞子首乌方（枸杞、首乌、柏子仁、茯神、菊花、穭豆衣）。如内风，头风伤目，屡投发散清凉无效，治宜甘缓息风，用枸杞桂圆方（枸杞、桂圆、半夏、茯苓）。

2. 肝肾阴虚

肝肾阴虚，肝阳上亢，化风扰阳，症见头痛，忽冷忽热，心烦如焚，惕惕肉瞤，漐漐汗出，早晨小安，入暮偏剧，就凉则安，遇暖必头痛筋掣，脉弦数等，治宜柔肝缓风。用人参固本膏（人参、天冬、麦冬、生地、熟地），或加龟甲、阿胶、五味子、茯神，或复脉汤去姜、桂加鸡子黄、白芍（炙草、人参、麻仁、生地、阿胶、麦冬、大枣、鸡子黄、白芍），或生地阿胶方（生地、阿胶、牡蛎、茯神、麦冬、白芍），或甘麦大枣汤加减（阿胶、小麦、麦冬、白芍、北沙参、南枣）。如真精走泄，脑髓不满，症见颠顶近脑久痛骨陷、痛软不能起床，治宜填精益脑，用大补阴丸加减（龟甲、黄柏、虎胫骨、熟地、锁阳、盐水炒牛膝，蜜丸）。

3. 肝肾阳虚

阴中之阳已虚，内风扰动，症见偏头痛、冷泪出，治宜补肾通阳，用还少丹（熟地、山药、牛膝、枸杞、山萸肉、茯苓、杜仲、远志、五味子、楮实、小茴、巴戟、苁蓉、石菖蒲）。如头风数年不时举发，已入脑俞，脉左弦细，病在少阴，治宜补肾祛风，用鹿茸细辛方（磁石、淡附、牛膝、鹿茸、细辛、当归、蔓荆、远志、茯苓、青盐、巴戟、菊瓣、枸杞、川斛）。

4. 心肝两虚

肝胆内风自动，风阳扰于心神，症见头中鸣、心悸荡漾等，治宜镇静之品，佐以辛泄之味，用孔圣枕中丹（龙骨、龟甲、远志、菖蒲）。

5. 络虚风乘

阳明络虚，风邪乘之，症见头痛、颧颊偏右皆木，有损目之虞，治宜益气祛风，有玉屏风散加味（黄芪、白术、茯苓、防风、天麻、炙草）。

6. 肾厥头痛

症见肾厥气逆至头，由背脊而升，发时手足逆冷，口吐涎沫，喉如刀割，治宜通阳泄浊，用椒附汤加减（炮附子、淡干姜、川椒、胡芦巴、半夏、茯苓，姜汁泛丸）；或治宜温下元清上热，用玉真丸（硫黄、石膏、半夏、硝石，生姜汁糊丸）。近贤程门雪补充说，对偏头痛每发于子夜，头痛足冷，其脉浮弦，重按无力，舌淡，用玉真丸恒有效果。

方 案 选 析

一、荷叶连翘方

孙 暑伏，寒热头痛。

鲜荷叶边 连翘 苦丁茶 夏枯草 山栀 蔓荆子 厚朴 木通。(《临证指南医案·头痛》)

主治暑热或肝火上犯清空，头痛或偏头痛，寒热、口苦、尿赤等。

方中以夏枯草、山栀、连翘、苦丁茶清肝泄热，蔓荆子祛风止痛，荷叶边清暑疏肝解郁，厚朴、木通利湿泄浊。

全方有清暑热、泄肝火之功。

加减：外邪甚，加薄荷、桑叶、菊花、白芷、杏仁；肝火甚，加羚羊角、丹皮、黄芩；暑热甚，加石膏、滑石、元参心、甘草。

二、连翘羚角方

张 太阳痛，连颧骨耳后牙龈，夏令至霜降不痊，伏邪未解，治阳明少阳。

连翘 羚羊角 牛蒡子 葛根 赤芍 白芷 鲜菊叶。(《临证指南医案·头痛》)

主治肝胆火盛犯胃，偏头痛，连颧骨耳后牙龈。

方中以羚羊角、连翘、菊叶清泄肝胆风火，牛蒡、葛根、白芷入阳明经以祛风止痛，赤芍凉血通络。全方有清肝和胃止痛之效。

加减：清肝胆，加夏枯草花、苦丁茶、山栀皮。

三、川芎全蝎方

沐阳，住居临海，风瘴疠气，不似平原人，众稠密处，瘴疠侵入脑髓骨骱，气血不和，渐次壅遏，上蒸头面，清阳痹阻，经年累月，邪正混处其间，草木不能驱逐，凭理而论，当以虫蚁，向阳分疏通逐邪。

蜣螂一两　仙灵脾五钱　蜂房五钱　川芎一钱

火酒飞面泛丸。(《叶案存真类编·头痛》)

主治客邪蒙闭阻滞清阳，使气血瘀痹不宣，头痛经久不息，痛时有高突之状，时有呕逆。

方中以川芎、当归活血通络，全蝎、蜂房搜剔通痹止痛，半夏、姜汁温化痰凝。本方特点是采用全蝎、蜂房等虫蚁之品，搜逐血中之邪，以攻通血络邪结。本方最宜为散、为丸，以缓攻取效。

加减：有寒凝者，加细辛、川乌；正虚者，加仙灵脾；瘀阻者，加蜣螂。

四、川芎归身方

王　始用茶调散得效，今宜养血和血。

川芎　归身　白芍酒炒　白蒺藜炒　桑枝。(《临证指南医案·头风》)

主治血虚生风，头痛眩晕，肢麻。

方中以川芎、归身、白芍养血柔肝，白蒺藜、桑枝祛风平肝。全方有养血平肝、息风和络之功。

加减：肝肾阴虚，加沙苑、枸杞。眩晕甚，加菊花、钩藤以平肝。

五、鹿茸细辛方

头风数载，不时举发，邪已入脑俞矣。且左脉沉细，岂三阳为患，隶在少阴也，弗至厥阴为妙。

灵磁石—两　　淡附—两　　牛膝—两　　鹿茸—两　　细辛钱半　　当归头五钱　　蔓荆三钱　　远志五钱　　茯苓两半　　青盐—两　　紫巴戟—两　　菊瓣五钱　　枸杞子二两　　川斛四两。(《未刻本叶氏医案》)

主治少阴头风，邪入脑俞，头痛数载，不时举发，脉左沉细。

方中以鹿茸、细辛、附片温肾散寒，枸杞、当归、巴戟、川斛滋养阴血，磁石、牛膝、青盐镇纳肾气，蔓荆、菊花平肝息风，远志、茯苓化痰安神。全方温补少阴与散寒息风并施，对头风入肾入脑者以丸剂缓图。此方与虫类药方虽均治头风，但有虚实之异。

头痛经年不愈，早则人事明了，自午至亥，神气昏愦不宁，风火之剂杂治无功，两脉俱沉且滑，此太阴、阳明痰厥头痛也，当用礞石滚痰丸，间服导痰汤，以荡涤其痰；次以六君子汤，少加秦艽、全蝎调理而安。(《叶案存真类编·头痛》)

此案为痰厥头痛。叶氏先用礞石滚痰丸峻泻其痰，间用导痰汤缓化其痰。痰实去后，再用六君子汤健中化痰，妙在方中加入秦艽、全蝎搜络和血祛风。叶氏先攻后补，补中又予攻剔，可谓胆大手巧，实堪回味。

史　头形象天，义不受浊，今久痛有高突之状，似属客邪蒙闭清华气血，然常饵桂、附、河车，亦未见其害。思身半以上属阳，而元首更为阳中之阳。大凡阳气先虚，清邪上入，气血瘀痹，其痛流连不息，法当宣通清阳，勿事表散，以艾炳按法灸治，是一理也。

熟半夏　　北细辛　　炮川乌　　炙全蝎　　姜汁

又，阳气为邪阻，清空机窍不宣。考《周礼》采毒药以攻病，借虫蚁血中搜逐，以攻通邪结，乃古法，而医人忽略者。今痛滋脑后，心下呕逆，厥阴见症，久病延虚，攻邪须兼养正。

川芎　　当归　　半夏　　姜汁　　炙全蝎　　蜂房

(陈克正主编《叶天士诊治大全》)

李用粹

头 痛 汇 补

李用粹（1662~1722），字修之，号惺庵，清代医家

大意

头为天象，六腑清阳之气，五脏精华之血，皆会于此。惟经气上逆，干犯清道，不得运行，则壅遏为痛。《微论》

内因

自外入者，风寒暑湿之邪。自内发者，气血痰郁之异。《玉机》

或蔽覆其清明，或瘀塞其经络，与气相搏，脉满而痛。《汇补》

外候

头脑痛连两额属太阳。头额痛连目齿属阳明。头角痛连耳根属少阳。太阳穴痛属脾虚，颠顶痛属肾，目系痛属肝。《汇补》

痛分内外

外感头痛，如破如裂，无有休歇。内伤头痛，其势稍缓，时作时止。《入门》

痛分诸因

因风痛者，抽掣恶风。因热痛者，烦心恶热。因湿痛者，头重而天阴转甚。因寒痛者，绌急而恶寒战栗。因痰痛者，昏重而眩晕欲吐。因食痛者，噫酸发热而恶食。气虚痛者，九窍不利；恶劳动，其脉大。血虚痛者，鱼尾上攻，恶惊惕，其脉芤。肾厥痛者，下虚上

实，其脉举之则弦，按之则坚。气逆痛者，心头换痛，其症胸腹胀满，呕吐酸水。《汇补》

厥头痛证

厥头痛者，所犯大寒，内至骨髓，髓以脑为主，胸中寒邪，故厥逆而头齿皆痛。

真头痛证

真头痛者，此脑及颠，陷入泥丸大痛。手足青冷至节者，旦发夕死，夕发旦死。用和。外灸百会穴，内进参附汤，亦有生者。

脉法

寸口紧盛，或短或弦或浮皆主头痛。又浮弦为风，浮洪为火，细濡为湿，滑大为痰，短涩为虚。

治法

高颠之上，惟风可到。东垣。

古方治头痛，每用风药者，取其味轻，阴中之阳自地升天者也。在风寒湿者，固为正用。即虚与热者，亦可假此引经。《必读》

郁热当清

头痛多主于痰，甚必兼火。丹溪有久痛而感寒便发，外用重绵包裹者，此属郁热。盖本热而标寒也。因其本有郁热毛窍常开，风寒易入，束其内火，闭逆为痛。惟泻火凉血，佐以辛凉散表。王纶

寒湿当取

湿热头痛，心烦重滞，病在膈中，过在手太阳少阴。寒湿头痛，气上而不下，头痛颠疾，下虚上实，过在手少阴巨阳，甚则入肾。偏头痛者，先取手少阳阳明，后取足少阳阳明。《准绳》

用药

头痛，若属外邪痰火诸有余者，主以二陈汤。风，加羌活、防风。寒，加细辛、藁本。湿，加苍术、白芷。火，加山栀、酒芩。郁

热，加酒浸大黄、细辛、芽茶。风热，加天麻、蔓荆。又太阳加藁本，阳明加白芷，少阳加柴胡，太阴加苍术，少阴加细辛，厥阴加吴萸。此六经引经药也。若属气虚者，顺气和中汤加天麻、川芎。血虚者，四物汤加薄荷、甘菊。风热，用清空膏。风痰，用玉壶丸。痰火，用石膏散。寒湿，用芎辛汤。痰厥，用白术半夏天麻汤。肾厥，用玉真来复丹。肝虚，用生熟地黄丸。肝火，用逍遥散。

捷径法

治风虚半边头痛者，用白芷二钱、黄牛脑一个、川芎三钱，入瓷器内，酒煮食之，任量一醉，睡后即愈。

治寒湿头痛，用白凤仙一株捣烂，火酒浸，露七夕，去渣，饮酒效。

治血气虚而头痛，憎风恶寒，用盐披草纸上，于痛处以热熨斗熨之，冷即再熨，以平为度。

热郁脑中而痛者，以硝石为末，吹入鼻中，即止。

气郁偏头痛，用蓖麻同乳香、食盐捣，贴太阳穴，即止。

凡外感头目闷痛甚者，用葱叶插入鼻内一二寸，觉气通，即减。

附：眉棱痛

眉棱者，目系之所过，上属于脑。外挟风寒，内成郁热，上攻头脑，下注目睛，则眉骨作痛。又有肝火壅热者，有风痰上攻者，有湿气内郁者。《必读》

有肝经血虚，见光则痛者。有肝经伤饮，昼静夜剧身重者。若妇人经行将尽，不能安养，或以针指劳神，致令眉骨酸痛者专以益阴养血。《汇补》

附：脑痛

头脑作痛，犹如刀劈，动辄眩晕。脑后抽掣跳动，举发无时，此肝经痰火，名曰厥疾。厥者，逆也。恚怒太过，气与血俱逆于高颠，而胆穴又络于脑，宜清痰降火以芩、连、花粉、胆草、大黄、芦荟、丹皮、赤芍之类调猪胆汁服之。若虚弱人患此，宜逍遥散加川芎、生地主之。

用药

肝虚，主以生熟地黄丸。血虚，主以加味逍遥散。湿痰，主以导痰汤。风热，主以上清散。此证失治，多致伤目。或两耳出脓，则危矣。

头痛选方

二陈汤　统治头痛。

顺气和中汤　治气虚头痛。即补中益气汤加芍药、川芎、蔓荆、细辛。

加味四物汤　治血虚头痛。即四物汤加甘菊、蔓荆。

清空膏　治风热头痛。

羌活　防风各一两　柴胡七钱　川芎五钱　甘草五钱　黄芩酒炒，三两　黄连炒，二两

末之，每服二钱清茶下。

玉壶丸《和剂》　治风痰头痛。胸膈满，食不下，咳嗽呕吐痰涎。

南星　半夏各一两　天麻半两　白面三两

水滴丸，每服三十丸姜汤下。

石膏散　治痰火头痛。

川芎　石膏　黄芩　白芷

水煎。

芎辛散　治寒湿头痛。

川芎　细辛各一钱半　苍术　甘草　干姜各一钱

半夏白术天麻汤　治痰厥头痛。

天麻　白术　半夏各一钱　人参　苍术　陈皮　黄芪　泽泻　茯

芩各五分　神曲　麦芽各七分　干姜三分　黄柏二分

水煎。

玉真丸《本事》　治肾厥头痛。

硫黄二两　石膏煅　半夏　硝石研，各一两

虚甚者，去石膏加钟乳粉一两。生姜糊丸，姜汤下。外灸关元百壮。

来复丹《和剂》　治上盛下虚。

硝石同硫黄研　玄精石　硫黄各一两　五灵脂水澄去砂　青皮　陈皮各二两

为末，醋糊丸米饮下。

生熟地黄丸　治肝虚头痛。

生地　熟地上　天麻　川芎　茯苓下　当归　白芍　黑豆　石斛　玄参　地骨皮中

蜜丸。

祛风清上散《统旨》　治风热上攻。

酒芩二钱　白芷一钱半　防风　柴胡　川芎　荆芥　羌活各一钱甘草五分

水煎。

黑锡丹《和剂》　治真头痛。

沉香　附子　胡芦巴　肉桂各五钱　茴香　破故纸　金铃子　肉果　木香各一两　黑锡　硫黄炒成珠，各三两

一方有阳起石半两，巴戟天一两。酒煮，面糊丸，姜汤下。

羌活黑附汤（东垣）　治寒厥头痛。

麻黄　羌活　防风　苍术各一钱　升麻二分　甘草二分　附子一分白芷三分

水煎。

彻清膏

蔓荆　细辛　薄荷　川芎　藁本　甘草

川芎茶调散《玄珠》

薄荷三钱　川芎一两　荆芥四钱　白芷五钱　细芽茶三钱　黄芩酒炒，二两

头顶痛及脑痛，加细辛、藁本、蔓荆子各一钱。每服二三钱，清茶下。

（《证治汇补》）

何梦瑶

头痛辨治大要

何梦瑶（1693~1764），字报之，号西池，清代医家

　　头为清阳之分，外而六淫之邪气相侵，内而六腑经脉之邪气上逆，皆能乱其清气，相搏击致痛，须分内外虚实。实者其人血气本不虚，为外邪所犯，或蔽覆其清明，或壅塞其经络，或内之实火上炎，因而血瘀涩滞，不得通行而痛，其痛必甚，此为实。虚者其人气血本虚，为外邪所犯，或内之浊阴上干，虽亦血瘀涩滞，不能通行，而搏击无力，其痛不甚，此为虚。《准绳》谓真气虚寒，遇外之寒湿所侵，血涩脉寒，卷缩紧急，引其小络而痛，得暖则痛止。实者，邪气实而正气不虚，可任攻。虚者正气自虚，而邪气自实，补正仍须治邪。若邪亦不实，但补正则邪自退。六淫外邪，惟风寒湿三者最能郁遏阳气。火暑燥三者皆属热，受其热则汗泄，非有风寒湿袭之，不为患也。然热甚亦气壅脉满，而为痛矣。

　　内邪不一，皆统于风，风即气之飘飔上升者。以高颠之上，惟风可到也。故不论内外邪，汤剂中必加风药，以上引之。风药味之薄者，阴中之阳，自地升天者也，升麻、薄荷之类。痛如破不能忍，蔓荆子。风在太阳颠顶，连颈强痛，脉浮紧，君羌活加姜、葱。葱白宜连须用。风在少阳头角痛，口苦，脉弦细，君柴胡加姜、葱。风在阳明额痛连目，脉浮长，君白芷加姜、葱。

少阴、太阴脉至胸颈而还，故无头痛。惟厥阴脉会颠顶，故颠痛，君藁本。如脉沉足冷，干呕吐沫，加吴茱萸、附子。用风药者，由风木虚，不能升散，土寝于疏，得以壅塞而痛，犹言少阳升气不清，脾湿上壅不降耳。故用风药以散之，若疏散太过，风药反甚，发散太过，清阳之气而愈虚，浊阴终不得降，且表虚易招外侮。宜补气实表，顺气和中汤。

凡外感头痛，详《伤寒论》。头痛久不愈者，名头风。头风，头面多汗恶风，时止时发，先风一日则痛甚，至风日则少愈。清阳之气被郁，故喜通而恶塞。风者，天气之通者也。先郁后通，先风一日正郁极欲通之候也，欲通不通，故扰动而痛甚。至风日则天气通而人气应之亦通，故少愈也。由内而郁热或痰火，毛窍常疏，风易入，外寒束内热，闭逆为痛，医用辛温之药散其标寒，虽暂效，以热济热病益深，宜泻火凉血，佐以辛散，南星、苍耳子、石菖蒲、天麻最当。头风久不愈，恐损目，邪害空窍，清空膏主之。有痰加半夏，诸般头痛并治。惟血虚头痛不宜，正颠顶痛者亦勿用。

内伤头痛，气虚者耳鸣目眩，清气不升，阴火上冲。九窍不利，气不能达于九窍也。自觉空虚，恶劳动，动则痛更甚，脉虚大，必包裹其头乃少宁，四君子汤加风药。血虚头痛，鱼尾眉梢后近发际处终日星星如细筋抽引，痛不甚，脉芤或数，善惊惕，当归、川芎、连翘、熟地各二钱，水煎，泡薄荷末二钱，鼻吸其气，候温服，安卧效。或四物汤见血加风药。气血俱虚者，调中益气汤见劳倦加川芎、蔓荆子、细辛神效。阴虚发热，两太阳穴作痛，此相火自下冲上，六味丸。见虚损产后血瘀头痛，膈热上干也。

热厥头痛，虽严寒犹喜风寒，在暖处或见烟火尤甚，宜清上泻火汤，后用补气汤。头目赤肿，胸膈烦闷，大便微秘，身半以下寒，足跗尤甚，此条详《伤寒论》寒热篇上热下寒条，既济解毒汤。见寒热痰厥头痛，晕眩烦乱，恶心欲吐，半夏白术天麻汤。见眩晕虚风内作，非天麻不治，痰非半夏不除，黄芪实表止自汗，人参补气，二术、泽泻、茯苓除湿，橘皮调中升阳，炒曲、麦芽消食荡胃，干姜除寒，黄柏（酒炒）治伏火发躁。湿热作痛，必昏重欲吐，兼眉棱骨痛，二陈见痰加风药。伤食头痛，胸膈痞塞，咽酸，噫败卵臭，恶食，治中汤加砂仁一钱。或红丸子或平胃散并见伤饮食加枳实。伤酒头痛，恶心，昏冒眩晕，葛花解醒汤。见伤饮食头痛颠疾，下虚上实也，寒湿上干。过在足少阴太阳，甚则入肾，寒湿自经而入脏也。肾主骨髓，髓通脑，寒入骨髓，逆上至脑，阻碍清阳，故脑痛连齿，齿亦骨之余也。此几乎真头痛矣。湿热上干者，必以苦吐之，轻者透顶散，嗜鼻取涎。头重如裹，由湿气在头。头者，轻清象天，清故轻也；湿者，地之浊气，浊故重也。外湿蒙蔽故如裹，宜微汗勿大汗，恐汗去湿留，红豆嗜鼻散。外有嗅毒头痛，吃炒香附一味愈。

真头痛。手足寒至节，全脑连齿皆痛，旦发夕死，不治。与黑锡丹，见呃逆灸百会，猛进参术乌附或可生，然天柱折者必死。真头痛与真心痛，皆寒证，阴灭阳也。

偏头痛。旧分右属热与痰。热用黄芩，痰用半夏、苍术。以阳明胃腑居右，多热多痰也。分左属风属血虚，以肝木主风居左，又左属血也。风用荆芥、薄荷，血虚用川芎、当归、菊花。然不必泥定。生萝卜汁，仰卧注鼻中，左痛注右，左痛则左壅塞，虽注之亦不通，右通故可注，从右透左，则并通矣。右痛注左。莘荑散热，猪胆清热，嗜鼻。川芎散、细辛散，川芎、柴胡为主，佐以蔓荆子、苍耳叶、升麻、甘草、葱、姜。大便秘，大黄下之，外用蓖麻子五钱、大枣十五枚，捣成泥，涂棉纸上，箸卷成筒，去箸纳鼻中，良久下涕痛止。又上膏二钱，牛蒡子二钱为末，酒下，饮大醉立愈。

雷头风。头痛而起核块，或头中如雷鸣，风动作声，如籁之发，清震汤。或不省人事，地肤子、生姜捣烂，热酒冲服，取汗愈。子和用茶调散见伤饮食吐之，用神芎丸；见肿胀下之，再服乌荆丸及愈风饼子之类。弱者用凉膈散，见发热消风散热。痰热生风作响，半夏一两，牙皂、姜汁煮过。大黄二两，酒浸透，湿纸包煨，如是者三次。白僵蚕、连翘、橘红、桔梗、天麻各五钱，片芩七钱，酒炒。薄荷叶三钱，白芷、青礞石、粉草各一钱，为末，水浸蒸饼丸，绿豆大，临卧茶吞二钱，以痰利为度，后服清痰降火之药。气挟肝火作响，加味逍遥见郁最当。亦有如虫响者，名天白蚁，茶子为细末，吹鼻。

大头痛。头肿如斗，俗云大头瘟，天行疫气所发。头面赤肿，或发疙瘩，先发鼻额属阳明，先发耳前后属少阳，先发脑后及顶属太阳。若三阳俱受邪，则各处并发，治戒急下，恐遗高分之邪。当先缓后急，退热，芩、连等。消毒，连翘、鼠黏子、板蓝根之类。缓缓治之。细口呷，或食后服，酒炒使上升不速，皆缓之义。候大便热结，上焦之邪热皆降聚于中州，乃下之，三承气见大便不通选用。此毒若结块不散，必成脓，外用柏叶和蚯蚓粪泥捣敷，或井底泥调大黄、芒硝末亦可。赤肿结核，排针出血愈。头眩掉，眩属风热，风火主动也，羌活、川芎、白芷、藁本、苍术、细辛、甘草、天麻。若因肝肾二经血亏，致火炎生风，须养血。又凡人内有痛则头摇，心绝则头摇，状如烟煤，直视者死。痉病亦头摇。

头风屑。罗谦甫谓肝风盛，金来克之，使头有雪皮，难解。大抵风热上蒸，其液干，则化为白屑耳。大便实泻清丸，见中风虚者人参消风散。

眉棱骨痛。或外邪郁成风热，上攻于脑，从目系过眉骨，下注于目。目系上属于脑，过眉骨也。或内之风热湿痰上攻，选奇汤主之。风热者清上散痰，二陈加酒芩、白芷，风寒羌乌散。肝虚者，大见光明，眼眶骨痛，生熟地黄丸。肝血虚，火旺也。肝经停饮，发则眉骨痛，眼不可开，昼静夜剧，湿为阴邪，故夜病甚，导痰汤，见痰或小芎辛汤加半夏、橘红、南星、茯苓。

（《医碥》）

林珮琴

新感名头痛，病久为头风

林珮琴（1772~1839），号羲桐，清代医家

头 痛 论 治

头为天象，诸阳经会焉。若六气外侵，精华内痹，郁于空窍，清阳不运，其痛乃作。经曰：风气循风府而上，为脑风。新沐中风，为首风。犯大寒，内至骨髓，为脑逆头痛。以上风寒痛。下虚上实，为肾厥头痛。头痛耳鸣，九窍不利，为肠胃所生，头痛甚，脑尽痛，手足青至节，不治。阳气败绝，以上虚痛。条而列之，有因风、因寒、因湿、因痰、因火、因郁热、因伏暑、因伤食、伤酒、伤怒，与气虚、血虚，及真头痛、偏头痛、内风扰颠、肾虚水泛、肾虚气逆诸症。因风者恶风，川芎茶调散。因寒者恶寒，桂枝羌活汤。因湿者头重，羌活胜湿汤。因痰者呕眩肢冷，为太阴痰厥头痛，半夏天麻白术汤。因火者齿痛，连翘、丹皮、桑叶、羚羊角、山栀、薄荷、菊叶、苦丁茶。因郁热者心烦，清空膏加麦冬、丹参，或菊花散。因伏暑者口干，荷叶、石膏、山栀、羚羊角、麦冬。因伤食者胸满，香砂枳术丸。因伤酒者气逆，葛花解醒汤。因伤怒者血逆，沉香降气汤。气虚者脉大，补中汤加川芎、细辛。血虚者脉芤，或鱼尾上攻，眉尖后近

发际为鱼尾，四物汤加薄荷。真头痛，客邪犯脑，手足青至节，黑锡丹，灸百会穴。偏头痛屡发日久不痊，菊花茶调散、芎犀丸、透顶散。内风扰颠者，筋惕，肝阳上冒，震动髓海，三才汤加牡蛎、阿胶、白芍、茯神、炒甘菊花。肾虚水泛者，头痛如破，昏重不安，六味汤去丹皮，加沉香，更以七味丸、人参汤下。因肾虚气逆，为肾厥，玉真丸、来复丹。外如雷头风，头痛起块，或鸣如雷震，清震汤。大头痛，头面尽肿，由天行时疫，甚则溃脓，普济消毒饮。轻者发颐，肿耳前后，甘桔汤加薄荷、荆芥、鼠黏子、连翘、黄芩。眉棱骨痛，由风热外干，痰湿内郁，选奇汤。眼眶痛，俱属肝经，肝虚见光则痛，生熟地黄丸。肝经停饮，痛不可开，昼静夜剧，导痰汤。

东垣曰：头痛每以风药治者，高颠之上，惟风可到，味之薄者，阴中之阳，自地升天者也。太阳头痛，恶风寒，脉浮紧，川芎、羌活、独活、麻黄之类为主。少阳头痛，脉弦细，往来寒热，柴胡、黄芩为主。阳明头痛，自汗寒热，脉浮缓长实，升麻、葛根、白芷、石膏为主。太阴头痛必有痰，体重腹痛，脉沉缓，苍术、半夏、南星为主。少阴头痛，足寒气逆，为寒厥，脉沉细，麻黄附子细辛汤主之。厥阴头项痛，或吐涎沫厥冷，脉浮缓，吴茱萸汤主之。太阴少阴二经，虽不上头，然痰与气逆壅于膈，头上气不得畅而为痛也。此六经头痛之治也。

头 风 论 治

风邪上干，新感为头痛，深久则为头风。其症头颠重晕，或头皮麻痹，或耳鸣目眩，眉棱紧掣。旧素有痰火，复因当风取凉，邪从风府入脑，郁而为热为痛，甚则目病昏眩。头风不治必害眼。当分偏正、左右、寒热、气血治之。痛在正顶，多太阳经风郁，宜川芎、羌活、蔓荆、苏叶等散之。太阳经从额至颠，络脑后也。痛在左右，多少阳经火郁，宜甘菊花、丹皮、山栀、桑叶、钩藤等发之。少阳经从头角下耳，及耳之前后也。痛偏左为风虚，宜川芎、当归、防风、薄荷。痛偏右为痰热，宜苍术、半夏、黄芩、石膏。气虚者为劳，补中益气汤加川芎、天麻。血虚者善惊，四物汤加薄荷、白芷。热痛者恶热，消风散。冷痹者畏寒，追风散。寒热久郁，发时闷痛，欲棉裹者多痰，二陈汤加酒芩、荆芥、川芎、薄荷、石膏、细辛。风兼热者，茶调散、菊花散。寒挟湿者，导痰汤加苍术、白芷。痛连齿龈者，钩藤散加荆芥、薄荷。痛掣眉棱者，选奇汤。鼻流臭涕者，芎犀散，或透顶散嗜鼻出涎。脑后筋掣者，钩藤、荷叶边、连翘、苦丁茶、甘菊。气上攻痛者，全蝎散。年久不愈者，乌头、南星末，葱汁调涂太阳穴。妇女血分受风者，养血祛风汤。其有因胆火上逆为晕痛，治宜泄热者，用羚羊角、生地、丹皮、甘菊、苦丁茶、嫩桑叶。因肝阳乘胃，为呕吐，治宜息风者，用茯神、甘菊炭、钩藤、半夏曲、薄荷、山栀。因肝阴虚，内风动，治宜滋液者，用复脉汤去参、姜、桂，加鸡子黄、白芍。因暑热上蒙清窍，治宜清渗者，用石膏、荷梗、薄荷、羚羊角、通草、苡米。因阴伤阳浮，齿痛筋惕，治宜镇摄者，用阿胶、牡蛎、生地、人参、白芍、钩藤。因内风头痛，泪冷目昏，治宜润养者，用杞子、首乌、茯神、白芍、柏子仁、甘菊炭。头脑鸣响，状如虫蛀，名天白蚁者，茶子末吹鼻效。头多白屑作痒者，零陵香、白芷煎汁，入鸡子白搅匀敷。雷头风肿痛起块，憎寒壮热，脑震如雷鸣者，清震汤、解雷汤。雷头风病在三阳，不可过用寒凉重剂，诛伐无过。河间立清震汤。脑风项背怯寒，脑户穴冷者，神圣散。首风因于新沐，汗多恶风者，川芎丸、白芷丸。

（《类证治裁》）

汪文琦

头痛会心录

汪文琦，字蕴谷，清代医家

头痛一证，病家视其微疾而轻忽之，医家尽认伤寒而妄治之，药投而病渐增，病增而药愈乱，束手无策，待毙莫救，此辨之不可不早也。夫经言外感有头痛，内伤亦有头痛，岂容混治，而无所区别。

第外感头痛，有痛在阳经，有痛在阴经。如太阳、阳明、少阳，头痛属阳经。厥阴头痛属阴经。然其初发，必寒热，其背必酸痛，其项必强痛，其目珠额前痛，其耳聋两胁痛，其脉必紧数。其厥阴无身热呕而吐沫，若素无头痛之患。而忽然暴发痛，兼表证：痛亦隐隐，及按之摩之，束缚之，而痛不定者，乃外感之头痛，治在风池、风府，调其阴阳，汗在表而散，在颠，清在阳而温在阴也。

内伤头痛，有痛在阴虚，有痛在阳虚。如火升颠顶作痛者，必烦躁内热，面赤口渴，大便秘结，其脉必大致而空，或细数而弦，属阴虚。如寒冲髓海作痛者，必羞明畏寒，手足厥冷，面多青惨，大便溏泄，其脉必细迟而微，或虚大无力属阳虚。然其初发无寒热，无急痛，不可忍，其精神必倦怠，其饮食必不甘，若素有头痛之患，忽然暴发痛，无表证，阴分痛甚，及按之摩之，缚束之而痛稍缓者，乃内伤之头痛，治在水火二脏，调其营卫，补真阴而益元阳，病在上而治在下也。

夫六腑清阳之气，五脏精华之血，皆会于头，为至清至高之处，故为天象，谓之元首至尊，而不可犯者也。凡手之三阳，从手走头，足之三阳，从头走足，以为常度，则无头痛之患。苟外因风寒雾露之触，内因痰火湿热之熏，及偏正头风之症，虽痛不见杀人于数日之间，而杀人于数日之间者，则为内伤之真头痛也。

盖脑为神脏，谓之泥丸宫，而精髓藏焉。人生精气，实于下则髓海满于上，精神内守，病安从来。无如以酒为浆，以妄为常，醉以入房，以欲竭其精，以耗散其真，致肾气不充，而髓海空虚。

肾阴不足，而阴火冲逆。肾阳不壮而寒气通脑。医者不达其故，复投羌防辛芷之属，温之散之，夫既亏在阴矣，又从而温之，不益亏其真阴乎。既亏在阳矣，我从而散之，不愈亏其真阳乎。无怪乎变症蜂起，痛极而厥，吾见神为之昏，目为之定，牙为之噤，舌为之黑，面为之戴阳，手足为之抽掣，语言为之谵妄，斯时真知其亏在阴也。则用六味归芍汤，加人参、童便之属，壮水之主，以镇阳光。真知其亏在阳也，则用八味养血汤，加人参、鹿茸之属，益火之源，以消阴翳。此证尤惟妇人血海空虚者，多有此患，安可不法《内经》精则养神、柔则养筋之旨，而以补元为汲汲耶。奈何庸碌之辈，不明肝肾为髓海之原，精气为神藏之根。一见头痛，概以伤寒目之，湿热疑之，食滞谓之。人事清则曰病在伤寒三阳经，人事昏则曰病在伤寒厥阴经，及至病势危笃，险症迭见，医者尚引伤寒书需待用药，不知病者竟以头痛剧而顷刻亡，医术不精，误人性命，有令人不寒而慄者矣。

夫痛在经者，轻而易治；痛在脏者，重而难疗。

若头风而害目者，肝阴亏则内风动摇。邪害空窍，痛在经也。头痛而昏愦者，脑脏伤则神志失守，心火不宁，痛在脏也。

头痛而痰厥者，阳虚则气寒而饮聚，阴虚则火炽而液凝，经脉不行，阴阳之气不相顺接也。

头痛而积热在阳明，实火实痰为患，脉洪数大而有力者，则又利于清凉攻下也，头痛而红肿壮热，口渴脉浮数而有力者，此大头天行时热之邪，宜从疫法治也。头痛而手足寒，且青至节，脉悬悬欲绝者，此危脱之症，旦发夕死，夕发旦亡，不及药治，药亦不能治也。予因阅历头痛之害，病家之愚，医药之误，伤人之速，故作是篇，敢谓后学之准绳，亦令其触目惊心，不敢以人命为儿戏耳。

贞元饮

熟地五钱　当归三钱　炙甘草一钱

水二盅，煎服。

定痛明目饮　治头痛目生翳膜，红肿如破。

生地五钱　龟甲三钱　当归三钱　白芍一钱五分　炒石斛一钱　丹皮一钱　菊花一钱　夏枯草一钱

羚羊角水磨冲入，加桑叶五片煎，好童便一杯冲入。

救元补髓汤　治头痛昏愦，心主不明，则十二官危，此方救之。

熟地五钱　人参三钱　当归三钱　紫河车一钱　茯苓一钱　麦冬一钱五分　枣仁炒研，一钱五分　熟附五分　鹿茸一钱　五味子七粒

加桂圆肉五枚、水二盅，煎服。

醒迷汤　治头痛厥逆，痰聚胞络，目定口噤，手足冷过肘膝，阳气虚寒者宜之。

人参三钱　白术二钱　土炒当归三钱　茯苓一钱　白芍一钱　炒半夏一钱　杜仲二钱　炒陈皮八分　枣仁一钱　甘草炒研炙，八分　川附子五分

加大枣三枚、煨姜三片、水二盅，煎服。

普济消毒饮　治大头天行、红肿壮热、口渴脉有力等症，此方主之。

黄芩五分　酒炒黄连一钱　酒炒人参一钱　橘红五分　元参五分　生

甘草一钱　桔梗一钱　鼠黏子八分　炒柴胡五分　薄荷叶六分　连翘八分
板蓝根五分　马勃五分　升麻七分　白僵蚕炒，七分

上为细末，半用汤调，时时服之；半用蜜丸嚼化，服尽良愈。或加防风、川芎、当归、薄荷、细辛，水二盅，煎一盅，食远稍温服。

如大便硬加酒蒸大黄一二钱以利之。或热肿甚者，以砭针刺出其血。《心悟》云：体虚加人参五分，又云此证须用贝母、人中黄、荷叶为妙，发颐证倍柴胡、丹皮。喉咙肿痛，倍桔梗、甘草。

既济豁痰汤　治头痛厥逆，痰聚胞络，目定口噤，手足冷不过肘膝，阴虚有火者宜之。

生地三钱　白芍一钱　炒茯神三钱　钩藤三钱　丹皮一钱五分　当归二钱　柏子仁二钱　枣仁炒研，二钱　龟甲四钱　竹沥十匙

水二盅，煎服。

（《杂症会心录》）

陈修园

头 痛 妙 方

陈修园（1753~1823），名念祖，清代医家

大抵暂痛为邪，久痛为虚。邪则分寒热而除之，虚则审阴阳而补之，然亦有久痛为邪所缠，新痛因虚而发者，当因脉证而辨之。

脉浮滑者生，短涩者死。

伤寒六经俱有头痛。太阳痛在脑后，必连项强，宜九味羌活汤加葱白三根。阳明痛在额前，必连目眶，宜升麻葛根汤。少阳痛在侧，必兼两胁痛，多呕，宜逍遥散去白术，加半夏、黄芩、川芎。太阴无头痛，然湿土动而生痰，亦为头痛，宜二陈汤加制南星、苍术、川芎。少阴头痛，脉细，但欲寐，宜五积散加细辛、附子。厥阴头痛如破，干呕，吐涎沫，宜吴茱萸一钱、人参一钱五分、生姜四钱、大枣四枚，水煎服，名吴茱萸汤。

火邪头痛，火盛者，宜竹叶石膏汤加减，方见《伤寒》。如火势轻者，只用辛凉之品，火郁发之之义也，宜加味逍遥散加葛根二钱、酒炒黄柏一钱、薄荷五分。

气实有痰，或头重眩晕，用大黄酒炒三遍为末，茶调三钱服，此釜下抽薪之法也。

偏头痛宜二陈汤，偏在右者，宜沙参一两，酒炒黄芩、黄连、川芎、防风、制南星之类；偏在左者，加当归一两，川芎、白芷、白

芎、柴胡、防风之类。

气虚头痛，宜补中益气汤，少加川芎、蔓荆子之类。

血虚头痛，宜四物汤倍川芎，加黄柏、知母，少加蔓荆子、细辛之类。当归补血汤加鹿茸五钱，水酒各半煎。

眉棱角痛，宜半夏六钱、生姜三片，水煎，调沉香末五分服。

真头痛，痛甚，脑尽痛，手足寒至节，不治。然不忍坐视其死，急灸百会，吞黑锡丹。

肾虚头痛，诸药不效，宜六味汤去丹、泽，加枸杞三钱，炙甘草、细辛各一钱，川芎二钱，肉苁蓉三钱五分。如命门火虚者，用八味汤，加减如上法。

蒸法最效，方用川芎半两，晚蚕沙二两，僵蚕如患者年岁之数，以水五碗，煎至三碗，就砂锅中，以浓纸糊满，中间开钱大一孔，取药气熏蒸痛处，每日一次。

虽年久者，三五次永不再发。

（《时方妙用》）

尤在泾

头痛方治，羽翼金匮

尤在泾（1650~1749），清代医学家

头，象天，六腑清阳之气，五脏精华之血，皆会于此。然天气所发，六淫之邪，人气所变，五贼之逆，皆能相害。或蔽复其清明，或瘀塞其经络，因与真气相薄而为痛也。因风而痛者，抽掣恶风，有汗而痛。因暑热而痛者，或有汗、或无汗，则皆恶热而痛。因湿而痛者，痛而头重，遇天阴尤甚。因痰饮而痛者。亦头昏重而痛，愦愦欲吐。因寒而痛者，恶寒而脉绌急。气虚而痛者，遇劳则痛甚，其脉大。血虚而痛者，善惊惕，其脉芤。

东垣治头痛，大率皆以酒芩、酒连、酒柏加风剂，如清空膏、安神散、清上泻火汤之类，但杂用羌、防、升、柴、藁、蔓等药，殊欠纪律，学者师其意可也，《元珠》茶调散，简要可用。

治头风久痛，须加芎、归、红花少许，非独治风，兼和血止痛也。细茶最能清上风热，久痛以之作引弥佳。东垣、谦甫皆常用之。

许学士荆芥散，独用荆芥治风，煅石膏治热，何等简要。东垣清空膏诸方，盖师其意而扩充之。

风痰头痛，多兼呕逆眩晕，若用风药，其痰愈逆，其痛益甚。《和剂》玉壶丸，乃是的药。东垣变为白术半夏天麻汤，则兼气虚而言之耳。

肾厥头痛、肝厥头晕，《本事方》论之最详。

玉真丸，硫黄、半夏，温降之力弥大，石膏、硝石，寒下之能甚长。夫阴气上逆，其来最暴，治以纯阳，必多格拒，故须膏、硝为之佐使，令其相入而不觉其相倾耳。黑锡丹亦见此意。

茸珠丹有二方，一用朱砂、鹿茸二味为丸。盖亦补虚坠浮之意。一用朱砂同草乌、瞿麦、黄药子火煅，独取朱砂为末作丸。此不特朱砂经火有毒，即草乌之辛散，瞿麦、黄药子之苦降，并已成灰，吹去不用，而顾需其相济，讵可得耶。

嗜鼻诸方，《本事》独用辛温，东垣、河间并用辛凉。夫久畜之风，多化为热，而闭郁之气，非温不通，随病斟酌，从少从多，则贤者之责也。

头风饼子，有用五味子、全蝎、土狗各七个，醋和作饼者；用南星、川芎等份同连须葱白捣烂作饼者；有用蓖麻子、乳香者；有用大黄、芒硝同井底泥捣贴者。然外治之药，无论邪之寒热，并宜辛温开达，徒用苦寒，郁闭益甚，苟非热极，不可轻用。

头痛之因，非止一端，有风、有寒、有湿、有热、有兼气。兼气者，如火与湿合，《内经》所谓少阳司天之政，二之气，其热郁于上，头痛、呕吐、昏愦是也。有火胜水复者，《内经》所云岁金不及，炎火乃行，复则阴厥，且格阳反上行，头脑户痛，延及脑顶，发热是也。有胃实者，经所谓头痛耳鸣，九窍不利，肠胃之所生是也。有肾厥者，经所谓头痛颠疾，下虚上实，过在足少阴巨阳，甚则入肾是也。有心热者，经所谓心烦头痛，病在膈中，过在手巨阳少阴是也。有痰饮者，其病在脾，东垣所谓太阴痰厥，头痛眼黑，呕吐闷乱，亦湿胜也。有内风者，风从火化，其病在肝，不特厥阴之脉与督脉上会于颠，盖即肝脏冲逆之气，亦能上至颠顶也。又有真气不守，厥而上行，天门真痛，上引泥丸，名真头痛，多不可治。古方云：与黑锡丹，灸百会穴，猛进参、附、乌、沉，或有可生，然天柱折者，亦难为力矣。

风 头 痛

风头痛者，风气客于诸阳，诸阳之邪，皆上于头，风气随经上入，或偏或正，或入脑中，稽而不行，与真气相击则痛。经云：风气循风府而上，则为脑风是也。其挟寒挟热，则随症审而治之。

茶调散《元珠》 经验治头痛、风热痛不可忍者方。

小川芎一两　香白芷五钱　细芽茶三钱　片黄芩酒拌炒，再拌再炒，如是三次，不可令焦，二两　荆芥穗四钱　薄荷叶三钱

上细末，每服二三钱，茶清调下。一方有菊花、防风、僵蚕。

石膏散

石膏炭火烧，研细末，二两　川芎一两　炙甘草半两

上为末，每服一钱，葱白、好茶同煎汤调下，食后日二服。

一方：决明子作枕，去头风、明目佳。

白附散《本事》 治风寒客于头中，疼痛牵引两目，遂至失明。

白附子一两　麻黄　川乌　南星各半两　全蝎五个　干姜　朱砂　麝香各二钱半

上为细末，酒调一匙服，略睡少时效。

三五七散 治风寒入脑，头痛恶寒目眩。

防风二两　茱萸　炮姜　茯苓各一两五钱　细辛　炮附子各七钱五分

上为细末，每服二钱，温酒调下。《局方》

芎辛汤 治风寒湿在脑，头痛眩晕呕吐。

川芎三钱　细辛　白术各一钱半　甘草一钱

上锉作一帖，入生姜五片，芽茶少许，水煎服。《济生》

东垣云：高颠之上，惟风可到，故味之薄者，自地升天者也。所以头痛皆用风药治之。然患痛人，血必不活，而风药最能燥血，故有愈治而愈甚者。此其要尤在养血，不可不审也。

热 厥 头 痛

热厥头痛者，胃热气盛，不能下行也。其证头中热痛，虽严寒犹喜风寒，微来暖处，则痛复作，其脉数或大者是也。

小清空膏

片芩细切，酒拌匀，晒干为末，茶清调下。

治热厥头痛方

大黄酒炒三次为末，茶清调服。

热气在头，以风药引之，则热弥盛而痛益甚。大黄苦寒泻热，得酒则能上行泻脑热。昔人所谓鸟巢高颠，射而去之是也。茶性清上，故诸头痛药中多加用之。

新定

生地三钱　知母酒炒　黄芩酒炒，各一钱　薄荷　黑山栀　甘菊　甘草　荆芥各五分　红花三分

上作一服，水煎食远服。便闭加酒炒大黄一钱五分。此方治头痛烦热，喜见风寒，稍近烟火，则痛复作，或便闭不通者，往往取效。古法动作辄头重痛，热气潮者属胃。丹溪云：头痛如破，酒炒大黄半两，茶清煎服。

湿 热 头 痛

湿热头痛者，湿与热合，交蒸互郁，其气上行，与清阳之气相

搏，则作痛也。东垣云：诸湿热头痛，清空膏主之。又云：湿热在头而头痛者，必用苦吐之，或用嚏鼻药。

清空膏 疗风湿热头痛，上壅损目，及脑痛年深不止。

羌活　防风各一两　柴胡七钱　川芎五钱　灸草一两半　黄连一两　炒黄芩一半酒制，一半炒，三两

上为细末，每服二钱，入茶少许，汤调如膏，抹在口内，少用白汤送下，临卧。

嚏鼻散

青黛石　青芒硝　郁金　薄荷　牙皂

上为末嚏鼻。东垣白芷散，有白芷，无牙皂、青黛。

红豆散 又头重如山者，湿气在头也。用红豆散。

红豆十粒　麻黄　瓜蒂各五分　连翘　羌活烧上为末嚏鼻，各三钱

透顶散《本事》

细辛表白者，三茎　瓜蒂七个　丁香三粒　糯米七粒　冰片　麝香各一黑豆大

上为极细末，每一大豆许，患人随左右嚏之。良久出涎一升许则安。此药性味，视前嚏鼻散稍温也，当随证审而用之。

子和神芎丸 治湿热壅滞头目，赤肿疼痛，大小便闭涩。

大黄　黄芩各二两　牵牛　生滑石各四两　黄连　薄荷叶　川芎各半两

上为末，滴水为丸，梧子大，每服五十丸，食后温水送下。

寒湿头痛鹤年补集

头痛由于湿热上壅者颇多，然亦有因寒湿者。《金匮》所云：头痛鼻塞而烦，其脉大，自能饮食，腹中和无病，病在头中寒湿，故鼻

塞，纳药鼻中则愈。愚以为《本事》透顶散，正治寒湿头痛之剂，否则丁香、细辛，治湿热头痛，无乃以火救火欤。

痰 厥 头 痛

痰厥头痛者，病从脾而之胃也。夫脾主为胃行其津液者也，脾病则胃中津液不得宣行，积而为痰，随阳明之经上攻头脑而作痛也。其证头重闷乱，眩晕不休，兀兀欲吐者是也。

半夏白术天麻汤 治太阴痰厥头痛，眼黑头旋，恶心烦乱，肢冷身重。

半夏 陈皮去白 麦芽各七钱半 神曲 白术炒 黄芪炙，五钱 苍术米泔浸 天麻 茯苓 人参 泽泻各五钱半 黄柏酒洗，二分 干姜三分

稍热服食前。一方加生姜一片。

《外台》云：头痛非冷非风，此膈有痰也。浓煎茶啜一二升探吐之，吐已复吐，候苦汁出乃止，不损人，待渴自止妙。

茶调散子和

瓜蒂、好茶二味，等份为末，每二钱，齑汁调，空心服之取吐。

半夏茯苓汤 治热痰呕逆头痛。

半夏二钱 赤苓一钱 陈皮去白 甘草各五分 黄芩五分 生姜三片

煎作一服。

头痛连眼痛，此风痰上攻，用雨前茶、川芎、白芷、防风、天台乌药、细辛、当归为末，汤调服。

防风饮子 疗风痰气，发即头旋，呕吐不食。

防风 人参 橘皮各二两 白术 茯苓各三两 生姜四两

上锉碎，以水六升，煮取三长，去滓分温四服，一日服尽。忌醋、桃、李、雀肉、蒜、面。《直指方》云：二陈汤加荆芥，治头风，

兼治痰壅酒壅。又云：头风证眉棱耳角俱痛，投以风药不效，投以痰药收功，眼目赤肿羞明而痛，与之凉剂弗瘳，与之痰剂获愈也。

玉壶丸 治风痰吐逆，头痛目眩，胸膈烦满，饮食不下，及咳嗽痰盛，呕吐涎沫。

天南星生 半夏生，各一两 天麻半两 头白面三两

上为细末，滴水为丸，梧子大，每服三十丸。用水一大盏，先煎令沸，下药煮至五七沸，候药浮即熟，漉出放温，别用生姜汤下，不计时。一方有白术五钱，雄黄（水飞）三钱半。

东垣壮岁病头痛，每发时，两颊尽黄，眩晕，目不欲开，懒于言语，身体沉重，兀兀欲吐，数日方退。洁古老人曰：此厥阴太阴合而为病，名曰风痰，以《局方》玉壶丸，加雄黄、白术治之。

芎辛导痰汤 治痰厥头痛。

川芎 细辛 南星 陈皮去白 茯苓各一钱半 半夏二钱 枳实甘草各一钱

上作一服，水二盅，姜七片，煎至一盅，食后服。

此导痰汤加川芎、细辛为引，使上行也。方殊简要。

肾 虚 头 痛

肾虚头痛者，肾阴不足，虚阳无附而上攻，《素问》所谓头痛颠疾，下虚上实，过在足少阴巨阳，许学士谓之肾厥头痛是也。

玉真丸 治肾气不足，气逆上行，头痛不可忍，谓之肾厥。其脉举之则弦，按之则坚。

硫黄二两 石膏煅通赤，研 半夏 硝石研，各一两

上为细末研匀，生姜汁和丸桐子大，阴干，每服二十丸，姜汤或米饮下。更灸关元百壮良。虚寒者去石膏，加钟乳粉一两。

黑锡丹《局方》 治脾元久冷，上实下虚，胸中痰饮，或上攻头目，及奔豚上气，两胁膨胀，五种水气，脚气上攻，或卒暴中风，痰潮上膈，并阴阳气不升降等症。

沉香 附子 胡芦巴 肉桂各半两 茴香 补骨脂 肉豆蔻 金铃子 木香各一两 黑锡 硫黄与黑锡结砂子各二两

上为末同研，酒煮面糊为丸，如梧子大，阴干以布袋擦令光莹，每服四十丸，空心姜盐汤送下。一方有阳起石半两，巴戟一两。

肝 厥 头 痛

肝厥头痛者，肝火厥逆，上攻头脑也。其痛必在颠顶，以肝之脉与督脉会于颠故也。虽太阳之脉，亦上额交颠，然太阳头痛，必恶风寒，而厥阴头痛，必多眩晕，或厥逆抽掣也。

龙荟丸 加甘菊、羚羊角，气实便坚者用之；虚者宜生地、羚羊角、甘菊、麦冬之类滋之清之，使肝柔则厥自已。

抑青丸

黄连一味，吴茱萸汤浸一宿，为末粥丸。

泻青丸 此苦寒以泻肝火，而佐以疏风养血，因木喜条达，且为藏血之所也，升降并用，补泻兼施，是为平肝之法。

当归去芦, 焙 龙胆草 川芎 栀子 川大黄煨 羌活 防风去芦,各等份

上为末，炼蜜丸鸡豆大，每服一丸，竹叶汤同砂糖温水化下。

食 积 头 痛

食积头痛者，食气上攻，胃气不清也。子和云：邪在胃而头痛

者，必下之。其证必兼痞膈咽酸，噫败卵臭，或饱食则痛甚，其脉右手滑盛者是也。

馆职张学士，嗜酒散诞，忽头痛发热，医作伤寒治之愈甚，孙兆脉之，右手脉甚数，左手脉和平，曰：此疾非伤寒，学士好酒啖食所伤也。遂用食药五七丸，经食久，膈渐宽，痛遂减，再进利膈药，遂获安。

治中汤　即理中汤加青皮、陈皮等份。

血 虚 头 痛

血虚头痛者，血虚脉空，自鱼尾上攻头痛者是也。产后多有此证。鱼尾眉尖后近发际是。鱼尾在眉梢后陷中，即丝竹空穴是也。

川芎当归汤　芎、归辛温，为阴中之阳，以和营气也。

川芎　当归等份

为细末，每服二钱，水煎温服。

一方

川芎半两为末，每服二钱，腊茶调下甚效。

一方

当归一两　酒一升，煮取六合，饮至醉效。

一方

四物汤加甘菊、薄荷。四物养血，加入二味以散风热，是补中有泄也。

新定

生地二钱　当归一钱　蔓荆五分　黄芩酒炒，一钱　白芍酒炒，一钱　炙草三分　甘菊七分　川芎五分

此方意亦同前，而疏风泄热之力较胜，是补泄兼行之法。

气 虚 头 痛

气虚头痛者，清阳气虚，不能上升也。其脉必弦微，其证必倦怠气短，恶风寒，不能食。

罗太无云：参谋柏仲实年六十余，二月间患头痛不可忍，邀往视之。其人云，近在燕京，患头昏闷微痛，医作伤寒治之，汗出后，痛转加。复汗解，痛益甚，遂归。每召医用药雷同。到今痛甚不得安卧，恶风寒而不喜食饮，诊其脉，弦微而细，气短而促，懒言语。《内经》曰：春气者病在头。今年高气弱，清气不能上升头面，故昏闷。此病本无表邪，因发汗数四，清阳之气愈亏，不能上荣，亦不能外固，所以头苦痛，而恶风寒，不喜饮食，气弱而短，宜升阳补气，头痛自愈。

黄芪一钱半　人参一钱　白术　当归　白芍各五分　陈皮　炙草　升麻　柴胡　蔓荆各三分　川芎　细辛各二分

上咬咀，作一服，水煎食后温服减半，再服愈。

新定

人参　黄芪　白术各一钱　甘草五分　当归　陈皮各七分　升麻二分　蔓荆　细茶各八分　白芍一钱

上作一服，水煎。此即前方除去柴胡、细辛、川芎，加入细茶之苦降，不欲其升散过甚也。

偏 头 痛

偏头痛者，由风邪客于阳经，其经偏虚者，邪气凑于一边，痛连额角，久而不已，故谓之偏头痛也。

王荆公患偏头痛，裕陵传禁中秘方，用生莱菔汁一蚬壳，仰卧注鼻中，左痛注右，右痛注左，或两鼻皆注亦可，数十年患，皆一注而愈。

一妇人患偏头痛，一边鼻塞不闻香臭，常流清涕，或作臭气一阵，遍治头痛药皆不效。一医教服芎犀丸，不十数服，忽然嚏突出一铤稠脓，其疾遂愈。

芎犀丸 此方兼祛风清热之长，而得参、胶等安定气血，虽虚人亦可用之。安内攘外，并行不悖也。

川芎　朱砂水飞，内一两为衣　石膏　龙脑各四两　人参　茯苓　炙草　细辛各二两　生犀角　栀子各一两　阿胶炒，一两半　麦冬去心，三两

上为细末，蜜丸弹子大，每服一丸，食后细嚼，茶酒任下。

节斋云：久病头风，略感风寒，便发寒热，头须重绵厚帕包裹者，此属本热而标寒，世人不识，悉用辛温散之。轻时得效，误认为寒，殊不知其本有郁热，毛窍常疏，故风易入，外寒束其内热，闭逆而为痛。辛热之药，虽能开通闭逆，散其表之寒邪，然以热济热，病本益深，恶寒愈盛矣。惟当泻火凉血，而佐以辛温散表之剂，以从法治之，则病可愈而根可除也。

雷头风

雷头风者，头痛而起核块，或头中如雷之鸣。盖为邪风所客，风动则有声也。亦有因痰热者，盖痰生热，热生风也。其法轻则散之，甚则吐之下之。

新定消风散热方

薄荷七分　连翘　黄芩　黑山栀　犀角　荆芥　牛蒡子各一钱　桔梗　甘草各五分

上作一服，水煎。

二仙散 子和云：雷头风，每用此药吐之，次用神芎丸下之，一名茶调散。

瓜蒂 好茶等份

上为末，每二钱，齑汁调，空心服之，取吐。

神芎丸 治痰火上升，壅于气道，兼乎风火，头中痛而有声，轻如蝉鸣，重如雷响。

半夏牙皂、姜汁煮，一两 大黄酒浸透，湿纸包煨，再浸再煨三次，二两 天虫 连翘 橘红 桔梗 天麻各五钱 片芩酒炒，七钱 薄荷叶三钱 香白芷 青礞石 粉草各一钱

上为末，水浸蒸饼丸，如绿豆大，食后临卧，茶吞二钱，以痰利为度。然后用清痰降火煎药调理。

大 头 痛

大头痛者，头痛而肿大如斗，乃天行疫疠病也。

普济消毒饮子

黄芩 川连酒炒，各一两 薄荷酒炒，一钱 橘红二钱 元参二钱 甘草二钱 生连翘一钱 鼠黏子一钱 板蓝根一钱 马勃一钱 天虫炒，七分 升麻七分 柴胡 桔梗各二钱

上共为细末，用汤调，时时服。或拌蜜丸嚼化，或加防风、薄荷、川芎、当归，咬咀，如麻豆大，每服五钱，水煎去渣，热服之。食后时时服之，如大便硬，加酒煨大黄一钱，或二钱以利之。肿热甚者，宜砭刺之。一方无薄荷，有人参三钱。

东垣监济源税时，长夏多疫疠病，初觉憎寒体重，次传头面肿盛，目不能开，上气喘急，咽喉不利，舌干口燥，俗云大头天行，亲戚不相访问，传染多死。张县丞亦患此，医以承气汤加蓝根下之稍

缓。翌日其病如故，下之又缓，莫能愈，渐至危笃。东垣诊之，谓
曰：夫身半以上，天之气也，身半以下，地之气也，此邪客于心肺之
间，上攻头目而肿痛，反以承气下之，泻胃中之实热，是诛伐无过
也。夫安知适其病所为故哉，遂处方。用黄连、黄芩味苦寒，泻心肺
间热以为君，元参咸微寒，甘草甘寒，泻火补气以为臣，连翘、鼠黏
子、薄荷苦辛平，板蓝根味甘寒，马勃、白僵蚕味苦平，散肿消毒、
定喘以为佐，升麻、柴胡苦平，行少阳、阳明二经，使气得升，桔梗
味苦辛温，为舟楫不令下行，服之良愈。乃施其方，全活甚众，名普
济消毒饮子。

（《金匮翼》）

李文荣

戴阳头痛案

李文荣，字冠仙，清代医家

田展初五兄　予至好也。嘉庆十四年，伊远馆吴门，其内染时邪之症。医者皆用伤寒药，发散升提太过，其热不减。又皆竟用寒凉，如黄芩、黄连、山栀、石膏之类，连进多剂，热仍不减，面转通红，头皮作痛，手不能近，近则痛甚。病势沉重，医皆曰已传里，无法可治。又换某时医，于前药中加犀角、羚羊角，谓只此一剂，再不应，即不治。适其内兄李进之亦予至好，知予素解岐黄，邀余一诊，以决生死。予诊其脉，上部浮大而空。两尺沉细欲绝，虽气微弱不欲言语，而心尚明了，并不昏迷。询其欲饮否？曰："不欲。"询其二便，大便少而稀溏，小便清白，少腹有痛意。予急曰："此戴阳证也！此素本阴亏，不能潜阳，今时邪误作伤寒论治，温散太过，虚阳上浮，治宜引火归原。医者见其烦躁，不知其为龙雷上升，侵犯清虚之府所致，反以为热邪传里，肆用寒凉，即用回归，路已阻，再用寒药，不独腹痛自利，症必加重，而无根之阳将一汗而亡，奈何！"于是竟用真武汤，劝其速进。病者知用附子，断不肯服。以为："我烦热如此，如何还服此热药？"伊兄劝以："汝服凉药已多，而转火炎于上，兹方称引火归原，或当有效。今已危急，何不试之？"劝之再三，勉进半剂。本已十日不寐，进药后不觉安睡。两时许始寤，头皮不痛，面赤全退，腹痛亦止，心中不烦。乃复索药，尽剂。次日延予复诊，其病若失。细询平日本有上红之恙。生育亦多，其阴本亏，故阴中之阳易动也。改用附子理阴煎，服一剂，又专用理阴煎，服三剂。后以八珍加减调理痊愈。半月后，展初自吴门归，向予申谢，且言幸伊不在家，其妻得生，否则必死。予问何故？展初曰："如此热象，群医皆用寒凉，而子独用大热，且子不悬壶，我岂能相信哉！"予曰："然则足下亦不必谢予也，是有命焉，不可强而致也！"

（《仿寓意草》）

王旭高

阴亏阳亢，胃虚浊泛头痛案

王旭高（1798~1862），名泰林，清代医家

苏 肝风上升于颠顶，原属阴亏；痰浊弥满于中宫，多因脾弱。目痛头疼，心嘈便结，阴亏阳亢之征；舌苔浊厚，纳少恶心，胃虚浊泛之象。高年久病，图治实难，勉拟一方备参。

人参　半夏　天麻　橘皮　元明粉　茯神　沙苑盐水炒　磁石　黄柏　元精石　干姜

又：头痛减而得寐，苔薄白而带灰。火降则神安，湿化则燥显。前方加减，再望转机。

前方去干姜、黄柏，加知母、北沙参、姜竹茹。

又：头痛虽减，风阳犹未全平。舌苔灰白，痰浊仍未全化。心跳若饥，营阴亏而有火。闻喧欲晕，阳上亢而下虚。拟养营阴以降火，和胃气而化痰，参以镇逆，佐以宁神。

制洋参　牡蛎　茯神　沙苑　石决明　大生地　半夏　陈皮　杏仁　元精石　竹茹

（《王旭高临证医案》）

78

马培之

脾肾不足，心气亦虚，内风萌动案

马培之（1820~1903），名文植，晚清医家

黄左 福建。脾肾不足，心气亦虚，内风萌动，上扰清空，头额肩臂走窜作痛，精神疲困，欠寐，魂梦不安。拟育阴柔肝，兼养心肾。

北沙参二钱　当归一钱五分　生地三钱　丹参一钱五分　柏子仁二钱　炒白芍一钱五分　黑料豆三钱　煅牡蛎三钱　乌芝麻三钱　夜交藤三钱　杭菊花八分　干荷叶二钱　红枣三枚　蚕沙二钱

复诊：肝为风木之脏，需肾水以济之，血液以濡之。血少肝虚，内风萌动，上扰阳明，头额昏痛，下午尤甚，肩臂筋脉不得自如，动则作痛，络脉不荣，精神疲困。拟滋水柔肝。

生地三钱　当归一钱　黑料豆三钱　炒白芍一钱五分　天麻三钱　柏子仁二钱　阿胶一钱五分　甘菊八分　白蒺藜　鸡子黄炒，二钱　煅龙齿二钱　丹皮一钱五分　干荷叶二钱　乌芝麻三钱　煅磁石二钱

（《马培之医案》）

贺季衡

头风医案选辑

贺季衡（1866~1934），名贺钧，清代医家

头风，在《千金要方》是指头部感受风邪之症的总称，包括头痛、眩晕、头痒多屑、口眼歪斜等症。本门头风，是以头痛为主的一类病证，主要由于风邪上受、郁遏经络所致，它和主要由于肝阳上扰的头痛、眩晕不同。又《医林绳墨》认为："浅而近者名曰头痛；深而远者名曰头风。"临床头风病发作时，多有头痛、眩晕的症状。故将本病附于此，以示其区别与联系之处。

本门头风病，包括水头风与雷头风两种。前者每发头痛，常合并呕吐酸水痰涎，必得倾囊而后快；后者在头痛时，头部高突磊砢（砢，音裸。磊砢，众多貌）不平，自觉耳如雷鸣等。

头风治法，风邪为患者，治以散风为原则。《医方集解》有谓："头痛必用风药者，以颠顶之上，惟风药可到也。"其中偏寒者用川芎茶调散，偏热者用菊花茶调散加减。水头风之呕吐，常以调和肝胃（左金丸）、清化痰热（白金丸）为主。

雷头风之头痛及头部高突磊砢者，常以清肝降火与疏散风邪合用。此外，兼有风痰上扰者，常配用息风化痰法（如半夏白术天麻汤）；见有水不涵木之象者，宜与滋水涵木法并用。

严女　水头风三年，不时头痛如破，呕吐食物酸水，倾囊而出，

其痛甫减，胸膺自觉火燎，月事如常，脉弦滑右细，舌苔浮黄。痰浊久羁于胃，肝家气火内迫，而升腾所致。速效难求。

左金丸入煎，八分　大白芍二钱　生石决先煎，一两　旋覆花包，一钱五分　白蒺藜四钱　杭菊炭二钱　炙乌梅一钱　云苓三钱　法半夏一钱五分　川楝子醋炒，一钱五分　姜竹茹一钱五分　荷蒂四个

陶男　水头风屡发，发时仍或呕吐黄水，劳则尤甚，脉弦细，舌红。水亏木旺，肝阳上升，克脾犯胃，加有宿痰而来。

生石决先煎，六钱　法半夏一钱五分　川郁金矾水炒，二钱　大白芍二钱　明天麻一钱五分　云苓三钱　刺蒺藜四钱　炒僵蚕二钱　蔓荆子三钱　料豆衣三钱　姜竹茹一钱五分　荷蒂四个

另：清气化痰丸二两、二陈丸一两，和匀，每服三钱开水下。

洪女　水头风十余年，每月必发一二次，呕吐酸苦黄水痰涎，印堂空痛尤甚，便结不通，饮食不化精微而化痰水，脉弦滑，舌苔黄腻。水亏木旺是其本，铲根最难。

左金丸八分　半夏一钱五分　刺蒺藜四钱　旋覆花包，一钱五分　炒枳实一钱五分　炒僵蚕一钱五分　陈橘皮一钱　大川芎一钱五分　杭菊炭二钱　云苓三钱　黄郁金二钱　姜竹茹一钱五分　苦丁茶二钱

二诊：水头风立法，以丸代煎，为治本计。

南沙参二两　炒僵蚕一两五钱　苦丁茶二两　姜半夏一两五钱　新会皮一两　白蒺藜二两　大白芍二两　吴萸二钱　拌炒甘杞子二两　盐水炒杭菊炭二两　云苓二两　大川芎一两　稽豆衣二两　灵磁石二两　黄郁金二两

共为末，姜竹茹二两、旋覆花二两五钱，煎汤，加蜜水泛丸。

另：吴萸二钱　黄柏一钱　生明矾一钱　东丹三钱　白芷二钱

共为末，鸡子清调成饼，贴于印堂处。

姜女　雷头风已久，头痛左半尤甚，发际额上高突磊磊，两目赤

肿，口碎舌红，脉细弦。外风引动内风，法当清降疏泄。

生石决先煎，三钱　冬桑叶一钱五分　乌玄参四钱　蔓荆子三钱
白蒺藜四钱　羌活一钱　杭菊花二钱　香白芷一钱　大白芍二钱　薄荷
炭一钱　苦丁茶二钱　荷蒂四个

二诊：雷头风减而复剧，发际及额上高突磊磊，两目赤肿，口碎
舌红，月事后期，脉弦细。血虚肝旺，风阳上升所致。速效难求。

生石决先煎，一两　冬桑叶一钱五分　杭菊炭一钱五分　白蒺
藜四钱　大川芎一钱　赤芍二钱　香白芷一钱　薄荷炭一钱　粉丹皮一钱五分
大生地五钱　乌玄参四钱　荷蒂四个　苦丁茶二钱

另：八味逍遥丸一两、四物丸一两，和匀，每服三钱，开水下。

三诊：雷头风举发已止，月事未调，白带多，腰痛，口碎。冲带
已亏，拟膏方图之。

大生地五两　白归身三两　大白芍二两　大川芎一两　蕹白　蒺
藜各三两　女贞子四两　肥玉竹四两　大丹参二两　川断肉三两　杭菊
炭二两　甘杞子盐水炒，二两　煅牡蛎五两　云神四两　乌贼骨三两
炙金香附二两

上味煎汁熬糊，入清阿胶一两五钱烊化，再入白蜜十两收膏。

王女　雷头风一月，头痛如故，发际作痒，疙瘩磊磊，呕恶
胸痞，曾经寒热，脉沉迟不起，舌红边黄。贼风挟湿，久羁清窍
所致。

冬桑叶一钱五分　藁本一钱五分　蔓荆子三钱　刺蒺藜四钱　大川
芎一钱　西羌活一钱　炙甘草五分　白桔梗一钱五分　当归二钱　青防
风一钱五分　苦丁茶二钱　荷蒂四个

二诊：雷头风，痛势大减，发际疙瘩亦就平，蒂丁尚坠胀，脘痞
呕恶，脉沉迟。风湿初退，气火未平耳。

当归二钱　大川芎一钱五分　刺蒺藜四钱　西羌活一钱　杭菊

花二钱　白桔梗一钱五分　炙甘草五分　藁本一钱五分　乌玄参四钱　冬桑叶一钱五分　荷蒂四个　苦丁茶二钱

（《贺季衡医案》）

张锡纯

肝火上逆头痛案

张锡纯（1860~1933），字寿甫，晚清民国临床大家

天津李姓 得头疼证，日久不愈。

其人素羸弱，因商务操劳遇事又多不顺，心肝之火常常妄动，遂致头疼。现头疼不起床者已逾两月，每日头午犹轻，过午则渐加重，夜间疼不能寐，鸡鸣后疼又渐轻可以少睡，心中时或觉热，饮食懒进。脉搏五至，左部弦长，关脉犹弦而兼硬，右脉则稍和平。即此脉象论之，显系肝胆之热上冲脑部作疼也。

宜用药清肝火、养肝阴、镇肝逆，且兼用升清降浊之药理其脑部。

生杭芍八钱　柏子仁六钱　玄参六钱　生龟甲轧细，六钱　龙胆草三钱　川芎钱半　甘菊花一钱　甘草三钱

共煎汤一大盅温服。

服药一剂，病愈十之七八，脉象亦较前和平，遂将龙胆草减去一钱，又服两剂痊愈。

或问：川芎为升提气分之品，今其头疼既因肝胆之热冲，复用川芎以升提之，其热不益上冲乎？何以服之有效也？答曰：川芎升清气也，清气即轻气也。按化学之理，无论何种气，若以轻气之中必然下降人之脏腑原有轻气，川芎能升轻气上至脑中，则脑中热浊之气自

然下降，是以其疼可愈也。

天津李某某　年过三旬，得脑充血头疼证。

禀性偏急，家务劳心，常起暗火，因得斯证。

其头疼或左或右，或左右皆疼，剧时至作呻吟。

心中常常发热，时或烦躁，间有眩晕之时，其大便燥结非服通下药不行。其脉左右皆弦硬而长，重诊甚实，经中西医诊治二年，毫无功效。其左脉弦硬而长者，肝胆之火上升也；其右脉弦硬而长者，胃气不降而逆行，又兼冲气上冲也。究之，左右脉皆弦硬，实亦阴分有亏损也。因其脏腑之气化有升无降，则血随气升者过多，遂至充塞于脑部，排挤其脑中之血管而作疼，此《内经》所谓血之与气，并走于上之厥证也，此《内经》所谓脑充血之证也。其大便燥结不行者，因胃气不降，失其传送之职也。其心中发烦躁者，因肝胃之火上升也。其头部间或眩晕者，因脑部充血过甚，有碍于神经也。此宜清其脏腑之热，滋其脏腑之阴，更降其脏腑之气，以引脑部所充之血下行，方能治愈。处方：

生赭石轧细，半两　怀牛膝一两　生怀山药六钱　生怀地黄六钱天冬六钱　玄参五钱　生杭芍五钱　生龙齿捣碎，五钱　生石决明捣碎，五钱　茵陈钱半　甘草钱半

共煎汤一大盅，温服。

赭石能降胃平肝镇安冲气。其下行之力，又善通大便燥结而毫无开破之弊。方中重用两半者，因此证大便燥结过甚，非服药不能通下也。盖大便不通，是以胃气不下降，而肝火之上升，冲气之上冲，又多因胃气不降而增剧。是治此证者，当以通其大便为要务，迨服药至大便自然通顺时，则病愈过半矣。牛膝为治腿疾要药，以其能引气血下行也。而《名医别录》及《千金翼方》，皆谓其除脑中痛，盖以其能引气血下行，即可轻减脑中之充血也。愚生平治此等证必此二药并

用，而又皆重用之。用玄参、天冬、芍药者，取其既善退热兼能滋阴者。用龙齿、石决明者，以其皆为肝家之药，其性皆能敛戢肝火，镇息肝风，以缓其上升之势也。用山药、甘草者，以二药皆善和胃，能调和金石之药与胃相宜，犹白虎汤用甘草粳米之义，而山药且善滋阴，甘草亦善缓肝也。用茵陈者，因肝为将军之官，其性刚果，且中寄相火，若但用药平之镇之，恒至起反动之力，茵陈最能顺肝木之性，且又善泻肝热，李氏《本草纲目》谓善治头痛，是不但将顺肝木之性使不至反动，且又为清凉脑部之要药也。诸药汇集为方，久服之自有殊效。

复诊：将药连服二十余剂，其中随时略有加减，头已不疼，惟夜失眠时则仍疼，心中发热、烦躁皆无，亦不复作眩晕，大便届时自行，无须再服通药，脉象较前和平而仍有弦硬之意，此宜注意滋其真阴以除病根。

处方：生赭石轧细，一两　怀牛膝八钱　生怀山药八钱　生怀地黄八钱　玄参六钱　大甘枸杞六钱　净萸肉五钱　生杭芍四钱　柏子仁四钱　生麦芽三钱　甘草二钱

共煎汤一大盅，温服。方中用麦芽者，借以宣通诸药之滞腻也。且麦芽生用原善调和肝气，亦犹前方用茵陈之义也。

将药又连服二十余剂，亦随时略有加减，病遂痊愈，脉象亦和平如常矣。

（《医学衷中参西录》）

王仲奇

清脑柔肝，泄火开郁治疗头痛案

王仲奇（1881~1945），近代医家

徐右 张家花园。望六年岁，天癸未止，奇恒失藏，始由足肢疼痛，既而痛在手臂，继及肩髃，从耳后上至头脑颠顶，头项回顾则觉牵强，臂膊作酸，卧着则肢指作麻，脉弦滑。姑以柔肝、清脑、荣络。

明天麻　藁本　白蒺藜　蔓荆子　双钩藤　金钗斛　仙鹤草　鹿衔草　海桐皮　白茄根　鸡血藤　十大功劳　路路通去刺

二诊：头脑颠顶作痛、脑后头项酸胀均已见减，回顾牵强略舒，臂膊、肢指作酸略瘥，但仍作麻，脉濡滑而弦。守原意为之。

明天麻　蔓荆子　白蒺藜　藁本　仙鹤草　十大功劳　鹿衔草　鸡血藤　鬼箭羽　海桐皮　晚蚕沙　白茄根　桑枝

三诊：头脑颠顶掣痛、脑后肩项酸胀、臂膊肢指酸麻均愈，回顾牵强亦舒，脉弦滑而濡。仍守原意出入之。

左秦艽　白蒺藜　威灵仙　鬼箭羽　蔓荆子　藁本　全当归　鸡血藤　仙鹤草　鹿衔草　桑枝　白茄根　路路通去刺

詹 汇山路，4月19日诊。肝胆火风上郁，两目赤而畏光羞明，瞑而难开，头胀痛，畏寒，便秘，脉弦，舌光绛无苔。速以清泄。

龙胆草炒，四分　条芩炒，钱半　粉丹皮炒，钱半　山栀炒焦，钱

半　霜桑叶二钱　甘菊花钱半　夏枯草三钱　蝉蜕衣八分　蕤仁三钱　密蒙花二钱　白蒺藜三钱

　　二诊：4月24日。火风上郁，腑气闭塞，清空之血难于下输，脑筋宗脉未能宁静，头脑胀痛昏蒙，目赤多眵，羞明畏光，瞑而难开，大便秘结，卧辄惊惕，脉弦，舌中光剥。防神瞀，速以清泄。

　　生地黄五钱　桃仁去皮尖杵，二钱　红花八分　白蒺藜三钱　夏枯草三钱　蝉蜕衣一钱　粉丹皮炒，钱半　条芩炒，钱半　山栀炒焦，钱半　蕤仁三钱　玄明粉三钱　番泻叶后下，一钱

（《王仲奇医案》）

汪逢春

辛泄化痰，疏肝和络治疗头痛案

汪逢春（1884~1949），近代京城四大名医之一

常女士 三十岁，九月七日，东四四条。

头晕颇剧，痰浊甚多，舌苔白，左脉弦滑，右细濡，癸事七月未通。拟以辛泄化痰，宜乎静摄休养。

白蒺藜去刺，三钱　明天麻三钱　三角胡麻同炒，三钱　苦丁茶三钱　甘菊同炒，三钱　新会皮钱五　苦杏仁去尖，三钱　制半夏三钱　川连同炒，七分　陈胆星姜汁炒，三钱　鲜枇杷叶布包，三钱　晚蚕沙布包，三钱　冬瓜子一两　生海石先煎，钱五　橘子络钱五　蛇胆陈皮研细末，匀两次药送下，二分

二诊：九月十二日。

升清降浊之后，头晕渐减，痰浊亦少，舌苔白，两脉细弦而滑，拟再以辛泄化痰、和络化湿。

白蒺藜去刺，三钱　明天麻三钱　三角胡麻同炒，三钱　苦丁茶三钱　甘菊同炒，三钱　莱菔子三钱　苏子钱五　新会皮钱五　苦杏仁去尖，三钱　制半夏三钱　川连同炒，七分　陈胆星姜汁炒，三钱　冬瓜子一两　生海石先煎，一两　橘子络钱五　生石膏后煎，一两　鲜枇杷叶三钱　晚蚕沙三钱　竹沥化痰丸五钱，三味，同布包　蛇胆陈皮研细末，匀两次药后下，二分

三诊：九月十六日。

头晕尚未痊愈，痰浊化而未清，舌苔白腻而厚，两脉细弦滑。再以辛泄化痰，仍须休养静摄。

白蒺藜去刺，三钱　明天麻三钱　三角胡麻同炒，三钱　苦丁茶三钱　甘菊花同炒，三钱　新会皮钱五　苦杏仁去尖，三钱　制半夏三钱　陈胆星姜汁炒，三钱　冬瓜子先煎，一两　生海石先煎，五钱　象贝母去心，四钱　真郁金三钱　家苏子钱五　莱菔子三钱　鲜枇杷叶三钱　晚蚕沙三钱　竹沥化痰丸五钱，三味同布包　蛇胆陈皮研，匀两次药送下，二分

四诊：九月二十日。

头晕已止，痰浊亦化，腹部胀满，舌苔白腻，两脉细弦而滑。拟再以辛泄化痰，疏调气分。

白蒺藜去刺，三钱　明天麻三钱　三角胡麻同炒，三钱　苦丁茶三钱　甘菊花同炒，三钱　旋覆花布包，二钱　竹沥化痰丸布包，五钱　沉香曲布包，四钱　新会皮钱五　莱菔子三钱　苏子钱五　制半夏三钱　制香附三钱　陈胆星姜汁炒，三钱　香橼皮钱五　赤苓皮四钱　建泻三钱　蛇胆陈皮匀两次药送下，二分

王先生　三十二岁，九月十八日，东珠市口。

后脑阵阵掣痛，以手按摩后项则舒，舌苔白腻根厚，两脉细弦滑，胸膺掣痛，四肢筋络拘而不舒。病属肝气抑郁，肠胃有滞。拟以疏肝和络，佐以通导之味。

白蒺藜去刺，三钱　明天麻三钱　三角胡麻同炒，三钱　西秦艽三钱　旋覆花二钱　逍遥丸五钱　鲜枇杷叶三钱，三味同布包　焦山栀钱五　香橼皮钱五　苍耳子三钱　小枳实麸炒，二钱　海桐皮三钱　络石藤五钱　海枫藤五钱　丝瓜络五钱　桑枝一两　赤芍二钱　酒军研细末，以小胶管装，匀两次药送下，二分

二诊：九月二十日。

药后大便滞下两次，后脑掣痛已舒，四肢筋络未合，胸膺痞闷，舌苔渐化，两脉细滑。余滞未消，气不调顺，再以前法损益。

白蒺藜去刺，三钱　旋覆花二钱　逍遥丸五钱，二味同布包　瓜蒌皮五钱　枳壳同炒，一钱　赤芍二钱　香橼皮钱五　海藻三钱　真郁金三钱　丝瓜络五钱　桑枝同炒，一两　海枫藤五钱　络石藤五钱　海桐皮三钱　苍耳子三钱　西秦艽三钱

（《泊庐医案》）

王少华

阐发阴虚阳亢证候，详明滋水降火法度

王少华（1929~　），江苏兴化市中医院主任医师

临床见症

一、主症

阴虚阳亢头痛的一般规律为：起于辰，甚于午，止于酉；或巳时作，申时罢。痛的部位，以前额及额角为多见，其他后脑、颠顶、眉间、半侧或满头者可见到。痛的程度，有悠悠然隐隐而痛，有胀痛，有剧痛如锥刺、针戳、鸡啄者。此外，其痛的特点，还有春夏剧，秋冬瘥；白昼剧，暮夜瘥；天晴剧，阴雨瘥；烦劳剧，安静瘥等四剧瘥可作辨证关键。

二、常见伴发症状

眩晕，口干。其中有兼口苦者，有兼五心烦热者，有兼夜寐欠安者，有兼多梦者。脉虚数或弦数，舌多赤或绛，苔净或苔薄。

三、偶见伴发症状

脑中烘热，面赤颧红，目涩干，目胀如脱，耳鸣，健忘，心悸，

胸痞少纳，胁痛，泛泛欲呕，咯痰，便秘等。个别患者，尚可出现下肢寒冷、早泄、小便短频等阳虚见症。

治 疗 法 则

一、滋阴潜阳

方用加减建瓴汤：

生地黄　杭白芍　甘枸杞　石决明　生牡蛎　青龙齿　柏子仁　杭菊花　嫩钩藤

本方用于头痛昼剧暮安，眩晕，口干，目涩或目胀如脱，少寐，多梦，舌赤或绛，脉象虚数者。

如有耳鸣加煅灵磁石，打碎先煎；心悸、健忘者，加炙龟甲、远志肉；咯痰、泛泛欲吐者，去龙齿，加陈皮、白僵蚕、明天麻；兼阳虚见症者，加龟鹿二仙胶、菟丝子；胸痞少纳者，去枸杞、地黄用砂仁拌打，加陈皮、绿萼梅。兼见外感形寒者，视痛之部位酌加表散引经药：如前额痛加白芷，额角痛加水炒柴胡，后脑痛加川羌活，颠顶痛加藁本。

二、滋阴降火

方用自拟柔肝抑火汤：
桑叶　菊花　钩藤

本方用于头痛如锥刺，昼重暮安，中午痛甚难忍，眩晕，脑中烘热，面赤颧红，五心烦热，口干而苦，夜寐欠安，易怒，舌赤、苔黄，脉弦数者。

如胁痛加青皮、川楝子，头痛用上方而症状改善缓慢或火象特甚，或兼便秘者，去黄芩，加生甘草、龙胆泻肝丸。

王某 男，30岁。门诊号8993。

头痛起自三载前仲春，迭经治疗，效果不显。刻下痛甚于前额额角，春三月则胀痛眩晕，夏三月痛势转甚。刻下痛起于辰巳之交，剧于午前，止于酉中。夜寐欠安，多梦，口干能饮，目涩，耳鸣，胃纳不香，脉虚而数，舌赤苔无。审得先天不亏，惜乎早婚溺于房室，以致阴虚于下而阳亢于上。法当滋阴潜阳，方宗建瓴汤意。药用：

生地黄12g 左牡蛎20g 石决明20g 青龙齿9g 杭白芍9g 甘枸杞9g 穭豆衣9g 杭菊花9g 柏子仁9g 嫩钩藤9g 生甘草2g

二诊：前议阴虚阳亢，用上病下取法，取药2剂果然未治痛而痛势已缓。2日来痛起于巳后，止于申前，药既应手，未便更章。前方加煅磁石20g，打碎先煎。

三诊：服药3剂，头痛已减十之八九，作于午时，过午即止。眩晕已定，夜寐已安，胃纳迭增，口不渴，目不涩，耳鸣大减，舌赤转淡，苔薄，惟脉仍虚数，阴未复。续用：

生地黄9g 熟地黄9g 杭白芍9g 甘枸杞9g 穭豆衣9g 山药9g 龙齿9g 嫩钩藤9g 左牡蛎20g 石决明20g 灵磁石打碎先煎，20g

四诊：上方服3剂，头痛2日未作，余恙已瘥，自觉无不适感。前方去灵磁石，加云茯苓9g。

本例先后服药11剂，服至第6剂后，头痛即止。至月下旬完全恢复，按以前发病日程提前3个月告愈，后未发作。

赵某 男，45岁。门诊号10968。

两载前于清明节后头痛，至霜降方止。去年病情相仿，今年甫届春分，头痛已起。目前白昼痛不可忍，入夜渐安。满头疼痛，前额、颠顶尤甚。作于辰前，剧于巳中，痛如锥刺；脑中烘热，必得湿巾裹首而略安；迨至酉时之分，痛势始衰。白昼畏见日光，每喜阴雨，烦躁易怒，面色潮红，目胀如脱，口干而苦，渴喜冷饮，饮水无多，晨暮能食，中午谷不沾唇。小溲黄，大便秘。脉象弦数，舌绛、苔前半光、近根黄厚。证属阴液不足，邪火有余。不滋阴无以潜其亢阳，不泻实无以折其火威，拟方兼顾为是。方用：

杭白芍 12g　生地黄 12g　碧玉散 12g　女贞子 9g　稆豆衣 9g　生山栀 9g　冬桑叶 9g　杭菊花 9g　嫩钩藤 9g　粉丹皮 9g

另龙胆泻肝丸 18g，早晚各服 4.5g。

二诊：前议虚实夹杂，法宗补泻兼施，2 剂药后如鼓应桴，头痛已退过半。面赤消，口渴止，阴气来复之兆；苔黄退，大便行，邪火衰减之征。然炉烟虽熄，灰火未泯，况炎暑当令，护阴为要。尤应禁食辛辣，更宜远烦静养。前方去龙胆泻肝丸，加夏枯草 9g，3 剂。

三诊：两投柔肝抑火之剂，头痛若失，它恙亦瘥。脉但弦而不数，舌转红，黄苔悉退。再以丸药巩固疗效。方用：

杭白芍 90g　生地黄 90g　石决明 90g　稆豆衣 60g　女贞子 60g　甘枸杞 60g　制首乌 60g　冬桑叶 60g　杭菊花 60g　生山栀 60g　嫩钩藤 60g　粉丹皮 45g　青黛 12g　生甘草 20g

共研极细末，水泛为丸，如梧桐子大，每早晚各服 9g。

头痛之机制颇多，本篇所讨论的，大体上可分为阴虚、阳亢两种。

阴虚：包括肝肾阴亏及肝阴暗耗。前者多主虚，可见于斫伤太过及产育过多者；后者常虚中夹实，可见于性情急躁，感情易于冲动者。

阳亢：肝肾阴亏者，可导致为虚阳上扰，其痛较缓；肝阴暗耗者，可演变成气火冲激，其痛则剧。

据临床所得，阴虚头痛除具一定见症外，尚有四剧、四瘥的特点。即春夏剧，秋冬瘥；白昼剧，暮夜瘥；天晴剧，阴雨瘥；烦劳剧，安静瘥。这些特点，有助于本病的诊断。证诸理论，则春夏属阳，秋冬属阴；昼为阳，夜为阴；晴日阳旺，雨天阴盛；烦劳阳动，安静阴生。病阴虚阳亢者，理应遇阴则安，逢阳则甚。所以《景岳全书·传忠录》云："考之《中藏经》曰：阳病则旦静，阴病则夜宁。阳虚则暮乱，阴虚则朝争……阴虚喜阴助，所以朝重而暮轻……"此言甚是。

阴虚阳亢头痛，下虚上实，属《素问·五常政大论》指出的"气及"范畴，因而治法应宗"病在上，取之下"的原则。阳亢头痛患者以滋阴之法立方。此即《静香楼医案》所说的"欲阳之降，必滋其阴"的意思。如火邪盛者，又应寓降火于滋阴之中，以苦寒直折其火逆之盛，此标本兼治之法。

临证治阴虚头痛的基本处方有二：

加减建瓴汤，此方由张锡纯建瓴汤化裁而来，适用于阴虚阳亢之头痛，痛势较缓，久久不愈者。方中除用滋阴及介类潜阳之品外，复入菊花、钩藤之属以入肝息风，风平浪自静。

柔肝抑火汤，适用于阴虚阳亢，火象显著之头痛，痛势剧烈，难以耐受者。此方含顾本治标之意，正因重以治标，故症状改善或消失后，尚须继续治本，方克有济。若邪火极盛或用柔肝抑火汤而获效缓慢时，再入龙胆泻肝丸、夏枯草后，往往迅速奏效。由于苦寒之品，用之不当，每有化火伤阴有苦寒伤胃之弊，阴虚患者用之尤应审慎。临证用龙胆泻肝丸时，一般掌握两个方面，即舌虽绛而有津，及胃纳尚佳者，否则不用。此外，在使用过程中，应该衰其大半即止，不可久服。

古人有"静则阴生，动则阳旺"之说，《素问·生气通天论》有"阳气者，烦劳则张"之论。头痛既由阴虚阳旺而起，故发作时必须摒除烦劳，安心静养。而且本病病变，首当责之于肝。肝为刚脏，其体阴而用阳，须得肾水源源濡养，方能柔和。设或肾水有亏，不能涵木，则风阳未动者必动，已动者必剧。医者理应谆诫，嘱严禁房事，以养真水而涵肝木。至于辛辣食物，易于化燥伤阴，患者宜注意及此。

董国立

痛辨肝郁与神伤，选方择药求周详

董国立（1928~　），天津中医药大学第二附院主任医师

头痛是临床最常见的症状，在外感和内伤杂病中均能出现。有两种病因引起的头痛需要深刻认识。一是中年人妇女居多，缘于内伤七情所致的头痛，称"肝郁头痛"，常因某种纠纷之后或其家庭中出现意外灾难性事故后，精神受到严重创伤而长期失眠所致；一是青年人缘于学习紧张，用脑过度，或天赋智力较差，家长或老师又强责苛求，思维超负荷伤神过度引起，称"伤神头痛"。

肝郁头痛，因有头痛而眩，心烦易怒，睡眠不宁，恶心欲吐，口苦舌红，脉弦有力，血压偏高等，医者常当成"肝阳头痛"来治疗，而用天麻钩藤饮加减平肝息风，对肝肾阴虚的加滋补肝肾等药。

伤神头痛，因有头痛头晕，用功学习则更甚，恶心食欲不振，神疲乏力，精神不集中，记忆力减退，失眠多梦，脉来细弱等症，医者常按气血亏虚头痛来治疗，用八珍汤或用杞菊地黄丸以治肝肾。

据多年观察，前述两种治法在临床上均不能收效或收效甚微。因中医治病"必伏其所主，而先其所因"。前者内伤七情，原本属郁，可称"肝郁头痛"。情志所伤，不仅能造成"肝气郁结""肝气犯胃"而现胸胁胀痛、脘闷嗳气、恶心呕吐等症；亦可引起肝气上逆或肝郁不畅，致颠顶经络受阻，而现头痛头晕、耳鸣、口干口苦、急躁易怒、

情绪不宁、长期失眠、舌红苔黄、脉数、血压偏高等症。后者应属思维过度，内伤其神，痰阻经络蒙蔽上窍，可谓"伤神头痛"。此证虽无头部外伤史，亦可造成血瘀内停，痰浊阻塞上窍，灵机发生障碍，故表现为头痛头晕，遇劳则剧，恶心、食欲不振、神疲乏力、精神不集中、记忆减退、失眠多梦等一派神经衰弱症状。

二者虽发病原因不尽一致，但均属精神刺激，灵机受阻，发生障碍，造成头部经络不通，不通则痛。如不治病求因，则病程可以延长几年或十几年而不愈。

有鉴于此，在治疗上"肝郁头痛"不能完全当作"肝阳头痛"来处理，不能单用天麻钩藤饮平肝息风，因为天麻钩藤饮中大部分药味不能达到颠顶部位，其中黄芩只能清上焦热，栀子治热病心烦，川牛膝治下焦血瘀脚痿筋挛，益母草活血调经治小腹痛经，杜仲补肝肾壮筋骨治高血压，桑寄生补肝肾治血压高及风湿腰痛，朱茯神宁心安神治小便不利、失眠健忘，这些药物对治疗病程较长的肝郁头痛毫不相干。"伤神头痛"更不能单用八珍汤补养气血，因为愈补则愈滞，只用杞菊地黄丸亦大相径庭，而必须选用能上达颠顶之药味以治之。

对"肝郁头痛"可选用天麻钩藤饮中一部分药物，选用天麻、钩藤、生石决明、夜交藤4味，加全虫、蜈蚣、僵蚕、蔓荆子、白芷、菊花、柴胡、川芎、半夏、防风、细辛、甘草等。用天麻平肝息风，治头痛头眩；钩藤清热平肝息风治血压偏高；生石决明平肝潜阳治疗头痛；夜交藤养心安神、祛风活络以治神衰失眠。这4味药均能归肝，首先选用，但恐其药力仍不能上达于顶颠病位，故加全虫、蜈蚣、僵蚕之均能归肝者以息风止痉，散结通络止痛；柴胡疏肝解郁，细辛通窍止痛，川芎散瘀活血行气。俾气通则不痛，气行则不瘀，颠顶之脉络流通，瘀阻消散，不仅头痛可以治愈，血压偏高者亦徐徐而除。用上方曾治疗"肝郁头痛"数十例，均获得满意疗效。本方亦可加藁本祛风治偏正头痛；加白附子、南星、半夏等祛风散结化痰，止痉止痛；加防风、荆芥、羌活等以祛风散瘀，总要不离开能上达颠顶辛开之药，临证选用不受限制。

对治疗"伤神头痛"，可在上方基础上减钩藤、生石决明、白附子、防风、荆芥、羌活等药，加何首乌平补肝肾，以治神衰，枣仁养心安神以治多梦，远志宁心安神、祛痰开窍。用补益，而不以补益为主；用安神，而不以安神为重，而是以开郁通窍为急务，灵窍得通，机关得利，庶几神不安、失眠健忘、头痛头眩症状可除。

陈景河

宣络开郁，理气理血

陈景河（1917~　），齐齐哈尔市中医院主任医师

久病头痛（非高血压）的原因，由伏邪和气血瘀结发病者多，因虚、因痰者次之。其治法，主要根据伏邪从化关系或情志因素的情况，行寒则热清、虚补实消、通经络等法则，剔除隐匿之患。

伏邪宣络，斟酌寒热

久病头痛，多是伏邪蕴袭经络，浊气瘀着清窍，阻滞清阳不升，日久伏邪从阳化热，从阴化寒。这种慢性头痛，其属寒证抑或热证，在症状上每不突出，辨证诊得一二处是寒、是热即可诊定。

从阳化热的头痛，喜凉恶热，口干，便秘，尿黄，心烦躁，指甲印大、色润泽，脉象沉缓有力，或沉数，舌红、苔黄或苔厚，舌下静脉微现红色。治宜清热滋阴、发汗宣络法。常用川芎茶调散加黄芩、大黄、栀子、龙胆草、生地、草决明、白菊花、牛膝等。发散伏邪以羌防荆薄，虽是风药亦能散热；清热以芩栀大黄龙胆草，既能降火又杜绝伏邪化热之源；滋阴以生地草决明，填肾阴以养肝木，肝气平，火无以生；引热下行用牛膝化浊宣络；用白芷、菊花清头明目，益金以平肝木；尤重川芎引清阳之气上升，与牛膝同用又能导浊阴下降，

一升一降，合诸药蠲除窍络伏邪，使无蕴藏之地。

若从阴化寒的头痛，喜温畏冷怕寒，尿清长色白，便不秘结，指甲印小或无，色暗无光，脉象沉缓，或沉弦，舌下静脉色青。治宜温经散寒、发汗宣络之法。常用六味地黄汤和麻黄附子细辛汤加桂枝少许，济阴助阳，壮水火之气化，佐桂枝宣阳通络、透发隐匿之邪。此寒、热二证，用药不同，而开鬼门，逐伏邪宣络发汗法同，使邪从汗而解。愈后以食养将息之。

运用此法要量病体情况，虚弱之人宜取微汗，或小汗，但必以见汗为度，不可过汗伤津。

瘀结为病，气血兼理

头痛因瘀头病者，多是因气、因血瘀结不散，导致清窍络脉受阻。方书曰，气行血引，气郁血瘀。气病必及于血，血病必及于气，此气血互为功能，也互为影响。所以，对气郁和血瘀的头痛，治气时必辅以理血，治血时必佐以调气，使气血平和，方收全功。血瘀头痛，痛重时欲动，或拍打之觉好，遇寒则痛剧，因血得寒则凝，得热则行；气郁头痛，痛重则间昏胀，恶动，性急躁，遇热则闷痛，或生怒气，其痛亦重。气郁者，脉多浮细；血瘀者，脉多沉细。气郁者，指甲多红润，舌色红，舌下静脉细而红紫；血瘀者，指甲色暗无光，或甲缘青紫，或耳廓苍黑，或眼窝色瘀黑，或舌有瘀斑，舌下静脉瘀努。皆可参考为气郁、血瘀之判断。

对气郁的治法，必用疏肝和胃降气之药，常用丹栀逍遥散为主方，理脾清肝，加川芎、菊花、青皮、石决明、炒黄连、降香等。用川芎理血化瘀而通经，同菊花、荷花、降香清化清空窍络之浊气，驱之外解；取石决明之镇肝潜阳，以补肝阴，使黄连、青皮扫除气机郁结之残热，气郁散而痛除矣。对血瘀头痛，必活血化瘀、芳香通络之药，常用活络效灵丹，活血止痛消瘀，加白芷、蜈蚣、泽兰、川芎、红花、香橼、青皮等。在诸活血化瘀药中辅以白芷、香橼、青皮通窍清上焦之气，助气帅血行化瘀之力，血活瘀去而痛止。凡瘀结为病多属实证，万勿见邪之损正而虚者即用补法，愈补而痛愈重矣。此谓邪实不去、虚不受补之忌。

补虚防壅，少佐宣药

头痛属虚者，有气虚和血虚两种。

气虚者必阳虚，血虚者必阴虚。气虚头痛，多惨淡不乐，头脑不清，倦怠，羞明喜暗，得温稍好，纳呆食少，脉象沉弱或微，指甲色淡无光，重者枯灰色，此为阳气不彰，阴精不化，血不荣筋；血虚头痛，痛而烦懊，手心热，遇热痛增，脉象浮而无力，或细，指甲少血色，白而光亮，恒多竖纹，此为阴精不足，体力大亏，阳气浮越，筋失气血之润。

气虚者，用补中益气汤或十全大补汤，酌加全蝎、炙僵蚕、川芎、红花、鸡血藤、鹿角胶等。用全蝎、僵蚕镇静止痛，又能舒散因久虚停瘀之热，川芎、红花、鸡血藤活血宣络、通气虚中之血滞，鹿角胶填补真阴，阳气升腾，阴精随之上奉，合诸补气药，而元气得复矣。

血虚者，宜当归补血汤或四物汤，酌加蜈蚣、山萸肉、坤草、肉桂、木香、龟甲胶，更加川芎等。用蜈蚣、木香宣导血中之滞，又能镇静止痛，更加川芎与蜈蚣同用能化恶血，坤草祛瘀血而生新血，调和血脉，肉桂引阴虚火动而归于命门，龟甲胶填补真阴，阴气复，生化之功能旺盛，血得补，头痛即除。此即对气虚和血虚之头痛，在补气、补血药中，使阴得阳而生化，阳得阴而长养，阴阳和而气血调，精气神日益壮矣。

治痰求本，调气清热

头痛亦有因痰而发者，但痰必因病而发，而后停留头部发病，为痰浊塞络，胶滞难化，很难消除。若先病头痛，而后为痰所干者，亦属痰病，必伏其所主而先其所因，方可对症下药。因痰头痛，多觉体重，吐痰涎，或畏寒，痛剧时面颊青色，脉象沉涩，或沉缓，舌系带处色灰滑，或舌下静脉瘀努，指甲缘色青白，是为有痰之征。治痰必先清火，因痰之生，非火烁灼津液不能成痰，要清火，必先调顺气机，若气不逆，火无以生，何痰之有。可见痰必由气逆生火，方化为痰，否则为饮，不为痰矣。

清气化痰用柴胡疏肝汤（若虚人宜逍遥散），加香橼、天花粉、佩兰、竹沥、荷叶、川芎、海浮石等。

降火化痰用牛黄清心丸，加石菖蒲、草决明、川芎、瓜蒌仁、胆南星等。

燥湿化痰用二陈汤加枳实、黄芩、鸡内金、白术、姜黄连、川芎等。

活血化痰用七厘散，加川芎、白矾、橘红、旋覆花、沉香等。

寒痰头痛，用理中汤加胡椒、半夏、川芎、鸡血藤等，温经化痰即可。

治痰之法尽多，大致是清气、降火、燥湿、活血为本，至于变化多端，随症加减选择用药可也。

头痛（非高血压者）久治不愈，诊为神经性头痛、血管神经痛或神经衰弱，或精神分裂等等。于临床所见，有伏邪、血气瘀结、因虚、因痰四种，而伏邪和瘀结头痛较多，因虚因痰的较少。对伏邪为病者，用宣络发汗法，根据病情，取微汗、小汗、大汗，以宣络透发引邪从汗而解；对血气瘀结者，则通经、活血、散气而消瘀结；但对血瘀者，在活血化瘀药中，少佐调气之药；对气郁者，在调气药中，少佐理血之药，方收理想之效。虚证头痛，在运用补法时，辅以小量宣药，防其壅滞之弊，此乃从东垣补脾胃药中悟出。治痰法也是丹溪治痰要领，用清火顺气治生痰之本，较之治脾动湿，滋水泛者尤为重要。从生痰之本入手，杜绝生痰之源，源绝而痰自竭矣。余治头痛而每方药中皆用川芎，因川芎有行气开郁、理血止痛之作用，其量每用至30~80g，能收奇效。但对血虚发热或火壅于上者宜慎用。

胡建华

首重化瘀，兼祛风痰

胡建华（1924~2005），上海中医药大学龙华医院教授

血管性头痛，属中医内伤头痛。从长期临床观察治疗中，认识到"瘀""风""痰"是血管性头痛的发病机制，其中尤以血瘀阻络为主。治疗本病，与一般常规不同，偏重于治标，即首重化瘀，兼以息风祛痰。由于血管性头痛病程漫长，反复发作，日久必虚。气血亏虚者则予益气养血，肝肾不足者则予补肾养肝。用自拟安颅镇痛煎，治疗血管性头痛疗效确切。

自拟安颅镇痛煎方药组成：

川芎　红花　桃仁　赤芍　白芍　丹参　生铁落　炙地龙　炙僵蚕　生南星　菖蒲

金某　女，32岁，会计员。1986年11月18日初诊。

患者反复发作性右侧头痛12年。近3年来发作日益频繁，平均每星期发作1~2次，每次10小时左右。发作时头痛剧烈，伴恶心呕吐，月经期发作更甚，颈项板滞，腰酸，神疲，烦躁，梦多，长期服用麦角胺、咖啡因等以止痛。体检：颅神经正常，血压134/84mmHg。苔中腻，脉弦滑。证属痰瘀阻络，风阳扰动。治拟祛瘀豁痰，平肝息风。安颅镇痛煎加减。

处方：川芎9g　红花6g　赤芍15g　白芍15g　丹参15g　生铁落

先煎，60g　炙地龙 9g　炙僵蚕 9g　枸杞子 12g　仙灵脾 12g　生南星 15g　菖蒲 9g　葛根 12g

另：星蜈片（生南星、蜈蚣，为片，每片 0.3g），苁蓉片（单味苁蓉，每片 0.3g），每日 2 次，每次各 5 片。

服上方 7 剂，1 周内头痛发作 1 次，程度减轻，无呕吐，时间缩短。继服 14 剂，适逢经临，头痛又小发 1 次。继用原方加减再服 28 剂，头痛消失。近 1 个月来，未曾服过麦角胺、咖啡因。

复诊：1987 年 6 月。血管性头痛缠绵 10 余年，经服安颅镇痛煎加减，病情日见好转。近 3 个月来平时头痛不发作，即在月经期亦无头痛感觉。仅在月终计结账时，偶有轻微头痛，不必服西药止痛，稍事休息，就自行缓解。以后改用益坚平肝之剂，稍佐化瘀息风之品调治，头痛未再发作。

本例患者是一位财会人员，工作、家务繁重。头痛病史已达 12 年之久。处方用川芎、红花、赤白芍、丹参活血化瘀；生铁落、地龙、僵蚕、生南星、菖蒲等平肝息风豁痰；患者月经期头痛更甚，故用葛根缓解肌肉痉挛，同时本品具有扩张脑血管的作用，与活血化瘀药相配，尤能起止痛效果；用星蜈片以化瘀息风镇痛。

根据实验室指标，血小板凝集及血液流变学等检测，反映出血管性头痛患者血液凝聚状态增高，亦支持了瘀血之论。临床运用活血化瘀法为主——安颅镇痛煎治疗后，各项指标均有所下降，其中全血还原黏度的降低，有非常显著性差异。

综上所述，可见血管性头痛的发病机制，以血瘀阻络为主，偏重于治标，首重化瘀，从而可以取得较高的临床疗效，并且在实验室的指标方面，也得到明显的改善。

范中林

太阳证偏头痛

范中林（1895~1989），蜀中现代名医

邢某某　女，67岁。河北省任丘县（现为任丘市）马家坞乡，农民。

1975年春节，左面部疼痛，其后逐渐转为剧痛，阵阵发作，持续3年之久。任丘某某医院，北京某某医院等诊断为"三叉神经痛"。经针灸、中西药物治疗，未明显好转。1978年12月18日来诊，按太阳证偏头痛论治，两诊而愈。

初诊：12月18日。近日来疼痛加剧，痛甚时脸肿发亮，眼不能睁，夜不能眠，坐卧不宁，生活无法自理。微恶寒，无汗，舌质淡红、苔淡黄润夹白，根稍厚腻。此为太阳伤寒表实证偏头痛，风寒挟湿侵袭，无从达泄，法宜解表开闭、散寒除湿，以麻黄汤加味主之。

麻黄 10g　桂枝 10g　炙甘草 18g　杏仁 18g　法夏 15g

2剂。

此证头面左侧剧痛，病属偏头痛。头居人之首，位高而属阳。手足三阳经脉，以及脏腑清阳之气，皆会于此。舌质淡红而润，苔淡黄夹白不燥，即为风寒夹湿，入侵肌腠，郁闭不解之象；参之头一侧痛甚，微恶寒无汗，显系邪犯太阳经脉；再参之无阳明、少阳病情，更无三阴之候，亦可以佐证。因此，本例偏头痛，不必拘于头痛偏侧多

属少阳，或头痛日久，多属内伤之常规。而应从实际出发，按六经辨证，太阳伤寒表实之证具，邪无达泄之路而上扰，以致多年头痛不愈，急用麻黄汤以开之。

二诊：服药2剂，疼痛明显减轻，余证亦随之好转。原方再服2剂。

三诊：剧痛消失，夜能安睡，精神顿觉清爽，多年痛楚若失，不胜欣喜。舌质正常，苔黄腻退。头部微觉恶风，头左侧尚有轻微阵痛。风邪未尽，尚有病后营卫不和之象。宜祛风解肌，桂枝汤和之，以善其后。

桂枝 10g　白芍 12g　炙甘草 10g　生姜 15g　大枣 20g

2剂。

服2剂，病愈，遂停药。嘱其免受风寒。观察约1个月，情况良好。患者说："头痛3年，真是痛苦极了，花了二三百元，还是不好。范老看了3次，每剂药只四五味，一共只花了一元零一分钱，病就治好了，真使我感动。"遂返回家乡。其后，向其亲属追访，知病未复发。

"三叉神经痛"，目前病因还不十分清楚。老年人患此病尤多，可能与神经传导功能障碍有关。西医治疗，多采用镇痛剂、酒精封闭等法，无效时则考虑开颅行三叉神经根切手术。这样虽能解除剧痛之苦，但术后面部易出现后遗症，且不易为患者所接受。

中医学认为，举凡风寒暑湿等外邪，气血痰郁之内伤，均可以引起头痛。本例按仲景六经辨证，应属太阳经证，伤于风寒雾露所致。故急投开表、逐邪、发汗之峻剂麻黄汤，直达病所；继而以桂枝汤和之。用麻黄汤加法夏者，"其用除湿化痰涎，大和脾胃气，痰厥及头疼，非此莫能治"。

（《范中林六经辨证医案选》）

李 可

龙雷火腾引火下行，开闭定痛偏正头风

李可（1930~2013），山西灵石人，临床家

血管神经性头痛

李某某 38岁，住院患者（住院号002194），患者因剧烈右偏头痛7日，于1984年3月24日入院。经西医院神经内科诊为血管神经性头痛，经用安络痛、当归注射液穴位封闭不能控制，邀余会诊。

见患者面赤如醉，自觉近1个月以来，每到太阳出山便觉有热流上攻头面，轰热难忍。至3月19日拂晓，突觉热流攻冲不止，右下颌角突然如电击、火灼，阵阵剧痛，约3~5分钟发作1次。每次发病，皆从下颌角颊车穴下方呈弧形向后经风池穴窜至右太阳、下关复入颊车穴。如此反复发10余次，戛然而止，移时又发作如前。每日5时痛起，日中痛剧，下午5时渐松，太阳落山痛止，入夜则如常人。每日如此循环不已，已17日。便燥口干，双膝独冷，夜难成寐。脉洪大而虚，舌光红无苔。脉证合参，当属肾阴亏损，阴不抱阳，水浅不养龙，故龙雷之火上奔无制。阴虚之患，寅末日将出而病，日中阳气大盛，故病重。日落阳气衰，得天时之助而暂愈。入夜阴气渐

充，故如常人。法宜大剂滋水，导龙归海，引火归原，佐入酸甘柔肝缓急。

引火汤 九地 90g，盐巴戟肉、天麦冬各 30g，云苓 15g，五味子 6g；加白芍 100g，炙草 30g，枣仁 30g，葛根 60g。

4月6日再诊，药进3剂，药后当天热流攻冲之势大缓，次日轰热止而痛亦止。偶于下午2~3时有短暂发作，一闪即过。脉敛，面色转淡，舌上生出薄白苔，带原方3剂出院。追访3年未复发。

三叉神经痛痼疾

裴某之妻 55岁。1984年3月26日初诊。

患"原发性三叉神经痛"8年，迭用酒精封闭、针灸，服中药百剂皆无效。近年来发作频繁，外受风寒，大喜大怒，过度劳累，高声讲话，咀嚼食物，洗脸刷牙、打呵欠皆能触发。8年前仅下颌支患病，2年之后累及上颌支，1983年冬，眼支亦病。以为龋齿作痛，牙已拔光，病势日见严重。以致不敢进食咀嚼，以流质食物维持不饿，致消瘦脱形，弱不禁风。此次发病已3日，病前无故右眼赤如鸠目，泪如泉涌，日夜不止，右耳鸣如潮声。今晨，因大声呼唤幼子起床，冷风拂面，突觉畏寒。同时觉有热气从右脚心沿腿之内侧上攻头面，迅如闪电。旋即整个右头部如蛇咬蝎蛰，火灼电击，剧痛嚎哭，惊扰四邻。每发作1次，约5分钟，频发30余次，已历3小时之久。诊脉洪大无伦，舌干红无苔。头晕脚软，足膝冰冷，口干便燥3~4日一行。患者年逾五旬，肾气已衰，肾阴下夺，阴不恋阳。时值春令，阳气升发。脚底为肾经循行始发部位，龙雷之火不能下安宅窟，循经上攻，上奔冲击无制。拟傅山引火汤合芍药甘草汤大剂，滋阴恋阳，引火归原，柔肝缓急，以制雷火，3剂（方见例1）。

二诊：3月29日。药后脚底上冲之气已敛，发病次数逐日减少。每有发作，一闪即过，已可耐受。洪象已敛，目赤、耳鸣均愈。考虑多年痼疾，久痛入络，佐以虫类搜剔，更加细辛引入少阴而驱伏寒，兼寓火郁发之之意。

原方加细辛15g，全虫12只、蜈蚣2条研末冲服。

三诊：4月4日。上方服1剂发作停止，已4日未发。全家人大喜过望。裴某戏云：真如死囚遇大赦，不用提有多高兴了。嘱原方再服3剂巩固。追访10年，未复发。

本病为临床常见疑难病之一。各家多从风、寒、痰、火、瘀论治，或可见效于一时，后必复发。盖本病正虚为本，病机在肾，当从肾论治。《素问·五脏生成》："头痛颠疾，下虚上实，过在足少阴、巨阳，甚则入肾。"纵观历年病例，约在百人之数，乘属肾阴下亏，龙雷之火上燔，无一例外。病程愈久，病机愈显。盖肾为先天之本，内寄命门真火，为水火之脏。肾中水火，共处一宅。水火相抱，阴平阳秘。水足则火藏于下，温煦脏腑，统领一身之气化，是为健康无病。若因外感内伤，致水亏于下，则火失其制，古人喻为水浅不养龙，于是离位上奔；或肾水寒极，逼真火浮游于上，致成火不归原之证。且肝肾同源，肾水既亏，肝失滋荣，肝中所寄雷火，势必随肾中龙火上燔，而成燎原之势，而见种种上热见证，如头痛、头晕，牙痛、齿浮、鼻衄、齿衄、目赤如鸠、面赤如醉、心悸暴喘、耳鸣如潮、口舌生疮、咽痛如火灼等。病机既明，当用"甚者从之"之法。水亏者，以引火汤壮水敛火，导龙归海；水寒者，以引火汤加油桂1.5g，饭丸先吞，温脏敛阳，引火归原。若误以实火正治，苦寒直折，釜底抽薪诸法，非但不能愈疾，反致变生不测。西晋王叔和注解《内经》，对龙雷之火的病机、治则有详尽阐发，宜精读。调燮阴阳大法：益火之原，以消阴翳；壮水之主，以制阳光，及五行生克制化，"亢害承制"

诸论，皆源出于此。

龙雷之火为脏腑内生虚火，与六淫外邪实火大不相同。有以下五点，可资鉴别：

1. 双膝独冷，上下温度如常，独膝盖部其冷如冰。

2. 来势暴急跋扈，如迅雷闪电，顷刻生变，外感多渐变，火不归原多突变。

3. 随阴阳盛衰之年节律、日节律演变，天人相应现象最着，如冬至阳生则病，春令阳升转重，夏至阴生渐缓，日出病作，日中病甚，日落病缓，入夜自愈。

4. 热势轰轰，或由脚底，或由脐下，上攻头面，外感无此病象，若出现此象，按火不归原论治，误用苦寒直折则危。

5. 不渴尿多，渴喜热饮。

以上为火不归原证治之大略。三叉神经痛必挟雷火，因颠顶之上惟厥阴可到。肝火暴虐，在大滋真阴引火归原之中，必佐柔肝宁络之品为妥。全方组成如下：

熟地90g　盐巴戟肉　天麦冬各30g　云苓15g　五味子6g　白芍100g　炙草30g　细辛15g　全虫12只　蜈蚣研末冲服，3条

脾胃虚弱者，易致滑泄，加姜炭10g、砂仁10g（与熟地拌捣）。

龙雷之火上奔无制者，加油桂粉1.5g（刮去粗皮研粉，蒸烂小米为丸，药前先吞），引无根之火降而归肾，见效尤速。

头风痼疾与秘方"偏正头风散"

凡百治不效，抱病终生，至死不愈之头痛，古代谓之"头风痼疾"。或每日定时发作，或交节病作，或经前必犯，或由七情过激触发，发则头痛如破，睛胀头眩，呕吐涎沫，昏蒙思睡，饮食俱废。凡

此种种，必是"伏邪"作祟。"伏邪"之因，必是患者正气先虚，外淫六邪袭入，无力鼓邪外透，留而不去。时日既久，由皮毛、经络渐渐深入于脏，湿痰死血筑成巢穴，深伏不出，遂成痼疾。治之之法，当理清"邪之来路，即邪之出路"，因势利导，扶正气，开表闭，引伏邪外透则病愈。

方如下：

（红参、五灵脂、制首乌、炒白蒺藜）、制川草乌、生石膏、天麻、川芎、白芷、甘草各12g，细辛、芥穗、防风、羌活、（辛夷、苍耳子、苍术）、全蝎、（蜈蚣）、僵蚕、地龙、天南星、制白附子、明雄黄（另研对入）、乳香、没药各6g（括号内药品为笔者所增）。

上药共研细粉，日服2次，每次3g，饭后、睡前淡茶水调服。本方以人参、天麻、定风丹（首乌、蒺藜对药）补元气、生津液、补肝肾、益精血，扶正托邪于外；川草乌大辛大热通行十二经表里内外，破沉寒痼冷，驱逐伏邪外透；芎、芷、荆、防、羌活、辛夷、苍耳、苍术，芳香透窍，辛散开表，疏风燥湿，开门逐盗；天麻、南星、白附，化痰定风；石膏甘寒清热，监制辛热燥烈诸品；雄黄、苍术，解毒辟疫；乳香、没药，化瘀定痛；诸虫深入血分，搜剔伏匿之邪；白芷一味，号称植物麝香，芳香浓烈，善通诸窍，与川芎之专理头痛者相配，可引诸药上达头部直入脑窍，破其巢穴。诸药相合，对风、寒、湿、痰、火瘀多种伏邪，皆有透发之效。似乎寒温不可同炉，未免驳杂成方。但凡痼疾，必是寒热胶结，湿痰死血深伏血络，正可泛应曲当。又由于本方有通行十二经表里内外之功，故对暴感外淫六邪或外风引动内风，全身各部，一切突发性、神经性、眩晕、麻木，剧烈痛证，1小时即可止痛。本方性味燥烈，偏于攻邪，故对热病及脏腑内伤所致头痛则非所宜。

本方主治久年各类型头痛痼疾，血管性、神经性、眼源性、鼻源性、外伤性脑震荡后遗症，脑瘤之头痛如破及现代一切机制不明之偏正头痛，2次/日，每次3g，饭后、睡前淡茶水加蜜调服，当日止痛，1周痊愈。病程10年以上者，20日可获根治，无一例失败，无一例复发。

余从事中医临床46年，运用本方42年，经治各类暴发剧烈痛证5000例以上，服本方4g，2次/日，淡茶水加蜜1匙调服，半小时内入睡，2小时睡醒，痛即霍然而愈，继服本方3g，2~3次/日，多数半月即可根治。病情复杂者，加服对症汤剂。勿忘辨证求本，则可攻无不克。曾治1例60岁老妇，晚期溶骨肉瘤，日夜剧痛，服镇痛片30片不能止痛，已卧床1个月。从骨病治肾，双补肾之阴阳以治本。主方用熟地、附子、川乌、黑豆、骨碎补、胡桃肉、肉苁蓉、肾四味（枸杞子、菟丝子、补骨脂、仙灵脾）、龟鳖甲各30g，地骨皮60g，盐巴戟肉、二冬、云苓、狗脊、杜仲、防风、细辛、干姜各15g，炙草60g，蜂蜜150g，鲜生姜30g，大枣12枚，加冷水2500ml，文火煮取600ml，3次分服，每次冲服散剂3g，茸粉、炮甲珠各3g，当日痛缓，白天停服镇痛片，3日后痛止起床，可到邻家串门。经治各类头痛3000例以上，其中病程10年以上，历经中西医诸法无效者，占90%以上，服用本方，日服2次，每次3g，当日见效，7日痊愈者，可占98%，无一例超过20日者，无一例失败，无一例复发。惟1978年治王庄煤矿女会计张某某，25岁，脑瘤术后复发，头痛如破，呕涎沫而肢厥，睛突目糊，口眼㖞斜，右侧肢体失灵。辨属产后藩篱失固，贼风袭络，三阴寒凝，大气失运，浊痰死血深伏脑络。予改良乌头汤加吴茱萸30g，生半夏45g，川芎30g，白芷15g，麝香1g分冲，引诸药直捣病巢。冲服散剂3g，3次/日，1剂痛止呕罢。后予散剂方加守宫、炮甲珠、带子野蜂房、川贝、麝香，以夏枯草1500g，依法熬膏合炼蜜为丸15g重，日服2次，每次1

丸，以海藻、甘草各 30g，煎浓汁送服，相反相成，激荡磨积，以加强软坚散结之力，服药 75 日赴京复查，病灶消失，恢复工作，现仍健在。

张志远

定时作痛，唯审阴阳

张志远（1920~　），山东中医药大学教授

有很多头痛患者，临床发作具有比较明显的时间规律性。结合中医学中有关时间医学的理论辨证用药，常可获得意想不到的效果。

30 年前经治的一个典型病例，开启了时间辨证与治疗头痛的思路。患者是一位中年妇女，因外感后遗头痛证，迭经针灸、药物、封闭、放血疗法，多方调治，毫无效果，历时已 2 年余。自述每次发作均在下午 18 时左右开始，始时稍伴恶心，无呕吐现象。过 21 时痛势加剧，严重时有如刀劈，抱头卧床，翻滚不已，难以忍受，几欲悬梁。诊其脉象沉涩，舌色较黯。学习叶天士经验，以久病入络论治，用《医林改错》之通窍活血汤，并将川芎加到 18g，连服 3 剂，似水投石。继邀三同事会诊，以为仍属风邪未除，力主改用川芎茶调散加辛夷、蜈蚣、乌梢蛇，5 剂后转增口干，头痛如故。数治无功，进退维谷。久病不愈，常规处方多已用过，再行简单的重复，料无意义；通窍活血汤、川芎茶调散加味均已亲试无效，证明头痛并非瘀血停留，也非风邪入内没有宣散。病情夜发，有较强的时间规律性，这一点在以前没有给予足够的重视，据其脉象分析，疑为阴盛寒阻，宜参照张仲景厥阴论治法则，虽无"口吐涎沫"证，亦应考虑是浊阴寒气上冲。虽温里壮阳之药不胜枚举，但治阴寒头痛，吴茱萸汤方精药

少，单刀直入，可称巨擘。受仲景所云"当归四逆汤"凡"内有寒饮者"加吴茱萸、生姜的启示，乃以吴茱萸汤原方，将吴茱萸增至15g，生姜增加到50g，处方如下：

高丽参冲，9g　吴茱萸 15g　生姜 50g　大枣 10 枚

并调整其服药时间，嘱其在 17 时、20 时以前，分 2 次服下。初服症状"减不足言"，随着服药次数的增加，10 剂之后，变化十分显著，发作时间缩短一半，疼痛部位也由满头局限于百会周围，确有"柳暗花明"之感。效不更方，嗣后处方未变，只改为 2 日 1 剂。总计服药约 60 剂，数年顽症竟得霍然。这一病例，印象极深，对时间辨证及用药有了进一步体会。数十年来，验诸临床，获效颇多。

《伤寒论》六经病"欲解时"，除阳明机转独异，太阳则从巳至未上，少阳从寅至辰上，太阴从亥至丑上，少阴从子至寅上，厥阴从丑至卯上，皆在阳时、阳中之阴时或阴中之阳时使症状缓解，为典型例证。前人归之为"阳气来复"，实为至理。后世医家深受《素问》"不治王气"的启迪，主张温补以扶正，认为只有保护阳气，才能维持人体的正常生命活动，增强战胜疾病的力量，并由此形成了"尊阳"的论点。如李士材鉴于向阳之草木繁荣、背阴之花卉易萎，提出了"补气在补血之先""养阳在滋阴之上"的著名论点，可谓深得个中三昧。

再来分析前述病例。当12~24时进入阴时，特别是在18时以后的阴中之阴时，对阳虚患者最为不利。由于阴盛损阳，从而使虚上增虚，正犯《内经》虚虚之戒。吴茱萸汤虽无"益火之源，以消阴翳"的功效，然其温里补气、化阴降浊，则间接起到散寒以匡辅阳气的作用。再则，张景岳《传忠录》有言："水王之令，阳不足而寒病起。"本病的要点是发于黄昏之后，显系阳气亏虚所致。入夜阴盛寒邪陡起，则阳为阴湮。患者本身之寒与外界之阴相并，遂酿成冻土加霜的格局。阴愈盛，而阳气愈虚，所以在阴中之阴时病情加剧。可见此病

例的治愈并非偶然，它可以给我们一些启示。这种循时而作的周期性现象，是时间医学的研究内容之一，不仅仅是某些类型的头痛，其应用完全可以扩及所有疾病的时间辨治。

（王振国　整理）

郑荪谋

阴虚阳亢不避辛温，化裁六味辛芷良方

郑荪谋（1913~2001），福州市中医院主任医师

辛芷六味汤适用于肝肾亏虚、肝阳上亢所致的内伤偏头痛（类似血管神经性偏头痛），症见单侧颞部头痛，即恒在左或右侧且可延及眉棱骨，或前额、颠顶；甚则扩展至半边头痛。痛每呈跳痛、钻痛、刺痛、胀痛，持续时间较长，反复发作，经久不愈。伴头晕眼花，甚则恶心呕吐，偏盲，心烦易怒，夜寐烦躁，口干少饮，耳如蝉鸣，腰酸便秘。女性患者每于月经期症状加重，舌质红、苔少或苔薄黄，脉弦细。

辛芷六味汤药物组成：

北细辛 2.5g　香白芷 3g　熟地黄 18g　粉丹皮 6g　山药 15g　结云苓 9g　山茱萸 9g　光泽泻 9g　怀牛膝 9g　珍珠母先煎，24g　或活磁石先煎，18g

上 10 味药，先煎珍珠母或磁石 15 分钟，再掷入诸药同煎，取水 750ml，煎至 500ml，分 2 次服，日服 1 剂。

久痛者加川芎 3g；头晕者加双钩藤 5g 或向日葵 1 朵；经期便秘者加紫草茸 10g。

本方适用于肝肾阴虚、肝阳上亢所致之头痛，阳虚及外感头痛者忌服。

本方源自古方。昔明代周慎斋曾用六味地黄汤加白芷、细辛治一女"噎鲠"。乃病在于上、取之于下意也，深受启迪。自思本证之头痛，系下虚上实之证，肝肾阴虚，精华之血不能朝会于高颠；阴虚生热，浮火上炎，扰乱清空，诸痛乃生。仿周慎斋治"噎鲠"方意，取六味地黄汤下滋肝肾之阴以图本，又因高颠之上，惟风药上行于高颠之上。复加珍珠母镇坠，配以怀牛膝下行，使肝肾之气归原，其奏滋水涵木之功。真阴充沛，髓海盈实，阴平阳秘，头痛自除。此即《素问》"病在上，治诸下"的治则，亦取"壮水之主以制阳光"之意耳。

或问：方中辛芷乃大辛发散之品，为血虚、阴虚者所忌。郑氏以为药虽有禁忌，然配伍不失法度，每可化弊为利，竟获良效。本方中细辛不过 2g，白芷仅重 3g，"味满薄者阴中之阳自地升天也"，其性虽辛温香窜，然六味汤足以制之，而辛散之性又助于脾胃吸收六味汤中滋腻之品，故无所畏惧也。

叶某 男，54 岁，干部。1975 年 8 月 27 日初诊。

患者左侧偏头痛史已 20 年余，时作时休，每于工作疲劳时发作频繁。1963 年起症状加重，疼痛剧烈时伴有双手抽搐。1973 年 7 月曾因左偏头痛剧烈昏倒 1 次，约 5 分钟后苏醒。近年来头痛更频，伴有头晕、头重、脚轻、少寐多梦，大便不爽，口干喜饮茶水。血压正常。西医诊断"血管神经性头痛"。尝求诊他医罔效。患者舌质红、苔薄白偏燥，脉沉弦。证属肝肾阴虚、肝阳上亢，治宜滋补肝肾、重镇潜阳。

处方：

北细辛 2g　香白芷 3g　生地 12g　熟地 12g　粉丹皮 9g　怀山药 15g
结云苓 9g　五味子 3g　怀牛膝 9g

二诊：1975 年 9 月 2 日。服上药 5 剂后头痛头晕有所减轻，舌红苔薄白，脉沉弦。药既中病，嘱再服 5 剂。

三诊：1975 年 9 月 15 日。头晕已除，精神转佳，睡眠改善。仅觉左侧颞部微微胀痛，舌红尖赤、苔薄，脉沉弦。久病入络，当佐活血行气之品。照原方加川芎 5g，5 剂。

患者先后服药 15 剂后，头痛头晕悉除，精神转佳，寐好。嘱其再进原方 5 剂以巩固疗效。药后随访至今，痛未再发。

明某 女，32 岁，会计。1975 年 11 月 6 日诊。

患者终日颠顶疼痛已年余，痛呈胀痛，延及左右两颞侧，伴头晕如乘舟车，阵发心悸、心慌，耳如蝉鸣，甚至恶心，两胁下胀满，入夜口苦，晨起咽干喜饮温水，大便结如羊矢，小溲尚可，月经量多，每逢经期上述症状加剧。自述有肝炎、贫血、菌痢病史。舌质黯红、苔薄，脉弦细数。脉证合参，证属肝肾阴亏、瘀血内阻。治宜补肾滋阴，佐以通络止痛。

处方：

北细辛 2g　香白芷 6g　熟地黄 18g　粉丹皮 6g　怀山药 15g　结云苓 9g　女贞子 15g　光泽泻 9g　怀牛膝 9g　紫草茸 9g　磁石先煎，15g

二诊：11 月 10 日。服药 3 剂后头痛、头晕明显减轻，恶心已除。偶感脘腹不适，嗳气，肠鸣、矢气频作，大便稀软，舌质黯红，苔薄白，脉细弦数，药既中病，守方续进。照上方改紫草茸为赤芍 9g。

三诊：11 月 20 日。上方服 3 剂，经期将临，畏冷，头晕神疲，心悸易惊，脘胀嗳气，纳食乏味，腰酸，手足欠温，大便软，舌苔薄，脉弦细数。肝气乘脾，健运失职，脾虚见症突出，恐六味滋腻而碍脾运，治转疏肝健脾，投柴芍六君汤加减。

软毛柴 5g　杭白芍 6g　结云苓 9g　姜半夏 5g　炙甘草 3g　潞党参 12g　怀山药 15g　绵茵陈 9g　漂白术 5g　盐枳壳 3g

四诊：11 月 25 日。服药 3 剂，月经已净，此次经量稍少，无明显不适，仅在疲劳时感头晕，心慌，大便稍干，小便畅，舌苔薄白，脉细弦。脾胃症状退居其次，仍以辛芷六味汤续进。

五诊：12 月 2 日。患者初诊时需坐车来诊，现已可骑自行车 3 公里路来诊。头痛已除，偶有轻微头晕，目涩面赤，咽干，喜冷饮，口舌生疮，耳鸣腰酸时作，大便干结，舌红苔薄，脉细弦。证仍属肝肾阴亏，虚火上炎。治当滋补肝肾，壮水之主，以制阳光。

生地黄 18g　光泽泻 9g　结云苓 9g　怀山药 15g　女贞子 9g　粉丹皮 6g　珍珠母先煎, 15g　怀牛膝 9g　黑元参 12g　麦门冬 9g

服上方 6 剂，诸症减轻，口舌生疮已愈，惟余目涩耳鸣、腰酸，嘱其以杞菊地黄丸续服以巩固疗效。

王某　女，52 岁，干部。1976 年 10 月 4 日就诊。

患偏头痛甚（抽痛），头晕目眩，腰膝酸痛，心烦不寐，纳食少进，微寒身楚，二便正常，脉弦细，鸡心舌，舌红、苔微黄。脉证互参，属肝肾阴虚头痛，拟辛芷六味汤加减。

北细辛 2g　白芷 5g　生地黄 15g　丹皮 6g　结云苓 9g　光泽泻 9g　山茱萸 6g　怀山药 12g　秋蝉蜕 10 尾

药后未再复诊。半月后患者以周身关节疼痛求诊，追述自服上方 5 剂后头痛消失，眩晕亦瘥，夜寐已安。停药后未见复发。

上述 3 例均以头痛为主诉，经中医辨证皆属肝肾不足、肝阳上亢所致，均投以辛芷六味汤治疗获效。例 1 头痛余年，经多方治疗未效，来院后仅服 15 剂，头痛悉除。此例患者因病程较长，久病入络，故于辛芷六味汤中加川芎一味，取其辛窜以助辛芷活血祛瘀之功。例 2 在治疗过程中，因月经将临，出现脾胃症状，通权达变施以疏肝健脾之柴芍六君汤 3 剂治疗后，终以辛芷六味汤治疗获效。至于方中增减紫草茸一味，系取其凉血通便之功，大便既行，遂减之。例 3 偏头痛，头晕目眩，乃风动之证，故于方中加蝉蜕一味疏风解痉，服药 5 剂则病除。方中或用磁石或用珍珠母者，系因二者均属重镇之品，味咸寒具有吸引肝肾之气归原的作用，前者偏于镇肝，后者偏于平肝，可根据病情所需选用。

（江映红　整理）

杜雨茂

风寒痰瘀痛，加减散偏汤

杜雨茂（1934~　），陕西中医药大学教授

头风之起，多因外感风寒，日久不去，深入脑户，阻滞脉络。由是而瘀血留滞于内，风寒冒触于外，则头痛时作。其临床见症为头痛时作时止，或左或右，或前或后，或满头痛，或痛在一点。发则疼痛剧烈，或掣及眉梢，如有牵引；甚或目不能开，头不能举。且头皮麻木，甚或肿胀，畏恶风寒，有的虽在盛夏，亦以棉帛裹头。痛剧则几不欲生，以头冲墙，或跳痛难忍。种种痛苦，难以言喻。本病还可因平素肝气郁结，气滞则血行不畅，而使头部脉络瘀滞更甚。又气滞则气化不利，痰浊易生，且随三焦流布，上泛于头则痰瘀交加，若再触冒风寒，则头痛加剧。由此可知，头风疼痛虽剧，然病机不外风寒侵袭于外，瘀血留滞或痰交加于内。其治当祛风散寒，通络化瘀，兼以蠲除痰浊。

对于斯证，余常以清·陈士铎《辨证录》中散偏汤主之，并据己之经验，调整其用量，增加其药味，取名为"加减散偏汤"。药用：

川芎 30g　白芍 15g　白芥子 6g　香附 9g　白芷 9g　郁李仁 6g　炙甘草 3g　柴胡 9g　细辛 3g

方中川芎味辛性温，祛风散寒止痛，且又辛香走窜，可上通于颠顶，下达于气海，祛瘀通络，用为主药。白芷、细辛祛风散寒，加强

川芎疏散之力，且有止痛之长；香附、郁李仁直入血分，以助川芎祛瘀之功，兼有调气之妙，用为辅药。柴胡引药入于少阳，且可载药升浮，直达头面；白芥子引药深入，直达病所，且有通窍豁痰之功；白芍敛阴而防辛散太过，又有缓急止痛之长，皆用为佐药。使以炙甘草缓解急迫，调合诸药。诸药相合，疏散风寒之中兼有通络祛瘀之长，疏达气血之内之寓祛痰通窍之功，且发中有收，通中有敛，相助相佐，各展其长。其中川芎祛风散寒化瘀，集三任于一身，恰中病机，宜放胆大量使用，减量或用常量则其效大逊，斯为该方之关键。又方中柴胡、白芍、香附兼可疏肝解郁，白芍、甘草又善缓急止痛，不但对感寒冒风而发者能疗，气郁不畅而致者亦效。即使剧痛难堪，照样缓解止痛无误。

凡头风痛属风寒瘀或痰瘀为患者，悉主以本方。若因风寒，可加荆芥、防风；疼痛剧烈，可加羌活、元胡；阴血亏虚可加生地、当归；拘挛掣痛，常加胆南星、僵蚕、全蝎。本方对神经性及血管收缩性头痛，皆多灵验。若为血管扩张性头痛，加贯众则取效亦捷。

忆昔曾治宝鸡一刘姓老妇，偏头痛掣及面颊亦痛，剧烈难忍，曾在某医院诊断为三叉神经痛，行三叉神经根部切除术，非但疼痛未减几许，反增面肌痉挛之苦。多处求治，其效不着，辗转月余始来求治。余诊其为头风，主以加味散偏汤，加僵蚕、全蝎，服药30剂病愈。

又曾治沈阳范某，女，67岁。头痛25年，痛时先自太阳穴处，然后波及眉棱骨及整个头部胀痛，眼睛亦胀痛，以晨起及夜间为甚。曾多方求医，疗效不佳。长期服止痛片，每次6片，也无济于事。痛作时，跳痛难忍，坐立不安，为此而遂起轻生之念，始来我处求治。查其舌质红、苔薄白，脉沉细滑，血压156/90mmHg。遂诊为头风痛，拟加味散偏汤化裁。

处方：

川芎 20g　柴胡 9g　白芍 12g　香附 10g　白芥子 6g　郁李仁 6g　炙甘草 3g　细辛 4g　白芷 9g　桑寄生 15g　怀牛膝 12g　粉丹皮 9g

上方服 6 剂，头痛显减，可以不服止痛片。遂将前方川芎改为 25g，加女贞子 10g，再进 6 剂而完全病愈。

自拟加味散偏汤主要用于风、寒、瘀或痰瘀交加所致头痛，若为肝阳、痰火及血亏、肾虚之头痛，又当别论，决非该方之所宜。

（郭立中　整理）

严苍山

温补肾督，养血息风

严苍山（1898~1968），沪上名医，临床大家

夫人身十二经脉，阴经皆齐颈而还，惟手足阳经俱上头面，寄经督脉亦络脑入颠，故云头为诸阳之首。脑又为髓之海，六腑之清气，五脏之精血，皆聚会于此。所以头为清旷之所，不受邪侵。苟风寒外感，七情内伤，湿浊蒙蔽，阳明火逆，肝阳上僭，以及阳虚阴虚，均能导致清阳：失运，阴血耗损而发为头痛。古籍治头痛之方甚多，规矩准绳，俱有法度。近治1例头痛用鹿茸而获效，是乃守常知变之法耳。

建筑工人黄某 患头痛偏左有年，驯致发为消渴，多饮溲频，诸症蜂起，经医院多次检查，病因始终未明，医药无效。初诊时，由其妻扶掖而进，观其面色灰黄，精神萎靡不振，头痛不能抬起，气怯语不出声，口干频饮，脉左寸带弦、两尺虚小，舌质红绛、舌苔干白。按脉察症，断为肾中阴阳两虚。以肾阳不足，不能蒸动膀胱之水，以化生津液，所以消渴引饮；又以肾阴亏损，水不涵木，则肝阳偏亢，所以头痛也。方以鲜生地、鲜石斛、天麦冬、龟甲、萸肉、玄参、甘草，甘咸以养阴生津；羚羊、甘菊，平息肝阳；生熟地、五味子、川柏，滋阴泻火；用1g肉桂以温振其肾中之阳。服药数剂，渴饮渐瘥，精神略振，但头痛依然如旧，时作时止，痛时若劈若裂，日夜不止。

经细审病情，方知其痛甚时，脊背发如掌大，虽用汤壶暖之而不温，阳事亦痿而不举。参以脉象沉细，其肾督之阳虚明矣。遂转以养血息风、温补肾督，齐头并进而冀获效。

处方：

羚羊角粉吞，0.6g　鹿茸血片吞，0.6g　全蝎 6g　玄参 9g　天麦冬各 9g　生熟地各 9g　川石斛 9g　杞子 6g　甘菊花 6g　石决明先煎，6g　龟驴胶烊冲，各 9g　夏枯草 6g

2 剂。服药后患者辄觉脊柱温暖，脊背既松，头晕较前亦减。效机已见，原法再进。

处方：

羚羊角粉吞，0.6g　鹿茸血片吞，0.6g　蝎尾吞，1g　甘杞子 9g　女贞子 9g　薄荷炭后下，3g　大生地 12g　石决明先煎，15g　生牡蛎先煎，24g　北沙参 9g　钩藤后下，9g

2 剂。经两诊服 4 剂后，项强头痛大减，夜寐消渴俱瘥。

据述以前服药不安于胃，近则药气与胃气相得，故病亦减轻。还宜急起直追，以愈为度。

处方：

羚羊角粉吞，0.6g　鹿茸血片吞，0.6g　全蝎粉吞　大生地 9g　甘杞子 9g　金毛狗脊酒炒，9g　薄荷炭后下，3g　北沙参 9g　杭菊 6g　酒白芍 6g　钩藤后下，9g　白蒺藜 9g

连服 3 剂，头痛止，去羚羊、鹿茸，以调补气血主治。

至今数月，迄未再发，精神胃纳俱佳，虽处盛夏，亦未反复。病休 3 年，亦已于上月复职，盖已痊愈矣。

（陈湘君　整理）

王为兰

疏达气血豁瘀结，散偏有方需化裁

王为兰（1913~2005），北京中医医院主任医师，临床家

肖某 男，46岁，1982年5月6日初诊。

患者近月来因与街坊发生口角，恼怒生气，闷闷不乐，日久不解而头晕头重。近日突然左偏头痛，时轻时重，重者则头痛剧烈难忍，烦躁易急，睡眠不安，不思饮食，舌苔薄白，脉弦滑。血压136/90mmHg。中医辨证为郁怒伤肝，气血失和。治宜行气活血，舒郁止痛。

方药：

川芎 30g　白芍 15g　白芷 1.5g　柴胡 3g　香附 6g　郁李仁 3g　白芥子 10g　甘草 3g

共2剂，1剂药后，烦躁转安，入睡半日，头痛顿消，知饥进食；服完2剂，诸症消失而痊愈。

王某 男，54岁，1982年6月13日初诊。

患者近月来因思虑过度，睡眠不佳而出现头痛目眩，休息后即消失，但经常发作。近日工作较忙，又连续夜间作业数晚，因而头痛发作，右重左轻，有时满头胀痛，经用各种止痛药物治疗尚能暂时止痛，但药效一过头痛如故。舌苔薄白质嫩，脉沉细。血压160/90mmHg，用散偏汤（方药同例1）2剂，服第一煎药后睡眠3小

时，醒后头痛若失，又继服二煎，惟口干舌燥，头脑昏沉，嘱停服第2剂，改用滋补肝肾之剂，佐以清热之品而病愈。

散偏汤出于清代陈士铎编著的《辨证录》，方由川芎、白芍、白芷、柴胡、香附、郁李仁、白芥子、甘草组成。是根据内伤头痛多有虚、滞、痰、瘀诸因的病机病理而设。方中以重用川芎为主药，取其量大力宏，和血定痛。川芎性味辛温，味薄气雄，辛香行散，温通血脉，疏达气血，既能活血祛瘀、补血生新，又能升清阳、行气开郁，为血中气药，秉其升散之性能上行高巅祛风止痛，是治疗头痛之圣药。用白芍以养血柔肝，敛阴抑肝，通顺血脉，缓急止痛，其性味苦酸微寒，可制约川芎之辛烈；而白芍、甘草为伍，酸甘化阴，育阴缓急，加强镇痛。佐香附以行气解郁，使气血双调，佐白芥子疏气化痰以调和肝脾。用柴胡、白芷之升清引药各行少阳、阳明二经，使辛窜之性直达病所，恐其辛香走散太烈，故佐以郁李仁同白芍之柔润。共同组成具有祛瘀补虚、行气解郁、豁痰散结、和血止痛之功效。根据本方功用，凡患者突然偏头痛，时轻时重，时作时止，因情志不遂或遇劳而头痛加剧，伴有烦躁易急，舌苔白薄，脉弦细。证属虚实夹杂，气郁血虚，诸风上攻所致的偏正头痛者，均可适用。特别是对于西医诊为"神经血管性头痛"，只要化裁得法均有较好的治疗作用。王老临证，对于病情较轻的偏头痛，仅用本方的川芎、白芍、柴胡、甘草四味药即可收效；若病情虚实夹杂，阴亏痰瘀与外感交错等较复杂者，则视其证候，如偏气虚或血虚者，分别选加生黄芪、党参和当归、熟地黄；偏阴虚加沙参、麦冬；偏肾虚加何首乌、枸杞子；偏痰湿选加苍术、泽泻、法夏、茯苓；偏血瘀加桃仁、红花；兼外感风寒加荆芥、紫苏叶；风温加桑叶、菊花；风热加生石膏、细辛；风湿加羌活、藁本等，随症灵活用药，切病效优。此外，要注意煎服药的方法，煎药时间不宜过久，一般每剂头煎、二煎各10分钟即可，将两煎药液混合起来，分 2 次温服。无论是内伤头痛或兼有外感头痛连服一二剂奏效后，均应中病即止，不宜多服或久服，以免燥散伤阴变生他证。服药期间如例 2 偶有出现口干舌燥者，可于方中适当加入清肝滋肾、凉血润燥之品。如果服本方一二剂头痛不减，则往往不是本方之病证，当另详加辨证更方。

陶克文

头痛效方养血平肝汤

陶克文（1918~ ），重庆市中医学校主任医师

顽固性头痛（包括血管性头痛、紧张性头痛、脑外伤后遗症、神经官能症等），是临床常见病、多发病。以头痛止作无常，每因劳累、情绪波动或感触外邪而诱发或加重为特征。陶老对本病的治疗独具特色，提出"重息风，不忘通络，注意养血"的治疗原则。认为本病发生的原因虽较复杂，但"高颠之上，惟风可到"，风是引起头痛的主因。风有内风、外风之别，风病属内风为患，故宜"息"。究其反复发作的原因与"久病入络"，血脉瘀滞有关。"治风先治血，血行风自灭"，故治当活血通络，通则不痛。肝体阴而用阳，久患头痛，阳亢伤阴，精血不足，水不涵木，风火更甚，头痛难愈。故应滋阴养血，使阴充阳潜，内风自息。

据此，陶老自拟养血平肝汤：

生地　白芍　川芎　钩藤　天麻　珍珠母　白蒺藜　栀子　丹皮　川牛膝　桑寄生

方中天麻、钩藤、珍珠母、白蒺藜平肝息风；栀子清肝泻火；生地、白芍滋阴养血；桑寄生补益肝肾；丹皮凉血活血通络；川牛膝引血下行；川芎活血行气，并上行颠顶，引诸药直达病所。此外，蒺藜还能疏肝，肝气条达有利于疼痛的缓解。若瘀滞明显者加丹参、红

花、全蝎；肝火偏盛加夏枯草、黄芩；阴血不足加龟甲、枸杞、女贞子；挟有痰浊加生海蛤壳、法夏、茯苓、泽泻；兼感外风则加白芷、防风、菊花、薄荷。

程某 男，53岁，1988年11月22日就诊。

患者1周前突感头痛如裂，呕吐，继之昏仆不省人事。经某医院抢救苏醒后仍感头部刺痛，呕恶，张目便眩晕欲倒。头颅检查提示：右侧脑颞叶深部出血可能性大。右侧脑室旁见大小球形变化（后确诊为血肿）。患者因不愿手术，求治于陶老。陶老以本方并加重活血祛瘀通络药物治疗1个月，诸症缓解。头颅CT复查：右侧脑室旁血肿已吸收。

（胡小怡　整理）

易希园

和营息风功效宏，眉棱骨痛有良方

易希园（1928~　），湖南省人民医院主任医师

　　吾师易希园业医 50 载，学识渊博，经验丰富，临证遣方，师古不泥，药简效宏。他根据数十年的临床经验，总结出治疗偏头痛（血管性头痛）、眉棱骨痛的经验方 1 则——"眉棱骨痛方"。经临床反复验证，疗效颇佳。该方用荆芥、防风、白芷祛风止痛，即所谓"高颠之上，惟风可到"也。细辛散寒止痛，《本草衍义》说："治头面风痛，不可缺此。"延胡索、川芎行血中之气，为止痛良药。当归、白芍不但能养血和营，而且还可驾驭方中风药之辛燥，借白芍之和营敛阴，使其散中有收，以防辛燥之品耗伤阴血之虞。少阳循身之侧，偏头痛多与肝胆二经关系密切，故用天麻、僵蚕平肝息风以止痛。白附子祛风痰、止头痛，《用药法》谓其能"引药上行"。甘草调和诸药，伍白芍且能缓急止痛。诸药相配，共奏养血和营、息风止痛之效。

　　笔者跟随易老学习以来，用此方治疗血管性头痛、眉棱骨痛屡试屡效。

（吴富成　整理）

邓铁涛

血府逐瘀治顽痛，阴虚六味合磁朱

邓铁涛（1916~　），广州中医药大学教授，国医大师

对一些顽固性的头痛病，每每令医生头痛。后在清代王清任的著作中找到出路。王清任《医林改错》血府逐瘀汤治证的第一个病证就是——头痛。王氏说："头痛有外感必有寒热之表证，发散可愈；有积热，必舌干口渴，用承气可愈；有气虚，必似痛不痛，用参芪可愈。查患痛者，无表证，无里证，无气虚痰饮等证，忽发忽好，百方不效，用此方一剂而愈。"乃知血瘀可致头痛，凡头痛久不愈，痛处不移，舌质紫黯或有瘀斑、瘀点，或脉兼涩象者，试用血府逐瘀汤，每能奏效。但不一定如王氏所说"一剂而愈"。上海近代名医范文虎（1870~1936）亦善用此方治疗顽固性头痛与失眠（见《近代中医流派经验集》）。至于其他原因之头痛而兼血瘀者，用芜蔚子加入适用之方中。

又如三叉神经痛，为难治之症。西医认为此病很少能自愈，目前缺乏有效而又无副作用的治疗。查清代林珮琴《类证治裁》"头痛篇"有眉棱骨痛，证颇相似。林氏说："眉棱骨痛，由风热外干，痰湿内郁。"用选奇汤。该方原出于《东垣试效方》，药只4味："羌活、防风各三钱，甘草三钱（冬天用炙），黄芩一钱酒制（冬月不用）。"我用此方黄芩未用酒制，曾以生地易黄芩亦效。如治一女教师，左侧额痛兼

上齿疼痛剧烈，1 日发作 10 多次，曾经中西医治疗，疼痛次数 1 天减至五六次，而疼痛的程度不减。诊其面色红，唇红，脉弦滑数。虽然舌嫩、舌边有齿印，有本虚之征，但风热实证为主，处方用：

防风 9g　黄芩 9g　甘草 6g　白芍 12g　蒺藜 12g　菊花 9g

7 剂痛大减。后因过劳，淋雨复发 2 次，继用上方加减，前后用药 40 剂余而愈，追踪 1 年多，未见复发。又曾治一邮务员，用药数剂无效，后闻由一女针灸医师用针灸法治愈。可见本病除服药外，可用针灸或其他中医药治可愈，切不可稍不见效即动摇信心。

叶天士《临证指南医案·头风》载 7 个医案，其中第二案似为三叉神经痛。案云："何（四一）右偏风头痛，从牙龈起（木火上炎）。方用：炒生地三钱，蔓荆子（炒）一钱，黄甘菊一钱，茯苓一钱半，炒杞子二钱，冬桑叶一钱，炒丹皮一钱，川石斛一钱半。此方从内风论治，与选奇汤从外风论治文有所不同，值得重视。该方未曾试用，未敢肯定其有无疗效，但从叶天士"头风"诸案及邵新甫的总结语中体会出另一类偏头痛之治。邵新甫说："头风一证，有偏正之分。偏者主乎少阳，而风淫火郁为多。前人立法，以柴胡为要药。其补泻之间，不离于此。无如与之阴虚火浮，气升吸短者，则厥脱之萌，由是而来矣。先生则另出心裁，以桑叶、丹皮、山栀子、荷叶边，轻清凉泄，使少阳郁遏之邪，亦可倏然而解。"我师其意，治疗一些偏头痛而阴虚阳偏亢者，治之以磁朱丸与六味地黄丸。日服磁朱丸以镇摄其亢阳，晚服六味地黄丸以滋其肾阴，曾多次取得效果。磁朱丸本眼科用药，又名神曲丸，出自《备急千金要方》，用四两神曲以配二两之磁石及一两之朱砂，磁石滋肾潜阳、重镇安神，朱砂清心安神，妙在用四两神曲以健运脾气，使石药既不致有碍胃气，又能升清降浊。

胡翘武

头痛六证辨治

胡翘武（1915~2002），安徽中医药大学附院主任医师

头为诸阳所会，脑为精血所聚，内伤外感均可引起头痛。盖头居人之高位，高颠之上惟风可到，诸邪必风邪方可上达。故治疗外感头痛当以祛风为先，药宜辛散为主。内伤头痛多属脏腑失调、气血逆乱，或并有痰血瘀阻，治之或以补益气血、填益精髓，或以化痰逐瘀，搜风通络，或寓攻于补，或攻补兼施。外感头痛多浅暂，内伤头痛多沉绵。确系外邪客犯，药宜辛散轻浮，借以上行祛邪。若属下元亏虚、精血不能上荣者，辛散之品慎用，防生燥烈而耗伤阴血。

血虚风激，养血祛风

赵某 女，32 岁。隐隐头痛已越 2 年，痛无定处，倏作倏止。头痛常于午后加剧，双侧太阳穴处青筋隐隐可见，偶作针刺样痛，伴头昏心悸。面色萎黄，口唇淡白，舌淡红少苔，脉虚浮兼数。此血虚风激之头痛，治以养血祛风。

当归 10g　川芎 4.5g　生地 12g　赤芍 9g　白芍 9g　防风 9g　菊花 9g　青葙子 9g　荆芥 7.5g　钩藤 12g

共服 12 剂，头痛遂止，随访多年一直未发。

患者头痛已 2 年余。症见痛势绵绵，头昏心悸，面黄唇淡等血虚之候，又有痛无定处，时作时止，脉虚浮等风邪的特征。太阳穴处青筋隐隐，偶作刺痛，示有瘀滞之象。故断为血虚风激所致。盖风因血虚而生，痛因风激而起。宗"治风先治血，血行风自灭"之旨，投以四物汤养血活血，佐以荆芥、菊花等疏散风邪之品，方药符证，故收效甚捷。

外伤头痛，竣补奇经

张某 女，41 岁。不慎被坠落门板砸伤头颅，流血甚多，当即昏厥，送医院抢救，经抢救苏醒。嗣后头痛剧烈，不能俯仰顾盼，经治疗 20 日余不效，转延中医治疗。

自述心悸虚烦，时有呕恶。面色惨白，舌淡，脉弱。此乃因受外伤，致精血大耗，肝肾不足，脑髓失养。治宜滋养肝肾，补益奇经。

枸杞子 15g　旱莲草 15g　红参 9g　地龙 9g　怀牛膝 9g　鹿角胶 10g　黄芪 30g　龟甲 20g　炒白芍 12g　红花 4.5g

服药 30 剂余，头痛渐止，运动自如，面色转红，脉亦有力。后以此方制丸，常服。

此例头痛为外伤所致，因精血大耗，肝肾失养，头脑亦因之失于阴精濡养，故头痛拘急不遂。肾藏精主骨，肝藏血主筋，补益肝肾为正治之法，然犹嫌迟缓，遂借用奇经之通路，使精血流溢于脑，脑髓充阴血足，则诸症自愈。

大凡精血亏损之重证，往往补肝肾一时难效，可用竣补奇经之法，匡其不逮。

瘀血阻络，疏肝通络，濡血润枯

于某 男，成人。头痛偏于右侧如针刺之状已病年余，夜难入寐，有时通宵失眠，伴胸胁胀痛。2 年前头部有撞伤史。察舌有瘀斑，脉细涩。此乃瘀血阻络之头痛，治宜活血化瘀、疏肝通络、濡血润枯为法。

药用：

桃仁 60g　五灵脂 60g　红花 60g　乳香 60g　生地 60g　怀牛膝 60g　赤芍 60g　丹参 90g　炮甲 45g　郁金 45g　柴胡 30g　当归 75g　鸡血藤 75g

共为细面制成蜜丸，每服 9g，日服 2 次。

服药 2 个月余，头痛痊愈，睡眠正常。

本例头痛乃瘀血阻络所致，痛久且兼胸胁胀痛，夜不安寐等肝气郁滞之证。方中除使用大队活血化瘀之品外，并佐以当归、鸡血藤、柴胡、郁金等濡血疏肝之品，寓意颇深。治疗瘀血阻络之病，应注重于活血化瘀之中辅以濡血润枯、疏肝解郁之药。因为瘀血久结易于枯燥，血枯则肝失濡养而气血郁结，郁久又易化火化热变生他病。

浊阴上逆，头痛暴盲，益气温中，降逆散寒

陈某 女，41 岁。突然头痛剧烈，左眼旋即失明，眼球内陷，伴频繁呕吐，痛已 3 日。查：舌苔白，脉虚细。此乃阳明虚寒、浊阴之邪上逆之证，拟吴茱萸汤加味。

吴茱萸 9g　生姜 9g　半夏 12g　当归 12g　党参 30g　磁石 15g　大枣 5 枚

服药 3 剂头痛锐减，呕吐已止，左眼视力已开始恢复，眼球尚未复起。浊阴虽降，气血未充，精明失养，再以温中补脾、益气养血之剂，共服 10 剂，视力正常，眼球恢复。

《伤寒论》云："干呕，吐涎沫，头痛者，吴茱萸汤主之。"本例为突发剧烈头痛，频繁呕吐，脉细苔白，显系中焦虚寒、浊阴上逆之候。左目失明，眼球凹陷，乃由浊阴上攻，干犯清窍，阻遏精气上荣，目失奉养之故，属兼有之证。抓住主证，径投吴茱萸汤，益气温中、降逆散寒。中焦复运，浊阴自降，精气可升。再投养荣汤加补肾之品，精血荣目，视力也渐复明。

风痰上犯，祛风化痰，佐以搜剔

谢某 女，45 岁。前额及双侧太阳穴掣痛，时作时止，已数年，治而鲜效。现头痛发作伴有头昏胸闷，喜唾涎沫，面晦微肿，纳少肢困，舌苔灰白而润，舌边有紫色隐隐，脉滑。此乃风痰上犯，阻于三阳经之络脉。治拟祛风化痰，佐以搜络。

药用：

半夏 12g　白芥子 9g　制南星 9g　辛夷 9g　菊花 9g　茯苓 15g　陈皮 7.5g　防风 7.5g　独活 6g　全蝎 3g

服 5 剂，诸症大减，嘱再服 5 剂而瘥。

痰为浊阴之邪，必借风力始可上犯高颠。风性数变无常，故头痛时作时止。痰随风动，壅阻三阳经之络，上蒙清窍，痛势缠绵数年，又有胸闷而肿，口流痰涎等痰气不化之症可凭，故断为风痰上犯，阻塞清窍所致。方用二陈化痰，防风、辛夷、菊花等祛风，白芥子、南星合全蝎，可搜除潜伏络脉之风痰。驱邪务尽免留后患，服药 10 剂数年痼疾获愈。

风火上亢，滋水息风

魏某 女，61 岁。

现症：颠顶阵发剧痛，目眩耳鸣，心烦多梦。大便干燥，小便色黄，舌红苔黄，脉弦劲而数。此为水亏不能涵木，肝阳化风化火，风火相煽而上亢，亟须滋水涵木、平肝息风潜阳。

药用：

山羊角 20g　钩藤后下，20g　女贞子 20g　紫贝齿 30g　生牡蛎 30g　菊花 9g　竹茹 9g　桑叶 9g　生地 15g　赤芍 12g　夜交藤 24g　大黄 6g　荷叶 1 块

服 3 剂，头痛大减，耳目稍清，夜寐仍多。冲逆之风火虽已受挫，阴精亏虚未复，前方化裁，重在滋阴养肝，辅以降火息风，连服 7 剂，诸症渐愈。

老年之人，真阴已亏，肾水难以涵木，肝阳化风化火上亢。这类疾病为害最烈。以风乘火热，火助风威，风火交煽上冲，清窍闭塞，气血逆乱，五脏失和，最易使人昏仆卒中。本例患者年逾花甲，肾水亏于下，肝风化火冲逆于上，若不急投大剂平肝息风、育阴降火之剂，恐难遏猖獗之病势。以《通俗伤寒论》之羚羊钩藤汤化裁（羚羊角以山羊角代之），3 剂控制症状，后以滋水养肝以清风火之余威而收功。

（胡谷塘　整理）

娄多峰

求因通为主，任能重丹参

娄多峰（1929~　），河南中医药大学教授

娄氏治疗头痛以活血祛瘀、行气开郁之通法为主，每获良效。然临床所见头痛，或因风、寒、湿、热等邪侵袭经络，上犯于头，清阳之气受阻引起的外感头痛；或因肝、脾、肾等脏腑的病变，以及气血失调引起内伤性头痛；或因跌仆损伤之后，或久病入络使气血瘀滞引起的瘀血性头痛等，使头痛这一常见的症状，甚为复杂，故在治疗中还必须详查细审，精心辨证，对证下药。

娄氏治疗头痛常用以下药组成基本方：

丹参 10~20g　　川芎 6~9g　　藁本 6~12g　　香附 10~20g　　桔梗 10~20g

方中丹参活血祛瘀、安神宁心、镇静止痛，为治头痛之要药，最大量可用至 30g。川芎行气开郁、祛风燥湿、活血止痛，治一切风、一切气、一切血、一切劳伤，调众脉，破癥结宿血，为气中之血药；香附理气解郁止痛，为血中之气药，气血两散，能疏达郁滞，也为治头痛之要药。桔梗一药，世人多用其开宣肺气、祛痰排脓。娄氏用之，乃因其上入肺经，肺为主气之脏，故应为气分药，且上中下皆可治之。方用桔梗能增强上述诸药通经活络、行气解瘀的作用。

随症加减：头胀痛，恶风寒，常喜以绵帛裹头者，加白芷 3~6g、羌活 6~9g、细辛 6~9g；头中烘热胀痛，面红目赤，口渴欲饮，舌苔

黄，脉数者加生石膏 30~90g、连翘 9~18g；头脑空痛，眩晕耳鸣，腰膝酸软者，加杞果 15~30g、首乌 15~30g、元参 15~30g；头痛偏在两侧，头晕目眩明显，怕见阳光，泛恶欲吐，心烦失眠，脉弦者，加珍珠母 15~30g、石决明 15~30g、白芍 15~30g；头痛如针刺，痛有定处，或有外伤史，舌质紫黯或有瘀点者，加牛膝 10g、赤芍 10g、丹参用至 30g。太阳经痛加羌活，阳明经痛加白芷，少阳经痛加柴胡，太阴经痛加苍术，厥阴经痛加吴茱萸，少阴经痛加细辛。

（娄玉铃　整理）

熊魁梧

风寒热湿气血凝，头痛六法每可凭

熊魁梧（1919~　），湖北中医药大学教授

散 寒 祛 风

外感邪气，风、热、寒、湿皆可为之，惟风乃百病之长，上犯颠顶，阻遏络道，致气血凝滞，产生头痛，故伤于风者，上先受之，其夹热、夹寒、夹湿当随证而用之。

夏某　男，42岁，1979年1月6日初诊。

自1963年起，两太阳穴痛，呈交替性发作。1971年后疼痛加剧，且每于劳累则更甚，严重时吐黄水，须卧床休息，其发作时间长短不一，多则七八日，少则三五日，近日余头痛无休止，伴有肢体困重，疲乏懒言，时有胸闷憋气，舌质红、苔薄黄，脉缓弱。拟胜湿通络、祛风止痛法。

羌活9g　防风9g　薄荷6g　白芷9g　当归12g　川芎9g　白芍12g　生地15g　丹皮9g　甘草9g

二诊：上方隔日1剂，服药1个月，现太阳穴疼痛减轻，阅书报久之则痛剧，夜寐不安，大便干结，上方去白芷、葛根，加柴胡9g、栀子6g。10剂。

三诊：头痛只轻微发作几小时即缓解，现感前额痛明显，眼胀，口干苦，舌红苔薄黄腻，脉沉弦。

防风 9g 羌活 9g 北条参 15g 蔓荆子 9g 红花 6g 当归 12g 菊花 9g 川芎 9g 白芍 12g 生地 15g 黄芩 9g 甘草 6g

上方服 8 剂，头痛缓解，后以此方加减善后。

此例乃风、湿、热夹杂而侵袭头部，故投以九味羌活汤加减。风湿头痛，多见重着感，其治疗须辨其寒热，头痛因风久久不愈者，防风、羌活、川芎为要药。临床治风寒头痛，若虑其麻桂辛散而力强，荆防辛润而力不及，可以防风配羌活；风热头痛首选桑叶、菊花、蔓荆子，临证颇有效验。风证表散不宜太过，太过易致耗阴损血，补益又不宜过早，过早则邪留而不去，尚需察虚实，审轻重，顺时令。此案历程 16 载，风证仍在，但恐伤血，故又辅以四物而收功。

和 营 养 血

营血亏损，脑失所养，即产生头痛，故补血是治疗头痛的重要一环。

周某 女，38 岁，教师。

右侧偏头痛已 5 年，齿连及项，时作时止，身体逐渐消瘦，面色㿠白，唇舌淡白，精神疲乏，头昏眼花，伴有纳差，口干口苦，乳房胀痛，大便时干时稀，苔薄白，脉缓弱，拟和营养血、清热止痛法。

当归 12g 生地 15g 川芎 9g 白芍 12g 丹皮 9g 山栀 9g 桑叶 9g 菊花 9g 骨碎补 9g 白蒺藜 9g 橘皮 9g 甘草 6g

以上方加减，连服 20 剂，头痛消失。

此乃取虚夹风热头痛，故以四物汤加清热祛风之品而收功。血虚头痛多呈隐痛，往往缠绵难愈，遇劳则甚，治疗切忌辛散燥烈，当以四物汤，为基本方，地黄以生地较宜，芍药以白芍较好，切不可把虚证当实证，药不杂投，方能药到病除。

通 络 祛 瘀

瘀滞亦可产生头痛，常伴随有瘀停征象，如舌质口唇紫黯或瘀斑瘀点。此种疼痛，往往痛有定处，其痛持续不减，痛如锥刺。

毋某 男，48 岁，教师。1981 年 5 月 26 日诊治。

自去年 8 月份拔牙，切割面部痣用麻醉药后，右侧从太阳至风池穴疼痛，有时跳痛，步履艰难，每于行走转弯处，即感疼痛加重，伴有失眠多梦，食纳不佳，苔薄白，脉弦。拟通络止痛、兼以养血方。

红花 6g 桃仁 9g 鸡血藤 15g 地龙 9g 川芎 9g 当归 12g 白芍 12g 生地 15g 荆芥炭 9g 菊花 10g 北条参 15g 蔓荆子 9g

以此方加减连服 30 剂后，头痛消失，睡眠饮食均可。

此例头痛因用麻醉药而致，可能系血行不畅而产生头痛。瘀阻头痛，有血瘀、痰瘀、气郁之别，但以血瘀最为常见，治疗亦需区别对待之。有些年久头痛屡治不愈者，虽无明显瘀停征象，亦可根据"久病入络"之说，按瘀滞治疗，但用药当灵活。虫类药以僵蚕、地龙平和，可选用。蜈蚣、全蝎之类不可轻易用，否则易引邪入络，久久不愈，故常以桃红四物汤加味治之。

缓 急 滋 阴

阴虚头痛，尤以肾阴虚为多见，伴有脑鸣头昏，腰酸腿软，劳甚则作，午后为甚。

陈某 女，48 岁，教师。1980 年 6 月 13 日诊治。

本月 2 日突然右侧头痛连及齿，下午及晚上为甚，局部发热，口不能张，饮水及说话均疼痛，口干口苦，饮水亦多，大便 1 日一行，曾服西药止痛药皆罔效，舌质淡、苔薄黄，脉细。拟滋阴养液、缓急止痛法。

生地 15g　山茱萸 9g　茯苓 15g　丹皮 9g　泽泻 9g　桑叶 9g　菊花 9g　白芍 12g　当归 12g　川芎 9g　骨碎补 9g

服 4 剂后，头痛明显好转，惟晚上有时隐痛，局部热感消失，睡眠好，纳可，近来略为怕冷，舌脉同前。上方去骨碎补、山茱萸，加蔓荆子 9g、薄荷 6g，服 4 剂其病已愈。

此例患者由于肾阴亏损、脑络失养所致，故以六味地黄汤加味。阴虚头痛，虽以午后痛甚多见，但不尽然，且滋阴当辨脏腑，五脏俱有，而以肝肾为根本。

清 热 平 肝

肝阳偏亢，循经上扰清空，常致头痛，且多有心烦易怒，每因烦劳或忧思恼怒而增剧。

周某　女，37 岁，教师。1978 年 10 月 28 日诊治。

头痛 5 年，以右侧为甚，眼胀头晕，口干，不欲饮水，发热，恶心呕吐，烦躁易怒，月经提前 8~9 天，每于经欲行时疼痛加剧，经行过后则稍有缓解，脉弦，舌质红、苔薄黄。拟泻火降逆、平肝止痛法。

丹皮 9g　栀子 6g　当归 12g　川芎 9g　白芍 12g　柴胡 9g　茯苓 15g　法夏 9g　橘皮 9g　黄芩 6g　枳实 9g　茺蔚子 9g　甘草 6g

经用此方加减（曾加用过菊花、川芎、生石膏等），连续服药近半年，头不痛，诸症消失。

此系肝郁化火而致头痛，且犯胃及胆，以丹栀逍遥散合二陈汤而收功。肝阳上亢而致头痛多伴有热感，茺蔚子对此种疼痛其效尤好，若肝阳上亢之高血压亦可选用，但临证不可囿于高血压而平肝，临证既要强调辨证，亦不可忽视辨病，辨证辨病有机结合，才能发挥中西医各自特长。

益气升阳

气虚不能上荣于脑，以脾气不足，神疲乏力，食欲不振，头痛常伴有头昏。

汤某 女，35 岁，教师。1979 年 5 月 13 日诊治。

两太阳穴痛约 10 年，痛甚则恶心呕吐，烦躁不安，嗳气，伴有眩晕，食少纳差，周身乏力，劳甚更觉头痛加笃，大便不爽，舌质红苔白，脉弦缓。拟益气健脾、升阳止痛法。

党参 15g　白术 12g　茯苓 15g　陈皮 9g　法夏 9g　干姜 6g　黄连 4.5g
桑叶 9g　菊花 9g　川芎 9g　蔓荆子 9g　甘草 9g

二诊：服上方 10 剂，头痛消失，其他症状亦显著好转，脉沉缓，舌尖红。

上方去蔓荆加当归 12g、白芍 12g 善后。

本例患者乃脾气不升，精气不充于脑，脑海空虚而致头痛头昏，故以六君子加味而收功。凡脾气不升之头痛，多伴有空虚感，疼痛无规律，若精神尚好，食纳增加，疼痛亦略减轻，既不可纯用升麻、柴胡、葛根升阳之品，更不可用重镇潜阳之物，惟调补中州，俟脾气升腾，清阳敷布，其痛自止。

治疗头痛古人多以祛风为主，盖高颠之上，惟风可到，风药自能取效，但切忌不分脏腑、不明经络、不辨寒热、不审部位而杂乱投药。羌活治太阳剧烈头痛，尤以头之后部为好，若嫌力不足，当配用防风。白芷治阳明头痛，以前额及眉棱骨为好；柴胡、川芎治少阳两侧及颠顶头痛，二药一寒一热，区别用之；葛根善治阳明头痛，对头顶及项背部痛尤好。

在治疗内伤头痛时，常用蔓荆子配北沙参治疗两太阳穴、前额及虚性头痛，蔓荆子能疏散风热、清利头目，北沙参治头痛为熊氏几十年来用药经验，每每用之，其效甚好。对头痛连齿者，常以白蒺藜配骨碎补，两药可代细辛或独活而用之，但较细辛、独活平和。因此屡服风药，徒令津血更虚，阴不涵阳，上干于头，头痛更甚，又需佐风药者，常以白蒺藜配骨碎补。

从临床大量病例来看，头痛以右侧多见。前人认为痛在右侧多从气论治，痛在左侧多以血论治，熊氏认为若属外邪侵袭从气论治，若属内伤头痛，则多从血论治，不可以左血右气机械划分。

沈炎南

加减清上蠲痛汤治疗偏正头痛

沈炎南（1921~1991），广州中医药大学教授

头为诸阳之会，脏腑气血聚集之所。若六淫邪气外侵，气血痰浊内阻；或气血不足以上荣；或肾虚肝旺而风阳上逆，致空窍郁闭，清阳不运，头痛乃作。风为百病之长，头为至高之处，风性上浮，故头痛之因虽有种种之不同，而大多与风有关，因而前人又称偏正头痛为"头风"。对其治疗在辨明病因而施治的基础上，必佐以风药，虚者亦然。正如李东垣所言："头痛每以风药治者，高颠之上，惟风可到。"

明·龚廷贤在这一理论指导下，在《寿世保元·头痛》中创立了"清上蠲痛汤"，为"一切头痛主方，不问左右偏正，新久皆效"。在临床上运用龚氏这一经验方治疗偏正头痛，获得良效，在此基础上，根据自己临床实践经验，对本方及其加减法作了进一步的改进，使之更加切合临床实际，扩大了本方的治疗范围，提高了治疗效果，从而制订出"加减清上蠲痛汤"。主治偏头痛、头顶痛、前额痛、眉棱骨痛，或剧痛欲裂，或隐痛绵绵，或伴头晕目眩，反反复复，日久不愈，取得了很好的疗效。

加减清上蠲痛汤组成：

当归 3g　川芎 3g　白芷 3g　细辛 3g　羌活 3g　防风 3g　菊花 3g　黄芩 3g　麦冬 3g　蔓荆子 6g　甘草 1g

以水 2 碗煎成 1 碗，内服。

加减法：偏头痛，或左或右，加柴胡 3g；头顶痛，加藁本 3g；前头痛，加葛根 9g；眉棱骨痛，加法半夏 3g；风湿头痛，头重如裹，加独活、苍术各 3g；痰浊头痛，脘闷呕恶者，加法半夏、陈皮、天麻、枳实各 3g；肝风上旋，伴见头晕目眩者，加天麻 3g，钩藤、白蒺藜各 9g；如肝阳上亢者，再加石决明（先煎）15g；头痛不治多害目，如伴见视力减退、目视昏花、视物不清者，加草决明、蕤仁肉各 9g；肝火上攻，伴见面红目赤、口苦溺赤者，加柴胡、龙胆草、栀子各 3g；大便干结者，再加大黄 3g；气虚者，加生北芪、党参各 9g；血虚者，加制首乌、白芍各 9g；肾虚者，加熟地、山萸肉、沙苑蒺藜各 9g；阴虚有火者，加生地、白芍各 9g，羚羊角（先煎）12g。

本方以羌活、防风、白芷、细辛、菊花、蔓荆子祛头风、止头痛；当归、川芎养血行血，血行则风自散；黄芩泻火，麦冬养阴，并可防止风药升散太过而损血伤津；甘草调和诸药。如此配伍貌似杂乱，实际上秩序井然，配合得宜，相得益彰。本方药多而用量却很轻，其道理主要是：头为至高之处，非轻清之剂不能上达。正如吴鞠通所言："治上焦如羽，非轻不举。"这里所说的"轻"，有两方面的含义，一是指所选用的药当为质轻味薄之品，其性善升散，方可上达；一是指药量必须轻，只有用量轻，才能随其轻清上浮之性。如果用药过重，则药过病所，反而不效。而且本方中用了许多祛风药，但由于用量很轻，所以不会起到解表发汗的作用，而有上入颠顶祛除头风之功，临床上运用此方久服达 30~40 剂，亦未见有不良反应，关键还是运用得宜。反之，这些祛风药如果用量过重，就会起到解表发汗的作用，用于感冒则可，用于头风则不宜了。因此，使用本方时一定要保持原方分量不变，千万不要以为其用量太轻而妄自增加药量，而且不宜久煎。只要使用得法，自可收良效。

罗某 女，55岁。1984年5月15日初诊。

患者于1983年初开始自觉头部左侧疼痛，左眼视物模糊，至当年年底左眼视力从1.2下降至0.2，伴前额部胀痛。1984年初先后到某大学医学院、某市第一人民医院诊治，作电子计算机X线断层扫描（CT）、脑血管造影等检查，诊断为脑动脉瘤。脑动脉瘤位于蝶鞍前部稍偏左侧，约2.1cm×3cm大小；视力右眼1.2，左眼0.1，左眼视野缩小。经治未见明显改善，来请用中药治疗。自述头部左侧及左眼眶周围顽痛不止，头部发胀感，头晕，左眼视物模糊，耳鸣，夜寐多梦，时有口苦，胃纳一般，舌质淡红、苔薄白，脉弦细涩。证属风阳上扰清窍，治以祛风止痛、平肝明目为主。方拟加减清上蠲痛汤加味。

当归3g 川芎3g 白芷g 羌活3g 防风3g 钩藤3g 蔓荆子3g 麦冬3g 独活3g 黄芩3g 细辛3g 杭菊花1.5g 甘草1.5g 蕤仁肉

日1剂。

服4剂后，头痛、头胀减轻。依前方加草决明9g，1日剂，共服14剂，头晕、头痛、耳鸣均消失，自觉左眼视力有改善。依上方再服1剂，眼科检查左眼视力由原来0.1变为0.2，视物较前清楚。

处方：

当归3g 川芎3g 羌活3g 防风3g 杭菊花3g 麦冬3g 黄芩3g 甘草3g 白蒺藜9g 蕤仁肉9g 草决明9g 蔓荆子9g 白芍9g 生地9g

隔日1剂，连服14剂以善后。

（杜同仿 整理）

章真如

疏风散火汤治疗肝火头痛

章真如（1924~2010），武汉市中医院主任医师

头痛多为肝火所致，肝阳、肝风亦能导致头痛，头为诸阳之首，凡头痛皆与三阳经有关，而三阴经亦有上犯者，临床以少阳（胆）与厥阴（肝）头痛较为多见。肝主升发，其脉上达于颠顶，故"三肝"均能致头痛。肝火头痛多有目赤眵多，两太阳处青筋暴露，头面烘热，口干口苦，脉弦数，舌赤苔黄；肝阳头痛者心烦易怒，口干苦，失眠多梦，两颧发红，唇红耳赤，脉弦，舌红苔薄黄；肝风头痛，往往头痛如裂，即所谓"雷头风"，手足麻木，甚至舌颤舌摇，半身麻木等。临床所见"三肝"头痛与高血压病、血管神经性头痛有关，临床症状多表现为实证或虚中夹实证。

临床多见的血管神经性头痛，往往肝风、肝火并现，所谓"风火相煽"。患者头痛颇甚，或偏于一侧，或集中颠顶，见风则甚，有时剧痛如裂，呕吐恶心，反复发作。辨证为风热化火，火盛生风，风火相煽，郁热作痛。治法：疏风散火，清上止痛，用《寿世保元》清上蠲痛汤，或自拟疏风散火汤。

桑叶　菊花　白芷　川芎　石膏　蔓荆子　细辛　僵蚕　薄荷　防风

刘某　女，42岁。

患头痛有3年，反复发作，平素性情急躁，动辄发怒，每发怒时，必然头痛发作。近年来逐渐加剧，即或不遇怒时，工作紧张时亦能导致头痛。痛时两太阳部青筋怒张，面赤，气火上冒，心胸烦闷，甚则恶心呕吐，不能成寐。在医院检查，诊断为神经血管性头痛，服止痛药无效。诊其脉弦细数，舌赤苔黄，伴有胁痛，口苦口干，大便秘结。证属肝郁化热，热极生风，风火上扰。治以平肝降逆，疏风散火。用自拟疏风散火汤加减。

处方：

桑叶10g　杭芍10g　白芷10g　川芎8g　生石膏40g　蔓荆子10g　麦冬10g　细辛3g　熟大黄10g　竹柴胡10g　防风10g　僵蚕10g　薄荷3g

服上方3剂，大便已通，头痛，口干苦明显减轻，心烦恶心已止。宗原方去薄荷，加川楝子10g，再进5剂，以善后。

（章向明　整理）

赵金铎

治偏头痛五法

赵金铎（1916~1991），中国中医科学院广安门医院主任医师

西医学的血管神经性头痛，其病因尚未明了，症状复杂多变，治疗也较困难。从本病的症状特点来看，与中医学中的某些头痛、偏头痛、头风等疾病相类似。中医认为：头为诸阳之会，脑为清灵之腑，五脏六腑之精气，皆上注于此，故外感、内伤诸种因素皆可令脑络阻痹，清阳不达，浊阴翳蔽，因而发生头痛。《素问·方盛衰论》云："气上不下，头痛巅疾。"后世之《类证治裁》一书亦说"头为天象，诸阳经会焉，若六气外侵，精华内痹，郁于空窍，清阳不运，其痛乃作"，亦即此理。

临证所见，这类头痛的病因的确复杂，或因七情六欲，气血瘀滞；或因劳倦内伤，上实下虚；或因外感失治，余邪稽留；或因久病不复，阴阳偏颇等等；皆可导致气血逆乱，升降失常，瘀血阻络，化热生风，痰浊上干，脑络壅塞。惟其病因复杂，故临床证候亦变化多端：或偏头痛，或全头痛，或搏动性钻痛，或憋胀性钝痛，或头部浅表络脉怒张、太阳穴胀痛，或隐隐作痛，或剧痛难忍，或痛无休止，或阵发加剧，或时作时止，或发作有时……。且于发作时常出现多变的伴随症状：或恶心呕吐，或两目红赤，或鼻塞鼻衄，或双目难睁，或颜面翕热如醉，或手足麻木逆冷，或躁扰不宁，或昏昏欲睡，甚至

出现昏瞀抽搐等症。应如何辨证治疗，历代医学文献记载非常丰富。《内经》论头痛，以"六经"作为分类依据，明·张景岳提出："凡诊头痛者，当先审久暂，次辨表里，盖暂痛者，必因邪气，久病者，必兼元气……"可谓要言不烦。近年来，在临床中坚持辨证施治的原则，凡遇这类头痛，首先分清外感与内伤；明辨脏腑、气血、阴阳、寒热、虚实之变，"谨守病机，各司其属"。曾先后采用以下五法，治疗多例原经西医诊断的血管神经性头痛，疗效尚属满意。现将粗浅的体会介绍于下。

活 血 化 瘀

本法适用于瘀血阻络而致的头痛。中医对痛证的发生，有一个总的概念，即"不通则痛"，后世医家又在此基础上提出了"久病入络""久痛入络"的病理机转。故本法所适应的头痛，也大多具有病程缠绵、迁延日久的特点，有的病程竟长达十数年之久。

关于瘀血证的特点，《金匮要略·惊悸吐衄下血胸满瘀血病脉证治第十六》论述颇详："病人胸满，唇痿，舌青，口燥，但欲漱水不欲咽，无寒热，脉微大来迟，腹不满，其人言我满，为有瘀血。"又云："病者如热状，烦满，口干燥而渴，其脉反无热，此为阴伏，是瘀血也，当下之。"以上论述，至今对辨治瘀血性头痛同样具有重要的意义。

据临床所见，本类患者多为壮年妇女。其症状特点为，头痛时作时止，或痛如针刺，或剧痛如裂，或走路震痛。自感胸满不舒，烦躁易怒，甚则奄忽发狂。经行滞涩量少，且夹瘀块不鲜，或经前腹痛如绞，或经行头痛加重，口苦咽干，失眠多梦，面色晦滞，舌质紫黯，或有瘀斑瘀点，脉细弦或细涩。治此病证，常采用活血化瘀、平肝息风之法。方用《医林改错》中的"血府逐瘀汤"加菊花、夏枯草等，多获良效。若日久病重者可酌加全蝎粉 3g 冲服，以增强入络祛邪之力。王清任云："查患头痛者，无表证、无里证、无气虚、痰饮等证，忽犯忽好，百方不效，用此方一剂而愈。"实践证明，王氏之言诚为经验之谈。

凉 血 清 肝

本法应用于肝阳化风、血热上冲所致的头痛。此类头痛多见于壮年阳旺之体，平素喜食酒醴厚味，或禀性刚暴，复因五志过极，而致肝失柔和，血失静谧，阳动莫制，血热上壅，阻滞清空之络。症见全头胀痛欲裂，太阳穴经脉隆起跳痛，面目红，烦躁易怒，夜寐不安，多梦易惊，甚则目眩妄见，口臭饮冷，大便秘结，小便黄赤，舌质鲜红，脉见弦数。因肝为风木之脏，相火寄之，阴血藏之，肝体之柔，赖阴血以濡之，阴血之行，赖肝气以疏泄之。今肝火暴张，风阳上旋，血气皆菀于上，故治必清肝凉血。

滋 水 涵 木

本法应用于肝肾阴虚、肝阳上亢而致的头痛，病多见于 50 岁以上者。经云："年四十，而阴气自半也，起居衰矣。"（《素问·阴阳应象大论》）复因调摄失宜，忧思郁怒，劳心过度，再伐肝肾之阴。盖肝脏体阴而用阳，体柔而性刚，肝之阴所以潜藏，肝之体所以柔和，"全赖肾水以涵之，血液以濡之，肺金清肃下降之令以平之，中宫敦阜之土气以培之，则刚劲之质，得为柔和之体，遂其条达畅茂之性，何病之有？"（华岫云语）且肝肾同居下焦，乙癸又属同源，肾阴亏损，水不涵木，木失条达之性，因致全头闷痛，颈项不柔，脑转耳鸣，肢体震颤，盗汗遗精，心烦易怒，舌红少苔，脉寸关微弦、两尺浮大无力。

临证治疗，多遵叶天士心法："身中阳化内风，非发散可解，非沉寒可清"，"非柔润不能调和也"。治必随肝脏条达畅茂之性以滋之、濡之、清之、疏之。方用加减杞菊地黄丸，滋肾平肝。然阴虚之体，水火不济，气化失常，生痰蕴湿者不少，故滋养切忌腻滞。如舌根部稍有白苔而腻，可去生熟地不用，改为白蒺藜、桑寄生等性味中平，益肝肾的而不助湿之品。且久病入络，非辛味无以通闭解结，故于大队滋润物之中，少佐细辛、薄荷等轻清灵动之品，顺肝性以疏泄之，此乃《素问·脏气法时论》所谓"肝欲散，急食辛以散之"之意也。如肝阳上僭，也可酌加珍珠母、生龙牡等潜镇之品。

解 郁 化 痰

本法为肝气郁结、痰湿阻滞者而设。此类证候多见于嗜甘腻肥，恣欲无度，形体丰腴之人。痰湿素重，复被忧思恚怒所加。肝气郁结，中土失运，痰湿困脾，不御所胜，肝气横逆，乘而侮之，湿痰夹肝风上干清阳之位，经络瘀塞，壅遏为痛。正如叶天士所谓"阳明脉虚，加以愁烦，则厥阴风动，木横土衰"者也。故胸胁脘腹胀闷滞塞，惟以引长息为快；肝郁脾困，故食不甘味、大便时干时溏，滞下不爽；痰湿痹阻经络，故肢体麻木憋胀。患者多显面色晦暗，眼圈发乌，舌体微肿而有齿痕，舌苔白腻，脉见弦滑。

临证运用本法，多从以下 3 个方面着手。

1. 痰湿化热，上干清阳之道者，用加味温胆汤（云苓、陈皮、半夏、竹茹、枳实、厚朴花、菖蒲、地龙、菊花、怀牛膝）。

2. 风痰阻络、清阳不升者，用变通半夏天麻白术汤（半夏、天麻、白术、陈皮、云苓、桑寄生、钩藤、当归、白芍、甘草）。

3. 肝郁不舒，痰血瘀滞者，用变通逍遥散（归尾、赤白芍、柴胡、云苓、白术、薄荷、丹皮、夏枯草、决明子、制香附、白芥子、甘草）。

调和营卫

本法适用于狭义的"头风"。即《素问·风论》所谓："新沐中风，则为首风"者。此类病证多由外感失治，或因醉饱、新沐当风取凉，风邪由风府入脑所致。

《素问·风论》云："首风之状，头面多汗恶风，当先风一日则病甚，头痛不可以出内，至其风日则病少愈。"说明首风有汗出恶风，与气候变化密切相关的证候特点，这与今天的临床实践也是相吻合的。

头风之状，发无定时。发则汗出而恶风，或头皮浮顽，口不知味，或耳鸣目痛，或眉棱骨痛，甚则颈项强、身拘急，脉见浮弦或浮缓；不发则一如常人。临床遇此证，若汗出恶风、脉浮缓者，则以调和营卫、辛甘化风之法施治，方用加味桂枝汤（桂枝、白芍、甘草、生姜、大枣、黑芥穗、浮小麦、黄芪）。若遇舌脉如常，无证可辨者，则采用"蝎梅散"（全蝎3g微炒研细，梅片少许研细，2味调匀），用少许吸鼻内，左痛吸右，右痛吸左，两侧痛吸双鼻，每日2~3次。

李克绍

头痛妙方选奇汤，轻用羌防在通阳

李克绍（1910~1996），山东中医药大学教授

我治头痛，最喜用东垣选奇汤。药物只羌活、防风、黄芩、甘草 4 味，另加生姜 1 片。本方药少量轻。其中羌活、防风各 1 钱 5 分，约合今制 4.5g，黄芩、甘草各 1 钱，为今制 3g。

此方本治风火上煽，眉棱骨痛，而我用本方，则不论风寒与风热，也不论正偏头痛，或眉棱骨痛，凡多年宿疾，随着气候变化而发作、久治不愈者，原方不加不减，屡治屡效，甚至有反复多年，一二剂即根治而不复发者。

门人有问：此方人所熟知，何以别人用之效果或不理想，而你却特别推崇此方？答曰：方虽好，但其效果如何，也与用方者如何掌握有关。方中羌防，虽然主治风寒表证，但在发热恶寒等全身症状明显时，此方即无效。因为寒热表证明显，就当以发汗解表为主，头痛只是一个兼见的次要症状，而本方药量极轻，用以发汗，则力有不及。适合于本方的头痛证，虽属风寒所引起，却无明显的寒热症状，只是常随气候的变化，或衣着不慎而发作，才知与外感有关。其所以能伴随极轻微的外邪而发作，乃是素有风寒失治，或治未彻底，余邪郁于络脉，郁久化热内伏，反而成了发病的敏感源，所以一有风寒触动，就相引相恋而发病。本方用羌防的目的，是疏络通阳，使热外散，不

是解表发汗，故用量极轻，服后也不温覆取汗。如果不明白这点，怀疑药量太轻，加大用量，则入经而走络，就失去疏络通阳的意义，效果就可能不理想。

习惯性偶触风寒即发作的头痛证，既然络脉中有陈旧性郁热内伏这一过敏原，所以方中又加入少量黄芩，使伏热既可内消，又可随着络脉的开通而外散，不再与外邪相引相恋，所以常有多年宿疾，从此可以得到根治。

或问：此方可不可以加减？答曰：如上述情况，一无寒热周身症状，二不呕吐，不胸闷，不便秘，就无需加减。但如属风热之邪，近火痛剧者，可将黄芩加至羌防量的2倍，即9g，或再酌加石膏，这样，以黄芩为主药，羌防则成为引热外出之佐使药物了。

头痛若兼有呕吐、胸满、便秘等症状者，则病机亦较单纯的头部伏邪为复杂，就需要加用其他药物：或加止吐药，如半夏、生姜；或加宽胸理气药，如枳实、厚朴；或加通便药，如大黄、芒硝等。所加之药俱不宜量大，以求与原方相协调。

本方治头痛的效果，可以从另一些方剂证明之：临床常用以治头痛的有效名方，如龚廷贤的清上蠲痛汤，李东垣的清空膏，局方川芎茶调散等，其核心药物，都有选奇汤在内，所以这些名方，都可以看作是选奇汤的加味方，也就证明选奇汤是治疗头痛的基本方。

夏度衡

静以制动，芍牡丹草

夏度衡（1912~1992），湖南中医药大学一附院教授

三叉神经痛以面部三叉神经一支或几支分布区内反复发作、突发突止的短暂暴痛，常伴有同侧面肌抽搐，痛止则如常人为主要临床表现。夏氏从临床主症入手，认为短暂暴痛，突发突止，是风性数变，常伴面肌抽搐，是风性主动，故此乃风邪所伤，非胃热所致。病情反复发作，迁延难愈，是为久病；且无恶风发热、汗出、脉浮及喉痒、咳嗽、鼻塞等外风侵袭见症，故当属内风为患。从而提出了三叉神经痛主要系肝之阴血不足、肝阳偏亢、化风上扰所致，应以柔肝潜阳、和络息风为其主要治则的学术见解。

在临床用药方面，夏氏认为，肝风上扰，当静以制动，治疗此病以生牡蛎、石决明为上品，赖此二药平肝潜阳。选用白芍、甘草，取其酸甘化阴之用、缓急止痛之功。不可不辨轻重及一概施以熟地、麦冬之类养阴，否则阴未骤生，反使胃脘壅滞，一病未平，一疾又起。久病入络，当择味苦性微寒的丹参以佐之。

通过多年临床实践，夏氏总结出其治疗三叉神经痛的经验之方四味芍药汤。

白芍 30g　生牡蛎 30g　丹参 15g　甘草 15g

痛剧、病情顽固者，可加重 1/3~2/3 的剂量。

方中重用白芍、生牡蛎以柔肝潜阳息风；白芍配甘草酸甘化阴，缓急止痛；丹参养血通络，具柔肝潜阳、和络息风之功。

在通常的情况下，夏氏治疗三叉神经痛均首选此方，或以此方为主进行加减运用。兼见烦躁易怒、口苦、面赤、大便干结者，酌加龙胆草、大黄、黄芩；若鼻塞、鼻窦部胀痛则颜面疼痛（三叉神经痛）加重者，加辛夷、苍耳子、白芷、薄荷；兼见牙龈红肿胀痛，或龈缘溢脓、渗血者，酌加葛根；舌苔滑腻者，加葛根、苍术；兼见腹胀、纳呆者，酌加神曲、藿香、茯苓、白术、党参；兼见前额或眉棱骨疼，项背强、头胀、恶风者，酌加防风、白芷、桂枝；兼见胸闷、咳嗽、口流涎沫者，酌加茯苓、苍术等药物；兼见潮热、心烦、咽干、口渴不多饮、舌红少苔、脉细数者，酌加生地、鳖甲、丹皮、栀仁。

三叉神经痛主要系肝阳化风上扰所致，系指一般规律而言。少数病例有"阳明风热""瘀血阻络""寒凝经脉"等其他证型出现，临床上亦会有兼阴虚肝火、兼胃热、兼外风（外风引动内风），挟瘀、挟痰者。临证中，应始终坚持辨病与辨证相结合，若病证为肝阳化风上扰（三叉神经痛患者属此病证者为多），则投以四味芍药汤；若夹杂其他症状，需兼而治之时，则在四味芍药汤的基础上，再辨证加投相应药物；若其他疾病上升为主要矛盾（包括重感冒等），则又需暂停四味芍药汤，而改用其他方药。

李修伍

白芷藁本代麝香，瘀血头痛效亦彰

李修伍（1923~　），河南中医药大学教授

瘀血头痛，多因久病入络、血滞不行而致。其特点：头痛如针刺，痛处固定不移，头胀而痛剧，时轻时重，缠绵不愈，舌质紫黯有瘀斑，脉多弦细涩等为主要临床表现。

治瘀血头痛首推王清任《医林改错》中通窍活血汤。是方活血通窍、行瘀活络，适用于头面上部血瘀之证。本方中之麝香，辛散通窜能行血滞，伍于活血祛瘀药中，加强其作用并宣清窍，窍通血活而痛止。方中麝香以白芷、藁本代之，具有同等功效而价廉。

钱某　女，22 岁，河南省汤阴县人，农民。1985 年 3 月 15 日初诊。

头痛久不愈，呈持续性，时轻时重，痛如锥刺，痛苦万状，甚则如裂，悲痛欲死。西医检查脑部亦无异常发现，诊断为神经性头痛。至今已 3 年余，经中西医多方治疗无效，特来诊。

询其病情，剧时满头胀痛如锥刺，轻时亦缠绵不断。月经来潮之前及看书用脑时则疼痛加重，经期过后则痛轻，月经后错，色黑有块，量少，伴有经前腹痛。诊见舌苔薄白质紫黯，脉弦细而有涩象。证属瘀血内停，阻滞脉络，上扰清窍，不通则痛。治宜活血化瘀，通络止痛。方选通窍活血汤化裁。

处方：

赤芍 30g　当归 15g　红花 15g　桃仁 10g　川芎 15g　怀牛膝 20g　白芷 10g　藁本 10g　葱白 3 根

煎服法：将上药浸泡 1 小时后再煎，煎沸后文火煮 30 分钟即可。每剂煎 2 次，取汁约 300~400ml，每日 2 次分服。

二诊：3 月 18 日。服药 3 剂胀痛轻，原方继服 3 剂。

三诊：3 月 28 日。痛已大减，间断性发作，痛时亦能忍受，精神良好，守方 6 剂继服。

四诊：4 月 8 日。头痛基本未发作，月经量较前增多，经期腹痛变轻，但看书用脑时，仍有轻度疼痛，效不更方，嘱其返家继服，以愈为度，必要时可来诊视。

4 月 16 日，患者及其家长来述，自求余治后，共服药 30 剂，头痛已彻底痊愈。因恐再有复发，故来复诊。观其舌质紫黯已退，诊其脉弦而和缓。令宽心勿虑。以上方为基础，去桃仁，减红花为 10g，加菊花 20g、女贞子 20g、杞果 10g，清头目、滋肝肾，服 6 剂以善后。1988 年春，见患者乡亲张某，述说患者一切良好，未再复发。

临床对外伤性头痛及眩晕、耳聋等证，四诊合参，掌握其血瘀特征，按此原则加减运用，均收良效。

顾丕荣

头风顽痛分部治，按经择药拟效方

顾丕荣（1912~2009），上海市第四人民医院主任医师，临床家

头痛一证，前人将近期者称为头痛，远期者名之头风。头风多年不愈，反复发作，按法治之，冥顽难效者，余常按头痛部位辨治，屡收捷效，兹简介如下。

一、偏左头痛

偏左半身属肝，由于忧思恼怒伤肝，肝火上腾，故令头痛，目属肝窍，大都痛连眼眶，每日郁怒则更甚，初病气伤在经，久病伤血入络。治当养肝清火，佐以虫类搜剔。

药用：

柴胡 6g　龙胆草 6g　当归 10g　炒白芍 12g　川芎 6g　生地 15g　丹皮 6g　焦山栀 10g　蔓荆子 10g　甘菊花 10g　全蝎 3g　蜂房 8g　炙草 3g

头角痛处跳动甚者，去柴胡，加羚羊角粉 0.3g；呕吐恶心者，加陈皮、半夏。

二、偏右头痛

偏右半身属脾，每因风吹诱发，痛甚则恶，因外风引动内痰，蒙蔽清阳。治当健脾以化痰，祛风以止痛。《医学心悟》半夏白术天麻汤

佐以虫类升降开发，以松病根。

药用：

焦白术 12g　姜半夏 6g　陈皮 6g　炒枳壳 10g　茯苓 12g　天麻 6g　防风 10g　羌活 6g　全虫 3g　僵蚕 12g　川芎 10g　炒竹茹 12g　生草 3g

三、头额痛

额属阳明，阳明为多气多血之乡，额痛既久，血虚居多，虚处受邪，每伏痰火，头额痛甚则作恶。治以养血祛风，参合清火涤痰，加味四物汤佐以虫类搜剔络邪。

药用：

当归 15g　川芎 10g　炒白芍 12g　生地 15g　蔓荆子 10g　白芷 6g　甘菊花 12g　黄芩 6g　白芥子 3g　全蝎 3g　蜂房 10g　生草 3g

恶心则加陈皮、半夏；舌红少苔者，再加山药、山萸、茯苓，奏效更捷。

四、两头角痛

头角属少阳，由于肝火移胆，胆火窜络上腾，两头角痛甚则恶，久痛不止，邪痹络道。宜养肝清胆，疏运机枢，佐以虫蚁蠕动之物，出阳入阴以搜络邪。

药用：

焦白术 12g　白芍 12g　当归 12g　川芎 10g　生地 15g　柴胡 6g　黄芩 10g　姜半夏 10g　茯苓 10g　全蝎 5g　蜂房 12g　薄荷 3g　生草 3g

五、颠顶痛

夫厥阴之脉止于颠顶，由于厥气上逆，痰随气升，痛作则呕吐清涎。吴茱黄汤加味治之。

药用：

吴萸 6g　炒党参 12g　半夏 10g　藁本 10g　生草 6g　鲜生姜 5 片
红枣 3 枚

六、后脑痛

脑为髓海，下根于肾，由于肾气亏损，精血不能上承于脑，后枕
作痛，每伴脑转耳鸣，当上病取下，补肾充髓治之，大补元煎加减。

药用：

太子参 12g　熟地 20g　山萸肉 6g　山药 12g　当归 12g　杞子 12g
灵磁石打，先煎，20g　杜仲 12g　细辛 2g　川芎 10g　石菖蒲 6g

七、全头痛

头脑胀痛，每因受风即发，或劳累亦发，口苦恶心，盖头为诸
阳之会，高颠之上，惟风药可到，因风为阳邪，郁久化火，外风引动
内痰，痰浊上腾，故全头皆痛。鹊巢高颠，当射而取之，清上蠲痛汤
加减。

药用：

薄荷 3g　甘菊花 12g　蔓荆子 12g　白芷 6g　防风 10g　细辛 3g　羌
活 6g　黄芩 10g　半夏 10g　全蝎 5g　僵蚕 12g　川芎 10g　生草 3g

八、雷头风痛

头痛伴轰响如雷鸣，虽然所病甚罕，但临证偶能见之由于痰火上
攻清空，鼓荡髓海，古方清震汤尚嫌力薄，当加味治。用之得宜，取
效甚捷。

药用：

炒苍术 10g　荷叶 1 角　升麻 3g　防风 6g　羌活 6g　薄荷 3g　川

芎 10g　蜂房 12g　僵蚕 12g　黄芩 10g　炙草 3g

另有一种雷头风，头眩痛，皮下痰核累累，摸之微酸微痛，因风痰互凝皮腠之间。拟祛风以蠲痛，化痰以软坚，久病入络，佐之活血搜络。

药用：

苍术 10g　荷叶 1 角　升麻 3g　防风 10g　夏枯草 12g　海藻 20g　土贝母 10g　白芥子 6g　冰球子 15g　炒赤芍 10g　川芎 10g　蜈蚣 3 条　僵蚕 12g　生甘草 3g

九、面颊痛

面颊痛引头角，或左或右，痛掣唇角，触之更剧，坐卧不安，苦楚莫可名状，此由内风挟痰窜于阳明之络，但草木金石难以蠲痛。当予虫类息风镇痛，佐之柔养，参合涤痰。

药用：

全蝎 3g　地龙 10g　僵蚕 12g　蜈蚣 3 条　天麻 6g　钩藤后下，15g　当归 12g　炒白芍 12g　生地 15g　竹沥分冲，2 支　竹茹 12g　木瓜 10g　生草 6g

1. 治病当究经络，头部各有分野，古人治病，除辨证治疗外，多加引经佐使，以为捷法。头痛之治，余多年揣摩，按部索经施治，确能克奏捷效。

2. 前贤谓"上逆之气，皆自肝出"，头痛延久，肝血亏耗，故立方多以四物汤为基础。

3. "虚而受邪，其病则实"，头痛历久，时止时作，每多痰火瘀浊阻于络道，以致胶结不解，所以审证佐以涤痰、清火、化瘀，有助拔病芟根。

4. 病久入络，寻常草木金石难以搜剔，故必取虫蚁走窜，以松动伏邪，迅速蠲痛。

5. 五脏之病，穷必及肾，且乙癸同源，精血互生，脑为髓海，下根于肾，头痛历久，肾精鲜不耗匮，故临证治头痛，每先按上述各法，一俟痛去七八，即转手以龟鹿二仙、大补元煎以收功，从本图治，庶可长治久安。

6. 临证体验，头痛发作时脉多弦，舌多黯，而平时则殊难印定拘执，故本文略而不述，仅以部位论治，介绍其历验的心得。

（汤叔梁　整理）

朱进忠

详审舌脉症，随病之攸利

朱进忠（1933~2006），山西省中医研究院主任医师

血管神经性头痛

血管神经性头痛，初起者多实多火，对病程短者尤应察其病因。

刘某 男，25岁。

3个月来头痛、牙痛，时轻时重，痛剧时如刀割、火灸，不敢洗脸、刷牙，稍一触碰即牙、面颊、偏头均痛。某医院诊断为血管神经性头痛、三叉神经痛。经针灸、中西药、封闭等治之不效。审之，病发于汗出之后，突然受冷汗止即痛，舌苔白，脉弦紧。综合脉证，诊为风寒闭郁，为拟芎菊茶调散加减，祛风散寒。

处方：

蝉蜕 10g　僵蚕 10g　菊花 10g　川芎 10g　细辛 4g　荆芥 10g　防风 10g　白芷 10g　薄荷 6g

服药1剂，疼痛大减，继服6剂，疼痛消失。

血管神经性头痛病程较久者，虽以虚寒者较多见，但虚实并见，寒热夹杂者尤多，故除注意补益之法外，尤应注意抓住主证、兼证及随证应变之治法。

郑某 男，成人。

患血管神经性头痛、三叉神经痛 8 年多，近半年来更加严重。审其症见头、眼眶、面颊均痛，有时如闪电刀割，有时钝痛，头晕耳鸣，舌苔薄白，指趾厥冷，手足心热，脉沉弦而涩。并见心烦心悸、纳呆食减、视力下降、两眼胀痛、口苦咽干等症。某医云：可否用丹栀逍遥散？患者听后插话云：前医早已用过丹栀逍遥散 20 剂无效。某医又问：可否用龙胆泻肝汤？患者进又插话云：已用龙胆泻肝汤几剂，非但疼痛不减，反而日渐加剧耳。思之，头痛甚于颞侧、面颊、眼眶，并见耳鸣耳聋、两眼胀痛、心烦易怒、口苦咽干等症，显然系肝火所致，但肝火之脉应为弦数，此脉反见沉弦而涩，且有指趾厥冷之寒证，又有服苦寒之药则腹痛。因云此必上火下寒，木郁失达，痰饮阻滞之证，乃处方：

柴胡 10g　半夏 10g　黄芩 10g　党参 10g　生姜 10g　桂枝 15g　酒大黄 3g　甘草 6g　大枣 5 枚　龙骨 15g　牡蛎 15g

服 4 剂，诸症俱减，但继服 4 剂时则再无进展。再审其证，脉宁大弦滑。因思其久病气阴俱虚，痰湿阻滞，前除痰有力，扶正不足。治拟补气养阴、化痰泻火，加减十味温胆汤。

处方：

黄芪 15g　当归 9g　麦冬 9g　党参 9g　五味子 9g　竹茹 9g　枳实 10g　半夏 9g　陈皮 9g　茯苓 9g　甘草 9g　菖蒲 9g　远志 9g　川芎 9g　知母 9g

服药 6 剂，头痛如失，他症亦减，继服 12 剂，诸症消失七八，头痛未作，为巩固疗效，嘱服上方半月，后以此方为丸，服药 2 个月而愈。

刘某 女，60 岁。

患血管神经性头痛 10 年余，每日全靠止痛片减轻一些痛苦，中药服用达千余剂，但始终不见其效。细询其证，头痛而重如裹状，时而头痛如裂，时而既晕又恶心，时而眼眶疼痛，视物模糊，脑耳俱鸣，时而疲乏思睡、整日头脑不清，时而又连续几个昼夜不能入睡片刻，记忆力甚差，对外界的事物反应甚感迟钝。有时感到胃中空虚，如无物之感，但稍进饮食即感痞满不适，心烦心悸阵阵发作，口苦口干，舌苔薄白，脉沉弦而涩。综合脉证，诊为肝郁气滞、寒饮蕴郁、上热下寒证，予柴胡加龙骨牡蛎汤、苓桂术甘汤加减。

处方：

柴胡 10g　半夏 10g　党参 10g　黄芩 10g　生姜 10g　甘草 6g　桂枝 10g　白术 10g　茯苓 10g　酒大黄 3g　龙骨 15g　牡蛎 15g

服药 6 剂，头痛、失眠俱减。继服 6 剂，诸症不减，并似有加重之势。再思其证，病已 40 载，正气虚衰，前方多为治实，而少扶正，又察色脉，面白神疲，体胖而乏力，口干甚于夜间，脉虚而滑。乃气阴俱虚，痰热阻滞，郁而化火之证也。

处方：

黄芪 15g　当归 10g　党参 9g　麦冬 9g　五味子 9g　竹茹 9g　枳实 9g　半夏 9g　陈皮 9g　茯苓 9g　甘草 9g　远志 9g　菖蒲 9g　川芎 9g

处方完毕，刚欲放笔，某医云：头痛如此剧烈，何不用全蝎、蜈蚣、僵蚕、蜂房？答曰：全蝎、蜈蚣之属，乃息风活络之味，其用于瘀血、风寒入络者，确有卓效。然本证虚多实少，非虫类之可治，故不予应用。连服 6 剂诸症减轻，继服上方 2 个月，其病竟愈。

张某　女，48 岁。

3 年来经常头部闷痛，时而疼痛剧烈难忍。近 2 个月以来，突然加剧，昼夜不止，不能入睡，食纳几废。住院 1 个月余，诊为血管神经性头痛。经针灸、中西药治疗均不见效。审之，面色虚浮㿠白，神疲纳呆，月经失调，白带多，舌苔白，脉濡缓。综合脉证，诊为脾虚湿郁，清阳失升。拟完带汤加减。

处方：

白术 50g　山药 50g　党参 10g　白芍 10g　车前子 10g　苍术 9g　甘草 10g　陈皮 10g　柴胡 4g　荆芥 3g

服药 6 剂，精神、食欲好转，头痛减轻六七，但继服 4 剂，疼痛反而不减。再审其脉虚弦滑，此气阴俱虚、痰热阻滞之证耳。治拟加减十味温胆汤，服药 10 剂愈。

许某　女，52 岁。

头痛近 40 年，尤其是结婚以后，疼痛逐渐加重，曾反复住院，诊为血管神经性头痛，但始终无明显治疗效果。30 岁以后，逐渐发现每次房事之后即头痛难忍，恶心呕吐，头热如烤火状，房事之前性欲特别强烈。3 个月前，虽然工作很忙，但一直没有头痛，当时感到性欲迫切，但性交之后，头部立刻剧痛不止，恶心呕吐，滴水难进，急住某院以西药治之，不效，请中医以川芎茶调散治之，服药之后头痛更加难忍。细察其证，除上所述者，并见脉弦紧，舌苔白，足冷。综合脉证，诊为厥阴肝寒厥逆所致，急予吴茱萸汤加味。

处方：

吴茱萸 10g　人参 10g　生姜 4 片　大枣 7 枚　当归 10g　白芍 10g

服药 4 剂头痛大减，饮食稍增，继服 6 剂，头痛减去六七，食欲正常。出院后不久，又因房事而头痛发作，但较前次明显减轻，乃继服上方 10 剂，但却效果全无。因思房事者，肾气所主也，此非肾气之虚而上冲乎？暂拟温肾降逆。

处方：

沉香 10g　补骨脂 10g　骨碎补 10g　硫黄 1g　肉苁蓉 15g　吴茱萸 10g　当归 10g

服药 10 剂头痛消失，乃以上方为丸，每日 2 次，每次 3g，服药

3 个月而愈。

周某 女，51 岁。

患血管神经性头痛 20 余年，每次房事或劳累之后必然发作，发作时头痛如胀裂，尤其是颠顶疼痛更甚，并伴有恶心呕吐，心烦易怒，手足厥冷。曾在某医院住院及门诊治疗，除西药外，仅中药达千余剂，但始终未见甚效。细审其症见头痛时常采用头低足高之卧位姿势以减轻痛苦，心烦肢厥，腰酸微痛，舌黯苔薄白，脉弦而紧。再察其所服药物，除西药外，中药为芎菊茶调散加减方。询其服药后效果，云：服药后不但不见效，反有加重之势。久久思之，结合脉证，知其乃肾虚为本、肝寒为标，且古人有云：房事者本于肾用于肝，当先治肝寒，而后再治肾虚。

拟方：

吴茱萸 10g　人参 10g　甘草 10g　大枣 10 枚　枸杞子 15g　当归 10g

服药 7 剂，头痛减去六七，继服 14 剂，头痛消失八九，后又服上方 10 剂，效果全无。再审其脉细弱、舌苔薄白，诊为肾督亏损，拟用右归丸补肾督。

处方：

附子 10g　肉桂 10g　山茱萸 10g　杜仲 10g　怀牛膝 10g　熟地 15g　山药 10g　枸杞子 10g　龟甲 15g　鹿角胶烊化, 10g　白芍 15g　当归 15g　吴茱萸 10g

服上方 1 个月，愈。

高某 女，成人。

患血管神经性头痛 3 年余，除西药外，曾先后应用川芎茶调散、丹栀逍遥散、补心丹、上清丸、天麻钩藤饮等汤丸剂治疗，始终不效。审之，除头痛外，并见五心烦热，心烦心悸，夜间口干，舌苔薄白，脉沉弦而涩。综合脉症，诊为血虚为本、气滞血瘀为标。治拟养血以培本、理气活血以治标，血府逐瘀汤。

处方：

当归 10g　生地 10g　桃仁 10g　红花 10g　甘草 6g　枳壳 10g　赤芍 10g　柴胡 10g　川芎 10g　桔梗 10g　牛膝 15g

药进 4 剂，病瘥。

脑外伤后头痛

脑外伤后头痛，常以活血祛瘀之剂，如复元活血汤、血府逐瘀汤、七厘散等取效。然因外伤加之病久耗伤脑髓者有之，故不可仅知实而不知虚，不察脉症而但予活血，活血不效，即怪中医之无能。

孟某　男，29 岁。

脑外伤昏迷经抢救脱险后，半年多来经常头痛头晕，记忆力衰退，经西药治疗 4 个多月不效，改请某医以中药复元活血汤、血府逐瘀汤治之，服药 1 个多月仍无明显效果。邀余诊治，又以复元活血汤、通窍活血汤治疗半个多月，仍无明显效果。由于长期应用西药不效，仍然再邀余诊。再审其证，脉虚大缓，舌苔白。因思：脑者称为髓海，此脉证相参，乃脑髓空虚、精气不足所致耳。前用诸方之无效者，乃经验主义，不观脉症，不知何逆，但施药物之故耳。乃拟全鹿丸，1 日 3 次，1 次 2 丸，服药 2 日疼痛大减，服药 1 周，愈。自此以后，凡见脑震荡之病程较短、脉沉弦者，用复元活血汤；虚大者，予补阴益气。病程较久，脉虚、脉大者予龟鹿二仙胶，补阴益气，左归丸等加减治之，其效往往如桴鼓之应。

李寿山

顽痛从瘀治，通络活血汤

李寿山（1922~2013），大连市中医院主任医师

头痛一证，历代医家多从风、从寒、从湿、从痰、从火、从虚论治，从瘀论治者少。以为瘀血留于脑府，若无外伤史，何以为据？故瘀血头痛常被忽视。殊不知瘀血头痛证临床最为多见，有原发、继发之别。原发者或有外伤史，继发者可由他因造成。故从因论治者虽多，然其疗效并非均佳。

就其病因而言，头痛之因虽众，但病程日久，疼痛剧烈不已者，从瘀论治更为妥切。一则风、寒、湿、痰、火、虚等因最易转瘀，如寒凝、湿滞、火邪、痰阻、虚而不运等莫不如此；二则久病入络，瘀而不通，痛如锥刺，固定不移，是致瘀最常见之因果。故头痛从瘀论治，从广义上说，是治本之法、常用之法。

瘀血头痛之诊断，临床除脉见细涩、或弦大，舌黯赤有紫气或见瘀斑瘀点外，最可靠的证据是观察舌下脉络的形态与颜色，只要见青紫、淡紫，粗大而长，甚或怒张有结节，结合临床证候，便可基本断定为瘀血证。

临床积几十年经验，悟出一方，以芎归散为基础加蜈蚣、细辛2味，名曰通络活血汤，用于临床颇有效验。有注射盐酸哌替啶头痛不解者，服本方霍然而愈。其组成：

全当归 10~30g　川芎 15~50g　细辛 3~9g　蜈蚣研末冲服更佳，1~3 条

痛甚者日服 3 次。

此方收效之因有二：一则药少而精，针对性强。方中主药川芎帅先，辛温味薄而气雄，功擅温通，上行头目，下行血海，气行血活，故瘀血之垒可被攻破；当归养血活血、通经止痛，辅川芎增强止痛之效，并抑川芎辛窜太过之弊。细辛、蜈蚣虽为佐使之药，但方中不可无，乃本方行军破敌之先行，止痛收效之上品。二则量大而专，有的放矢。世人以为川芎辛温香窜不可过用，其实不然，顽证痼疾，犹如敌营堡垒，不用足量炸药，乃隔靴搔痒。川芎最小量起于 15g，以后递增，以头痛剧烈者，经常用至 50g 以上，实践中并无伤阴香窜之弊。这与当归性柔而润，防止副作用有关。此君臣佐使配伍之妙也。

另外"细辛不过钱"之说，亦不足信。余用细辛止痛，最少起于 3g，递增至 9g，并无不良反应。蜈蚣有毒，人皆畏之，但治瘀血头痛，确有祛风镇痉、搜风通窍、逐瘀止痛之效。1 剂药用 3 条，并无毒性反应，故大胆用之，效如桴鼓。

再则，随症加减，伍以适当引经药，亦为提高疗效之不可少，此为常法，不另赘述。

刘某　女，42 岁。1980 年 2 月 2 日诊。

头痛数载，每值经前尤甚。发则头痛剧烈、呕吐，服止痛药不能止。曾诊为血管性神经痛。昨日适值经血来潮，询其月经愆期，色暗有块，乳房及腰腹均感胀痛，口干欲饮，饮而不多。经常用止痛药，甚则肌内注射盐酸哌替啶，方得一缓。经后诸症稍减。然每遇生气上火必发，甚苦。察其舌质淡紫、舌下络脉紫黯粗长，脉沉弦。乃瘀血夹气滞为患。亟宜化瘀行滞，俾瘀血下行，邪有出路。

药用：

当归 50g　川芎 30g　香附 15g　红花 15g　细辛 5g

复诊：服药 3 剂，经来较畅，有块，腹已不痛，头痛已减。舌紫，脉沉弦。原方去红花，加蜈蚣 2 条。10 剂。

三诊：前进化瘀，头痛锐减。嘱其暂停服药，待下次经前继服。连疗 4 个经期，非但头痛蠲除，痛经亦愈。

黄某　男，32 岁。1979 年 3 月 5 日诊。

1978 年秋，因头部外伤住某医院。昏迷 1 天，伴恶心呕吐。苏醒后头昏晕痛，住院月余，无显效而出院。嗣后头痛时剧时缓，按之不减，心悸健忘，失眠多梦，针药并施，其效不佳。近日被某医院诊为"颅脑损伤综合征"。查其舌质淡紫，边有紫气，舌下络脉青紫粗长，脉细涩。思其外伤失血致虚，复有离经之血致瘀，阻于阳络，变生是证。亟宜"助之使通"。

药用：

当归 50g　川芎 20g　细辛 5g　蜈蚣研末冲服，2 条

日 1 剂。

三诊：继进 6 剂，头痛锐减，纳增寐佳。余无所苦。原方增减又服 10 剂，头痛告愈。

周炳文

大旨祛风，首别阴阳

周炳文（1916~2008），江西吉安地区医院主任医师

头为诸阳之首，脏腑精气皆朝会于此，病因复杂，证候不一。临床所见，以虚致实，阳虚风扰者居多，颠顶之上，惟风可至，其痛无有不挟风者，往往痛甚则晕，晕甚即呕，晕痛并作，虚实夹杂。

阳虚之证：头痛如破，势如炸裂，喜温欲按，不可摇摆，面色苍白，手足清冷，味淡细少，舌胖，脉微细或濡大。痛位不论前后左右或眉棱，皆宜温阳益气通血脉为主，佐以平肝祛风、补血养阴，或加引经之品，治用自拟经验方"温阳定风汤"。

处方：

人参（或党参20~30g）6~9g　附子6~9g　熟地15g　芍药10g　川芎9g　全蝎5g　蔓荆子9g　薄荷3g

本方不仅具有温阳益气通血脉之功，亦具有平肝祛风、补血养阴之效，既标本兼顾，又存阴生阳长之义。气亏加黄芪，中寒加姜术，肝逆呕吐甚加赭石。对阳虚挟风之痛每获桴鼓之效，屡起久年顽固头痛。

何某　女，13岁。颠顶痛3年，发则剧痛不休，喜温重压，手足清冷，面色㿠白，脉细舌淡，阳虚风乘。温阳定风汤去蔓荆子。1剂痛减，4剂其痛若失，再服4剂，至今10年未发。

刘某　女，14岁。左侧头痛2个月余，转我院8天，仍剧痛不已，伴腹痛呕吐，眩晕不起，面㿠肢冷，脉微两关独弦，显系阳虚寒凝，厥阴风扰，胃失和降，用温阳定风汤加干姜、白术、甘草，重用熟地补血，又制姜附之辛燥。两剂吐止，再服3剂竟痊愈出院。

阴虚阳亢，热扰清空之痛，其位多在颞侧，抽掣性痛，颞浅动脉频跳怒张，夜烦情躁，或痛入后脑，甚则眩晕不起，面赤口苦苔黄，脉弦劲，每用养血祛风、平肝潜阳之方，如加减天麻钩藤饮。

药用：

天麻20g　钩藤20g　北沙参20g　石决明3g　夜交藤30g　黄芩10g　蔓荆子10g　生地15g　当归10g　川芎5g　芍药15g

颞浅动脉抽掣怕风加细辛3g；眦赤干燥口渴加栀子、花粉。

曾用此方治疗肝阳头痛多例皆效。

王某　男，26岁。额颞抽痛甚剧，眩晕呕吐不食，苔灰黑，脉弦细滑，上方数剂痛止，眩晕仍甚，脉转滑大，继以大定风珠及守中汤加半夏、泽泻而愈。

黄某　男，24岁。发作性前额剧痛3年，痛后晕吐痰涎。证属风痰俱盛，上方去石决、黄芩，加半夏、白术、泽泻、全蝎。服之痛吐皆止。后脉大无力，用熟地、黄芪各15g，数剂痊愈。

孟澍江

论病风痰瘀，效方头痛煎

孟澍江（1921~2004），南京中医药大学教授

一、审证求因，风动痰阻瘀滞

本病临床上最显著的特点是间歇性反复发作，尤以劳累过度或情志刺激为常见诱发因素。发作前多有短暂的先兆症状，如眼前闪光、发黑，面、舌或肢体发麻或有蚁行感，接着即出现一侧或双侧头痛，常呈剧烈搏动性跳动或胀痛或刺痛，伴见呕恶、纳差、烦躁等症状。根据本病发作多有明显的精神情志因素刺激，特别是吵闹生气之后容易发作或加重，出现头部剧痛，伴见眩晕及偏头痛等症，孟老认为与肝密切相关。肝为刚脏，主疏泄，性喜条达而恶抑郁，情志刺激引肝木风动，风阳上扰，故见偏头痛左侧为甚、胀痛、眩晕、口苦、脉弦等症。而操劳过度特别是忧愁思虑，也极易诱发或加重病情，伴见乏力、纳差、呕恶等症，则提示与脾胃有关。劳则耗气，思则伤脾，脾气伤运化乏力，水湿停留必酿变痰浊。痰浊内阻，清阳不升，浊阴不降，邪害清窍，出现头痛、眩晕、苔厚、脉滑弦等症。另外，本病多缠绵难愈，反复发作，伴见刺痛，其舌多紫或有瘀点、瘀斑，可见内有瘀滞血络不和也为本病病机所在。总之，本病病机重心是风阳上逆，痰浊中阻，血络失和。风痰瘀，凡此三者虽

形质不同，但却相互影响，痰阻气滞则血络易瘀，瘀滞气血则痰浊易留，风阳每挟痰瘀上扰，痰瘀每借风动为患。三者互为因果兼夹为虐。

二、拟方变通，息风涤痰活络

孟老积数十年临床经验，自拟头痛舒煎剂为主化裁，收效满意。组成：

细辛 4g　吴茱萸 3g　炙全蝎 5g　白僵蚕 10g　制南星 4g　白附子 6g　石决明 15g　明天麻 9g　生石膏 20g　红花 10g　川芎 5g　苦丁茶 3g　生甘草 3g

是方选用石决明、明天麻平肝潜阳，炙全蝎、白僵蚕虫类灵动之品搜风镇痉，白附子、制南星配生石膏清化痰热，红花、川芎活血化瘀、通络止痛。甘草、细辛、吴萸上达头窍、缓急止痛。诸药合用，寒热平调，共奏清化痰热、平肝息风、活络止痛之效。临床运用时，又应据证情而变通之：痛作时情怀不畅，烦躁易怒，口苦，胁痛者，加丹皮 9g、柴胡 6g、香附 12g；肝阳上充，头晕目眩，左头胀痛明显者，加白芍 12g、白蒺藜 15g、双钩藤（后下）9g；痰热壅盛，舌苔黄厚而腻，脉象滑数者，加夏枯草 10g、川连或天竺黄 10g、竹茹 9~12g；湿浊偏甚，头部重痛，呕恶欲作，苔白厚腻者，加泽泻 9g、制半夏 9g；病久瘀甚，痛如针刺难以忍受，舌有紫气或瘀点瘀斑，脉弦涩者，加桃仁 9g、赤芍 10g、丹皮 90g；气血亏虚，失眠，眩晕，低血压，思虑则痛作者，加当归 10g、白芍 12g、生黄芪 9g；伴外感风寒，头痛恶寒明显，鼻塞流涕者，加荆芥 9g、葱白 3 根、苏叶 9g；伴风热侵袭，头痛发热明显，咽痛者，加蔓荆子 10g；大便秘结者，加生大黄（后下）3~6g，年老体虚及孕产妇者改用制大黄 5~10g。前额痛甚加白芷，后头痛甚加羌活 9g，颠顶痛甚加藁本 6~9g，左头痛甚加珍珠母（先煎）30g、丹皮 9g，右头痛甚加酸枣仁 15g，眉棱骨痛加蔓荆子 9~12g。孟老在煎服方法上颇有讲究，要求用水 3 碗 1500ml，先煎诸石贝类药物 10 分钟，再入其他药物，后放细辛，滤取药液 300~400ml，兑入鲜姜汁滴兑服，姜汁可助胃气涤痰浊，发挥药效速达病所。

戴丽三

开门宣畅，散寒除湿

戴丽三（1901~1968），云南名医，临床家

曹某 女，35岁。

患左目红肿疼痛，羞明畏光，视物不明，牵引左侧头痛。经某医院诊断为：①急性结膜炎伴发角膜炎。②视神经萎缩。经治疗2个月余，未见好转，因而来所就诊。症见：六脉弦涩微紧，舌淡苔白，左目引左侧头部剧痛，视物不清，头发脱落，兼见四肢酸困，腰痛。综合脉症，殆由外邪入侵，初期失于表散，以致由表入里，又兼肝肾两虚，内外相合，故现上述症状。病虽2个月之久，病邪系由表而入，仍应先从表解。予解表祛风、散寒除湿、开太阳气机之剂为第一步。处以自拟方小白附子汤。

炙小白附子30g　明天麻9g　藁本9g　葳蕤仁9g　法半夏9g　茯苓15g　川芎6g　防风9g　独活6g　吴白芷6g　桂枝9g　炒杭芍9g　烧生姜3片　甘草6g　大枣3枚

此方即天麻汤加小白附子。方中葳蕤仁，尚有祛风明目、滋润等作用。小白附子系天南星科多年生草本植物独角莲的块根，善于祛风痰、通经络、逐寒湿，最祛头面风邪，治偏正头痛及四肢酸痛。

证治既定，嘱患者连续服上方至头痛缓解后再诊。

复诊：上方服至10余剂，头痛大减，目痛亦随之缓减，四肢酸痛

及腰痛已止。惟目红痛未全退，视物仍不明。转而专治目疾，以养肝祛风为主。方用《局方》密蒙花散加防风，改为汤剂投之。

密蒙花 9g　羌活 6g　防风 6g　刺蒺藜 9g　菊花 6g　木贼 6g　石决明 15g

此方原治"风气攻注，两眼昏暗，眵泪羞明，睑生风粟，隐涩难开，或痒或痛，渐生翳膜，视物不明；及久患偏头痛，牵引两眼，渐觉细小，昏涩隐痛，暴赤肿痛，并皆治之"。密蒙花为眼科专药，养肝祛风、明目退翳，主治目赤肿痛、多眵多泪、羞明畏光、目昏生翳等症。羌活、防风祛风止痛，木贼、菊花疏散风热而明目，刺蒺藜平肝疏肝、祛风明目。3 药合用，善治目赤肿痛、翳膜遮睛。石决明平肝清热、益阴明目，为治目疾要药，与诸明目药相伍其明目之功愈大。是方本"肝开窍于目"及"肝主风"之旨而用，使肝气得平，肝风得散，则头目痛之外证可随之消散。

三诊：服 3 剂后，左目红痛及头痛已基本消除。为巩固疗效，复用小白附子汤加黄芪补气升阳，达表固卫。服数剂后诸病悉除，惟视力未全恢复，脱发未生。此为患病日久，体内精气消耗，营血不足，肝肾两亏之故。转用补气益血、滋养肝肾、明目生发之剂。处以下方：

潞党参 15g　柏子仁 9g　山萸肉 12g　菟丝子 15g　玄参 9g

脾为生化之源，用潞党参补脾胃、益气血。心主血，用柏子仁补心血、安心神。肾主水而藏精，精气上注于目，用菟丝子补肾益精，《别录》称其"久服明目"。肝藏血，目得血而能视。用萸肉滋阴助阳、养血涩精，《别录》称其"久服明目强力"，萸肉配党参又能气血双补。尤妙在佐以玄参入肾滋水，以涵肝木。如此组合成方，气血肝肾均有裨益，不患目之不明，发之不能再生矣！

守方服至 20 剂余，视物渐明，头发再生，病遂痊愈。

　　"开门法"为戴老医师治疗某些久病和慢性病的主要经验之一。凡外邪所致之病多先用此法。所谓"开门"，是宣畅太阳气机，亦即"开门逐寇"之意。病邪侵犯人体，常由太阳而入，若能及时解表则不致留邪为患。惟病日久表里混杂，通过"开门"，可使经络宣畅，外邪得出，病之真面目得以显现，方能为下一步用药创造条件。在用此法时，只要病机属真寒，则不为假象所惑，概以辛温宣散投之，然后再据病情转化灵活施治。

张泽生

自古头痛多效方，不求辨证难为功

张泽生（1895~1985），南京中医药大学教授，临床家

头痛系临床常见之证，可见于多种急、慢性疾病中，有外感、内伤之别。头痛拘急，喜以绵帛裹扎，痛势较剧，兼之鼻流清涕，多为风寒致病，常以荆防败毒散、葱豉汤治之，药后汗出表解，头痛即愈。若头痛且重，苔白腻者，兼有湿浊，可酌情选用祛风胜湿药，如羌、防、藁本之属。风热头痛，头部多有灼热感，宜用辛凉之剂，如桑菊、银翘之类。感受时邪，超过一候，头痛甚剧或偏于一侧，兼抽掣者，多由阴液不足，或因辛温过量，激动肝阳，宜酌加清肝息风或养阴之药，若一味散风，痛势不减，阴分愈损。

经云："风气循风府而上，则为脑风。"冒风或屡感风寒客于脑府，头痛屡发，病程较长。余常用川草乌各6g（病重者生用，轻者用制品），白芷18g，僵蚕18g，生甘草9g，研细末分6包，每日1包，饭后清茶调服，曾治此类头痛10余人，诸药未效，投上方1~2料即愈。

陈某 年40余，系东北某厂工程师，患头痛30载，反复发作，位于后脑，甚至连及面颊，服多种西药无效，用平肝息风剂加羚羊角，痛益甚。头颅摄片，无异常发现，诊为三叉神经痛。愈发愈频，感寒尤剧，甚则昼夜不能交睫。其爱人系西医，在我院小儿科实习中医，介绍前来门诊治疗。视其外表，形体较胖，舌体胖白质嫩。此气

虚痰湿之体，风寒稽留脑府，处方同上列散剂，用制川草乌各 4.2g，生川草乌各 1.8g。服 1 料痛减，再服 1 料痛愈。舌质亦较红润，继以益气之剂而痊。

头部跳痛有抽掣感，或似鸡啄，舌红脉弦者，属肝阳头痛，宜天麻钩藤饮，甚者可用羚角钩藤汤治之。若为风热引发，余多以桑叶配丹皮治之，既可疏散风热，又可清肝凉血。

阴血不足之头痛，常以用脑过度者为多见。有些妇女经产后头痛，亦属此类，多伴心悸少寐、头昏、耳鸣等症。余常用六味地黄丸酌加首乌、杞子、白芍、女贞子、黑料豆、白蒺藜等滋养阴血。

头痛且昏，劳后尤著，神疲乏力，舌淡脉细者，乃气虚清阳不升，应以益气升清法治之。今时有些医者，一见高血压就投平肝潜阳，殊不知高血压亦有气虚者。余曾治一教授陈某，患高血压、冠状动脉粥样硬化性心脏病，头昏且痛，左胸膺痞闷，大便溏，啖生冷瓜果或水分过多之食物则腹鸣泄泻，畏寒，舌苔薄白、质胖嫩，脉象沉细。乃脾肾阳虚、络脉不和之候。余以六君子汤加附片、红花、丹参，服药年余，有时每日另以红参 6g 煎汤，至今症状全无，血压亦平。

形体肥胖之人，苔腻，呕恶，头痛且晕，可用半夏白术天麻汤。痰郁化热，舌苔黄腻，口苦，宜黄连温胆汤清化之。

若头痛日久，部位固定，甚至手足麻木不仁，或头部有外伤史，属瘀血头痛，应以通窍活血汤，活血通络。兼大便不通者，可参以抵挡汤治之。

头为诸阳之会，三阳经均循头面，足厥阴经亦上会于颠顶。太阳经头痛，多在头顶部，用藁本、羌活，下连于项背加葛根。阳明经头痛，多在前额及眉棱骨处，宜用白芷、僵蚕、蔓荆子。少阳经头痛，多于头之两侧，并连耳部，常以川芎、柴胡治之。厥阴头痛，位于颠顶，连目系，可用吴萸。在辨证时参用上述引经药，每可提高疗效。

肖　熙

久痛入络用全虫

肖熙（1926~　），福建中医药大学教授

头痛是一种常见的临床症状，其治并不难，但是顽固性头痛，虽说亦属常见，其治则不易。临床上所见的顽固性头痛，一般病程较久，少则一二多则一二十年，尤其头痛发作时痛苦至极，难以忍受。每因气候变化，或工作劳累，或睡眠不好，或心情不畅等，诱发头痛发作或加重，甚至剧痛不止，或服止痛药亦难缓解，或暂时痛止，一触即发。

笔者遵循"初痛在经，久痛入络"之旨，按其病情，在辨证用药的基础上，着重加用动物药以通络止痛，取得满意的效果。动物药中全蝎是必用之品，而以蝎尾获效最著，入煎剂一般成人每用5~7枚（约1g左右），研末冲服收效尤佳，儿童每用3~5枚（约0.5g左右）。该品辛甘，有毒，其毒性主要在蝎末节毒针所在部位，蝎体毒性不大。入药选用蝎尾，虽有毒性，但是作用强、疗效高，注意掌握用量，一般安然无恙。夹风夹痰者，参伍僵蚕同用；兼寒兼湿者，参伍蜈蚣；兼夹肝阳上扰者，配合地龙；体健而痛剧不止者，蝎尾可与蜈蚣、僵蚕、地龙等并投。实践体会：通络虽能止痛，然而活血祛瘀也不可缺，故在应用动物药的同时，一般都随症加入当归尾、川红花、桃仁、川芎、酒大黄、牛膝之类。即使病属虚候，欲除顽固头痛

之患，上述诸药仍不可少，医者不必畏惧，可在使用动物药与活血祛瘀药的同时，辅以益气养血之黄芪、党参、当归、白芍、制首乌之类，或益肾健脾之熟地、枸杞、桑椹子、茯苓、怀山药等，采用攻补兼施、多向调节之法，往往收效亦佳。

翁某 女，42岁。

头痛已10年余，每于月经将至及行经期第1天其痛最著，痛苦至极，甚则难忍，痛时自觉用双手紧抓头发用力推移则感稍舒。常因气候骤寒骤热，或工作过劳，或心情不畅等诱发头痛发作或加重。曾经多处医院住院治疗，某医院曾诊断为血管神经性头痛，虽经诊治，终未见愈。其头痛部位在前额、太阳穴，有时波及颠顶，痛剧时则感整个头部皆痛。平时倦怠乏力，食欲不振，畏光，怕闹，夜寐欠佳，月经衍期，常见血块，色黯，量少，两眼巩膜、口唇、舌体均现瘀点，舌苔薄白，脉细弱而涩。证属气血亏虚，瘀血阻络。治宜活血祛瘀，通络止痛，兼以益气养血。药用桃红四物汤加减，主以虫类药物破瘀通络。

全尾研末冲入药汁，5枚　全当归10g　大川芎10g　川牛膝10g　直僵蚕10g　川红花8g　光桃仁10g　地龙干10g　生黄芪30g　蔓荆子10g　甘草5g

水煎服，每日1剂。服上药3剂，头痛显减。服至第2剂药后，当晚一度剧烈头痛，其痛如裂，暴痛一过，顿时若失，其痛全止，约经2小时之后又呈隐隐缓痛。初诊见效，续诊基本按原法原方随症加减，曾经加用过露蜂房、苏蜈蚣、潞党参、漂白术、生熟地、桑椹子、枸杞子、杭白芍、制首乌等药。前后诊治连续服药32剂，终于头痛完全缓解，停药观察，随访2年未曾复发，病获痊愈。

周次清

头痛两效方

周次清（1920~2003），山东中医药大学教授

偏头痛的主要原因，是"由于风邪客于阳经，其经偏虚也。邪气凑于一边，痛连额角，久而不已"。多年来，我根据"正虚邪乘，正邪相击则痛"的道理，对偏头痛的治疗，验证了 2 个比较有效的方剂。

顺气和中汤（《证治准绳》）

黄芪 25~30g　人参 6~9g　白术 6~9g　白芍 12~15g　当归 9~12g　陈皮 3~6g　柴胡 9~15g　升麻 3~6g　蔓荆子 6~9g　川芎 9~15g　细辛 3g　甘草 6~9g

运用要点：

（1）使用本方不要局限于头痛绵绵、体倦乏力、食欲不振、短气自汗，脉象虚弱等典型气虚的证候。

（2）用于病程较久，发作频繁，一触即发，发作时或出现偏麻、汗出等，即使头痛剧烈，甚至波及全头，一般服之立效。

（3）如病程较短，疼痛剧烈，发作次数较少，方中祛风药采用大剂量，再加白芷 12~15g。

（4）痛止后，根据病情的轻重、新久，继服补中益气汤或丸 1 周至 1 个月左右，固本扶正以防再发。

（5）如患者平时怕冷或常因寒冷而发，加炮附子 9~12g、吴茱萸

3~6g；恶心呕吐加生赭石、半夏、吴茱萸。

清上蠲痛汤（《寿世保元》）

当归 9~15g　川芎 6~12g　白芷 9~15g　细辛 3g　羌活 6g　独活 6g　防风 9g　菊花 9g　蔓荆子 6~9g　苍术 9~12g　麦冬 6~12g　甘草 3~6g　黄芩 6~12g

运用要点：

（1）使用本方不限于头晕心悸，舌淡及头痛左右、偏正、新久。

（2）妇女月经来潮前发作，或因气候突变而诱发。

（3）发作时头痛胀热，加生石膏 30g，增黄芩用量。

（4）痛止后，根据病情新久、轻重，继服加味四物汤 15~30g，可防复发。

李某　女，42岁，本院职工。

偏头痛 2 年，每于月经前发作，每次发作剧烈头痛 1~3 天，初用咖啡因、麦角胺有效，以后效果不明显，又因有高血压病而停止。后每于头痛发作即服用清上蠲痛汤 1 剂，疼痛即止，但仍于月经前复发。后来于疼痛发作时，先服清上蠲痛汤止痛，继用加味四物汤养血扶正。

生地 18g　当归 15g　白芍 15g　川芎 6g　黄芩 9g　菊花 9g　蔓荆子 6g　香附 12g

服 15 剂，偏头痛未再发作。

周次清

三期别浅深，虚实酌肾肝

周次清（1920~2003），山东中医药大学教授

初期多实，重在治肝

高血压病初期，多数为精神刺激、情志抑郁而诱发。因精神抑郁不舒，肝失疏泄，便可导致肝气郁结，肝火上炎，肝阳上亢，甚至肝风内动。整个病理变化过程，以实为主，病位在肝，均以头痛、眩晕为主症。临证宜分别采用疏肝、清肝、凉肝之法。

1. 疏肝法

适用于初期不稳定型高血压患者。仅表现为头痛头晕，胸闷胁痛，精神不振，血压变化与情绪波动密切相关，舌苔薄白，脉沉弦。治宜疏肝理气，佐以活血解郁。方选柴胡疏肝散。方中柴胡、薄荷疏肝解郁，枳壳、香附理气解郁，当归、芍药活血解郁，甘草缓肝调中。关于柴胡的应用，老师认为，小量升清，大量清解，中量疏肝，故用治高血压，以中量为宜。

2. 清肝法

肝郁日久化火，或肝阳疏泄太过导致木火内生，均可出现头痛头胀，眩晕，心烦口苦，胸胁胀满，多梦易惊，小便黄赤，大便秘

结，舌红苔薄黄，脉弦数。治宜清肝泻火，方选清肝降压汤（老师自拟方：柴胡、菊花、钩藤、黄芩、丹皮、栀子、香附、青木香、佛手）。方中柴胡、香附疏肝解郁，丹皮、栀子、黄芩清肝泻火，菊花、钩藤平肝清热，青木香有降压之功，佛手理气和胃，共奏清肝降压之功。多梦易惊者加炒枣仁、夜交藤；手足发胀者加泽泻；便秘者加大黄；面红目赤，急躁易怒者加龙胆草、黄连。验之临床疗效甚佳。

3. 凉肝法

因肝阳过亢，往往可导致化火生风，主要表现为剧烈头痛，眩晕肢麻，颈项强硬，烦躁不安，手足抽搐，舌红苔黄，脉弦数等肝经风火上动的症状，甚则出现突然昏倒，肢体偏瘫，痰涎壅盛的中风证。治宜凉肝息风，首选羚角钩藤汤。方中羚羊角、钩藤、菊花、桑叶凉肝息风，生地、白芍、甘草益阴凉血，贝母、竹茹、茯神豁痰通络，宁心安神。若兼见视物模糊、筋惕肉𣏌等肝肾阴虚症状，则改用镇肝息风汤。

中期多虚实并见，治宜肝肾兼顾

高血压病发展至中期，常可出现本虚标实、阴虚阳亢的病理变化。有的始于肝阳有余，进而损及肝肾之阴，也有的先由肾阴亏发展至阴虚不能敛阳，阳动风生，最终导致虚实并见，阴亏阳浮的病理结局。在辨治中，老师根据其病因、病理的不同及肝肾受病的侧重，灵活运用滋阴潜阳与育阴摄纳、敛阳息风两法，多能获得良效。

1. 滋阴潜阳法

在病变过程中，肝阳上亢与肝肾阴虚的程度不同，其临床表现亦各不相同。一般来讲，偏于阳亢者，多由肝郁化火而来，症状以头胀头痛，面红目赤，烦躁易怒，舌苔黄燥，脉弦数为主，其病变重心在肝；偏于阴虚者多由肾虚发展而来，症状以腰膝酸软，头晕耳鸣，心烦少寐，舌红少苔，脉细数为主，其病变重心在肾。临证中，老师特别注意根据阴虚与阳亢的轻重主次，灵活应用。

阳亢重、阴虚轻者，多见于中青年患者。治宜潜阳为主，滋阴为辅，方选天麻钩藤饮。方中天麻、钩藤、石决明平肝潜阳，黄芩、栀子、益母草泻肝火，桑寄生、杜仲、牛膝益肝肾，夜交藤、茯神宁心安神。肝火偏盛者加夏枯草、龙胆草；耳聋加磁石、珍珠母；心烦易惊加生龙骨、生牡蛎、龙齿。

阴虚重、阳亢轻者，多见于老年患者。治宜滋阴为主，潜阳为辅，用三甲复脉汤。方中地黄、阿胶、麻仁、麦冬、芍药、甘草滋肾养肝，牡蛎、龟甲、鳖甲育阴潜阳。诸药合用，共奏育阴增液、摄纳浮阳之功。

阴虚与阳亢均较重者，首选建瓴汤。方中代赭石、龙骨、牡蛎潜镇浮阳，牛膝、地黄、山药、芍药滋阴，柏子仁养心安神。亦可选用秦伯未的镇静气浮法（龙齿、牡蛎、代赭石、旋覆花、朱茯神、益智仁、枣仁、柏子仁）或杞菊地黄丸、桑麻丸等，均能获得良效。

对于顽固性高血压，在上述治法的基础上，加泽泻、车前子等利尿降压药，可获卓效。此法对于血液黏稠度高者不宜应用。

2. 育阴摄纳、敛阳息风法

由于肝肾阴液过于亏耗，肝阳升动无制，必然导致阴虚不能制阳，形成虚风内动的病理变化。主要表现为头痛眩晕，唇舌发麻，视物模糊，头摇肢颤，半身麻木，筋惕肉瞤，舌红少苔，脉弦细数等。此多为中风先兆，须加警惕。首选大定风珠。方中三甲复脉汤育阴潜阳，五味子、鸡子黄敛阳息风。伴抽搐震颤、口眼歪斜者，可加搜风止痉之品，如全蝎、蜈蚣、僵蚕等。

后期多虚，重在治肾

高血压病发展至后期，往往因年老体弱，肾气虚衰，加之久病由肝及肾、由实转虚，而出现"髓海不足，脑转耳鸣"，"上气不足，脑为之不满"的肾虚为主之证，在辨治中，根据肾阴虚、肾阳虚与阴阳两虚的不同，分别采用相应的治疗方法。

1. 补阴益阳法

适用于单纯肾气虚衰所导致的高血压病。肾虚，可因于先天禀赋不足，又可因于后天劳损过度。大量临床资料证明，老年人高血压及围绝经期高血压多为肾气虚衰所致。主要症状为头晕头痛，耳鸣耳聋，记忆力减退，倦怠嗜睡，既不耐冷，又不耐热，发白发脱，牙齿浮动早脱，腰膝酸软，头重脚轻，尿频，夜尿多，月经量少或闭经、绝经，舌淡，脉虚弱。治宜补阴益阳，调理阴阳。方选益肾降压汤（老师自拟方：桑寄生、炒杜仲、仙灵脾、黄芪、黄精、女贞子、牛膝、泽泻）。方中桑寄生、炒杜仲、仙灵脾补肾温阳，女贞子、牛膝益肾育阴，黄芪、黄精益气补中，以补后天，泽泻利尿降压。兼见口干心烦、面部烘热者，加知母、黄柏；失眠多梦者，加炒枣仁、夜交藤；血压持续不降者，加青木香、钩藤；血液黏稠度增高者，加决明子、生山楂。本方用于治疗老年性高血压病伴高脂血症及围绝经期高血压病，疗效甚佳。

2. 育阴涵阳法

用于阴虚阳浮、水亏火旺所致的高血压病。由于肾阴亏虚不能制阳，虚阳浮越，主要表现为头晕头痛，面部潮红，心烦口干，失眠健忘，腰酸耳鸣，视物昏花，双目干涩，大便秘结。治宜首选左归丸加减。方中熟地、山药、山萸肉、鹿角胶、龟甲、枸杞、菟丝子、牛膝，皆为阴中涵阳之品，意取"阳中求阴""补中有化"之意。若出现五心烦热、舌红少苔、脉细数等阴虚火旺的征象，可以暂用知柏地黄汤，以滋阴降火，泻其有余，补其不足。

3. 扶阳配阴法

适用于肾阳偏衰的高血压病。肾阳虚衰的形成，可由肾气虚衰发展而来，也可由阴损及阳而致。主要表现为头晕头痛，耳鸣耳聋，腰膝酸软，疲乏无力，记忆力减退，畏寒肢冷，面色㿠白，小便清长，大便稀溏，舌淡苔白，脉沉迟无力等症。另外，肾阳虚衰，亦可累及心阳不振，脾阳式微，出现水气凌心，水湿泛滥而兼见心悸不宁、喘促、水肿等症。治宜首选右归丸加减。方中熟地、山萸肉、山药、鹿角胶、枸杞、菟丝子等药阴中有阳；附子、肉桂温肾壮阳，意在"阴中求阳""化中寓补"。若见阳虚阴盛，水湿不化而兼见心悸、喘促、水肿者，可暂用真武汤以达益火制阴之目的。方中附子温肾化水，白术、茯苓健脾宁心利水，芍药养阴柔肝。

此外，对于老年人高血压病，治疗应以调理阴阳的偏盛偏衰为主，尤应注意降压不可太过，慎用重镇之品，以防全身重要脏器供血不足而导致变证丛生。

肝阳上亢，难概全貌

肝阳上亢可为高血压病的一种类型，但高血压病不一定都是肝阳上亢，而肝阳上亢也不一定就是高血压病。阳亢与血压升高的表现虽同，但阴阳失调的本质有异。肾（肝）阴虚肝阳亢，在高血压病中固然多见，而肾水亏心火旺，在高血压病中亦常发生，尤其多见于青壮年女性患者。

李某 女，42岁。

高血压病4年，血压一般持续在150/100mmHg左右。临床表现为头胀头晕，耳鸣，面红，口干苦，头汗多，心烦心悸，健忘失眠，多梦，月经先期量多，大便干，小便黄，舌红苔薄黄，脉弦数。先后用滋阴潜阳、凉肝息风的天麻钩藤饮、镇肝息风汤治疗 3 周，效果不明显。后来以心烦、心悸、失眠多梦为主症，水亏火旺，心肾不交为病因，用俞根初黄连阿胶汤加枣仁、夜交藤，服用 3 剂，症状明显减轻，血压始降。继服 12 剂，症状消失，血压恢复正常。

一、阳虚阴乘并非少见

阳虚阴乘，在高血压病中并非少见，尤其是年老体衰患者，由于肾阳不足，脾阳不运，清阳不升，阴寒痰湿上乘所致的头痛、眩晕，在高血压病中屡见不鲜。

孙某 男，54 岁，火车司机。

患高血压病 12 年，血压一般为 180/120mmHg。身高体胖，头晕目胀，面红目赤，多汗畏寒，心烦健忘，口干苦不欲饮，左侧上下肢麻木，下肢浮肿，夜尿清频，苔白厚，脉沉细缓。当时考虑，高血压多从肝治，头晕面红目赤又是肝阳上亢之象，给以镇肝息风汤和建瓴汤皆不效。又根据患者体胖、苔厚、脉细缓的脉症，改用半夏白术天麻汤，症状不见好转，血压始终不降。最后判断，面红目赤、口干苦，阳亢是假；畏寒、下肢浮肿、夜尿清频、口不渴，阴寒是真。试用真武汤加肉桂、泽泻、车前子。6 剂后面色由红赤变为苍黄，目睛不红，血压下降。自觉服药后舒适，连服 30 剂余，症状消失，血压降至 150/90mmHg 左右。

战某 男，52 岁，教授。

高血压病史 7~8 年。头晕目胀，耳鸣，口干，目涩，五更泻，舌淡红苔白厚，脉弦。血压 160/110mmHg。当时认为，高血压病重在肝肾。先用滋阴潜阳以降压，后以温肾健脾以止泻。服用建瓴汤 12 剂，血压不但不降，反而较前有所增高。舍上治下，改用真武汤合四神丸，治疗1周，大便成形，五更泻愈。血压降至130/90mmHg。有意降压而不降，无意降压而自降，说明本病的关键不在阳亢而为阴盛。

二、无痛无晕，阳亢难辨

高血压病不一定都有头痛头晕。属于阴阳两虚或阳亢日久的患者，血压往往较高，而临床症状常不明显，或仅有耳鸣、健忘、记忆力减退。例如某校一位外语女教师，多年来血压一直在220/130mmHg。经各医院检查，均未出现异常病变。平时无任何不适的感觉。如血压降至180/110mmHg下，反而出现头晕、眼花、神疲体倦、卧床不能工作。

这类患者，大多始于"阴虚阳亢"，病变日久，机体本身"阳化气，阴形成"，"阳生阴长"，由偏而盛，自身调整达到相对"阴平阳秘"，因而血压虽高，临床症状并不明显。对这类病的防治，张景岳有很好的经验，他说"阴根于阳，阳根于阴，凡病有不可正治者，当从阳以引阴，从阴以引阳，各求其属而衰之"。其治疗，应首先考虑左归丸。

三、虽见阳亢，血压不高

血压不高，可见阴虚阳亢的病证。人体在正常的情况下，阴阳消长是保持相对平衡的，如果"阴平阳秘"的生理关系被破坏，就会产生阴阳偏盛偏衰的病理现象。倘若病变属于阴阳两虚而偏阴虚者，其临床症状往往比较明显，而血压升高的现象常不显著。

宋某 男，64岁，干部。基础血压一般在130/75mmHg。

心肌梗死后，血压一直维持在110/65mmHg。临床表现为经常口干、乏力、心慌、气短、失眠多梦、腰膝酸软、大便干、小便黄、时有头胀，舌红苔薄白，脉沉细数。诊断为气阴两虚。用人参、五味子、炙甘草补气，血压便升至130/80mmHg，患者即有明显的头胀、头晕、头痛、恶心等肝阳上亢的症状。用生地、首乌、麦冬滋阴，即出现腹痛、便溏阳虚阴寒的征象。最后归结于阴阳两虚偏于阴虚，用左归饮加减而收功。患者虽临床表现为阴虚阳亢，但是其血压并不高。

总之，从中医的学术观点来看，高血压病的发生发展，主要与脏腑阴阳失调、制约关系失常有关，决不能把高血压病和肝阳上亢等同起来。如果在高血压病的辨证中只重视阴虚阳亢的发生，而忽略阳虚阴盛的变化，或只知肝阳上亢是高血压病的根本，不晓水亏火旺是高血压的原因，把滋阴潜阳、凉肝息风作为治疗高血压的唯一方法，这样的施治往往会得出"中医治疗高血压病效果不好"或"中药只能改善症状，不能降低血压"的结论。这种观点，主要是由于脱离了阴阳辨证的基本规律，单纯把肝阳上亢作为高血压病的病机造成的。

（路广晃　整理）

余瀛鳌

偏头痛不休，柴芎蔓芷汤

余瀛鳌（1933~　），中国中医科学院研究员，文献学家

西医认为本病是一种发作性的血管性头痛，由于一侧头颅动脉舒缩功能失调，扩张、搏动而致头部偏侧产生疼痛，可以伴有自主神经功能紊乱的证候。中医将偏头痛列于"头风"范畴。前人有"新感为头痛，深久为头风"之说，多因肝风或风邪袭于少阳，或肝郁气血壅滞，或因于风痰所致。有些患者可以产生邪郁化热。其证头痛偏重于一侧，可呈搏动性、阵发性疼痛，疼痛的程度不一，痛剧者几不可忍，或反复发作，苦不堪言。有的头痛又以某部如颅部、颞部、眉棱骨部、颠顶部、后枕部等为甚。或头痛兼胀，或痛兼眩晕，甚者有泛恶、呕吐；或化热而见目赤，心烦易躁，口苦咽干，大便秘结，小便发黄。患者每因劳心、劳力、郁怒、烦急或失于将养，难寐失眠而诱发本病。

前人或谓：左侧偏头痛多属风虚，宜川芎、当归、防风、薄荷等味；右侧偏头痛为痰热，宜用苍术、半夏、黄芩、石膏等药。我青年临证时曾按此法施治，效验并不确切，后曾用散偏汤（柴胡、白芍、川芎、白芷、香附、郁李仁、白芥子、甘草）加减，经治数例，疗效有所提高。近年余，由于经验的增长，我拟定了一个治偏头痛的通治效方，方名柴芎蔓芷汤。

柴胡 8g　川芎 15g　荆芥 10g　白芷 10g　杭芍 15g　当归 12g　升麻 6g　荆芥 10g　羌活 10g

头目昏眩、耳鸣者，加甘菊花、枸杞子各 12g；头晕、胸闷有痰者，加姜半夏 8g，橘红、橘络各 5g；颠顶亦痛者，加藁本、羌活各 10g；口干、大便偏于燥结者，加瓜蒌 12g、生大黄 5g；发作时鼻塞，不闻香臭者，加细辛 3g、辛夷 6g；偏热者，加黄芩、黄连各 10g，甚则再加生石膏（先煎）40g。

唐某　女，21 岁。

右侧偏头痛经常发作已有 1 年半。发作时头痛较重，情绪甚易激动，有时痛不可忍而哭泣，微有眩晕，间有眼前呈闪光感，眉棱骨微痛，痛时出汗较多，食欲稍减，月经正常，诱发因素不明显（有时因生气或睡眠不安而促使发作），其脉细弦，舌质微红、无腻苔。处以柴芎蔓芷汤加枸杞、甘菊花、薄荷（后下），并以此方加减，服药 1 个月余（末诊注意调补气血），病获痊愈。

在治偏头痛中有几味重要的止痛药物。

（1）川芎：此药入肝经，王好古谓其有"搜肝风，补肝气，润肝燥，补风虚"之功，但不宜久用，见效后即宜减量。

（2）白芷：有祛风止痛效能，《朱氏集验方》以此药作为治头痛之君药。配合川芎，止头痛效验益著。

（3）白芍：入肝经血分，养血柔肝缓痛。《名医别录》谓其有"通顺血脉"之功，偏头痛属血管性头痛，用之较宜。

（4）蔓荆子：功擅搜风平肝、疏散风热，为唐·孙思邈治疗"头风"之首选药物。患者有头痛脑鸣、泪出者，用之尤宜。血虚有火及胃虚者，蔓荆子宜减量，慎服。

再者，偏头痛还可以配合外治法或针灸治疗。我曾用宋·沈括《梦溪笔谈》所介绍的一个偏头痛外治方：南星、半夏、白芷等份为末，以姜、葱捣烂后，贴于偏头痛一侧之太阳穴，外以纱布固定。临睡前用，次晨取去洗净。从此方之方药组成分析，似适用于偏头痛因于"风痰"所致者。实际上因于其他原因所致的偏头痛，用此方多有不同程度的缓解。故偏头痛发病，痛甚不可忍者，宜内服外治并进，以提高疗效。

谢昌仁

祛风化痰，头痛大法

谢昌仁（1919~2008），南京市中医院主任医师

血管性头痛其临床表现为头痛，可能与调节血管运动有关的中枢神经部分功能失调有关；5-羟色胺代谢紊乱与本病的发生亦有密切关系，以偏头痛为多，亦有遍及全头者，为搏动性钻痛、钝痛或刺痛，即中医学所谓"抽掣作痛"，或称"跳痛"，呈周期性发作。头痛剧烈时伴有恶心、呕吐、便秘，偶有腹泻，患者闭目畏光，颞浅动脉搏动增强，每次发作数小时或1~2天，发作后疲乏思睡。常反复发作，甚为痛苦。余门诊时，治疗多例此类疾病，认为祛风化痰之法最为应手，故多以此法为治疗本病之大法，获效颇彰。

中医学认为"头为清阳之府""诸阳之地"，易受风阳痰火之扰，无论外感、内伤均可导致，然无论何种原因，均以风痰为病理基础。其风者，可因外感或内伤所致；其痰者，可由宿滞内困或脾运失调而成。外感有风寒、风热、风湿之上犯清空；内伤有七情、肝郁、阴亏、阳亢之扰于髓海。

观其主症，头痛多有抽动感，伴呕恶便秘，舌苔厚腻。前人谓，"风性主动"，"伤于风者，上先受之"，"风为阳邪，其性开泄"。说明风邪善动不居，具有升发、向上、向外之特性，故头痛有抽掣跳动之感，当责之风阳为患；其呕恶便秘、舌苔厚腻，则系痰滞所致。痰滞

于内，一者随风上行，风痰相夹，清空受扰，再者胃腑失清，浊阴不降。由此可见，形成本病之主要病机为风阳上扰，痰浊内困，故而治疗上则应以祛风化痰为其大法。所谓祛风，即清肝息风，抑制升动之风阳；所谓化痰，即泄浊化痰，使胃腑得清，浊阴得降，引上逆之气下行，而头痛之疾可除。由于病因、素体不同，临床上使用祛风化痰之法时，亦有所不同。如风邪之产生，有外风侵袭，亦有内风扰动，故祛风又可分别采用祛风、养肝、和血等方法。祛风法，即祛除外风为主，驱风邪外出，使之不得上干。养肝法，则系平息内风之意。肝为风木之脏，经云："诸风掉眩，皆属于肝。"说明肝失滋养可产生内风之证。此外，前人有论"治风先治血，血行风自灭"，并有"血虚生风"之说，可知和血祛风亦有密切关系。三者可谓殊途同归，均以祛风为目的，仅手段不同而已。化痰之途径，又可为从内而化和从下而泄两种。从内两化，即通常所使用的燥湿化痰、清热化痰、健脾化痰等；从下而泄，则是以通腑泄浊之剂，使痰浊随腑行而外泄，使邪有出路。

处方选择以川芎茶调散合温胆汤为主方，取川芎茶调散祛风，温胆汤化痰泄浊之意。川芎茶调散出于《局方》，为治疗风邪头痛的代表方，具有升清阳、散风热之功效。温胆汤出自《备急千金要方》，系清化痰热之常用方。具体运用时，茶调散中细辛、荆芥性辛温，对于风阳上越者不宜，故常舍之不用；温胆汤中枳实有破气下积的作用，痰浊不重、大便畅解者，多改以枳壳。

基本处方为：

川芎 6g　羌活 6g　防风 6g　菊花 6g　蒺藜 10g　陈皮 6g　半夏 10g　枳壳 6g　茯苓 10g　甘草 3g　竹茹 6g　蔓荆子 10g

方中川芎统治各经头痛，尤以肝胆二经头痛为宜，兼祛风活血作用于一身，故为主药；《医方集解》云："治头痛必用风药，以高颠之上，惟风药可到。"是以羌活、防风祛风散郁升清，并载药上行；菊花、蒺藜、蔓荆子平肝息风，以治内风；陈皮、半夏、茯苓、竹茹化痰热；枳壳理气化痰通腑；甘草调和诸药，且防风药之升散太过。在本方基础上，可根据辨证，配以养肝、和血、通腑泄浊之方药。如养肝配杞菊地黄汤，和血佐四物汤，通腑用调胃承气汤等。

我用药体会有三：

其一，风药、血药在本病治疗中必不可少。头痛一病，风邪为主要致病因素。实证者，多由外感风邪，或阳亢化风；虚证者，则因阴虚风动，或血虚生风。风性轻扬上越，易犯颠顶，故祛风之法势在必需。而痛之产生，又多有脉络痹阻，血药具有活血通络之功用，治风与治血之间又有密切关系，故常配伍运用。余喜用川芎，因其具有祛风、活血之效。

其二，及时选用通泄药物。临床所见头痛，常伴有便秘，或因大便秘结而加重证情。余以为：腑气不通，积滞内困，蕴而化热，蒸腾上扰，一增风阳痰火之势，二使浊邪无所出路，所以及时选通泄药物，保持腑气畅通，才能使积滞不存，邪有出路，病势从下而走。

其三，用药应随证增损。风阳偏盛者，加僵蚕、天麻、钩藤或石决明、羚羊角粉，平肝息风；痛甚夹瘀者，加赤芍、丹参、全蝎，通络止痛；大便秘结者，加风化硝、火麻仁、全瓜蒌，通腑泄浊；肝郁不舒者，加柴胡、白芍，疏肝缓急；热象明显者，加丹皮、焦栀、黄芩，清泄肝火；夜难入寐者，加远志、首乌藤、合欢皮，安神定志。此外尚可根据头痛部位选择药物，前额痛用白芷，颈项痛用葛根，颠顶痛用藁本，眉棱骨痛用蔓荆子，满头痛用羌、防，头角痛用川芎、柴胡。选奇汤为治眉棱骨痛之验方，由羌活、防风、黄芩、甘草4味药物组成，余亦常用之。

周仲瑛

风火痰虚错综复杂，标本气血难循一法

周仲瑛（1928~　），南京中医药大学教授，著名中医学家

肝风有上冒和旁走之分、虚实之辨

肝风是由于肝阳亢盛所致，在病理反映上有两类情况：

一是肝风上冒巅顶，表现为头部掣痛，眩晕，耳鸣目花，甚则一时性厥仆，治当息风潜阳，用天麻、钩藤、白蒺藜、野菊花、罗布麻叶、石决明、龙齿、牡蛎、珍珠母、羚羊角之类。另一是肝风旁走入络，表现为肢体麻木，抽搐，肌肉眴动，项强，语謇，甚则瘫痪不遂。治当祛风和络，用豨莶草、地龙、蝎尾、僵蚕、臭梧桐等。

至于风阳亢盛，由于血不养肝、水不涵木而致者，虽有眩晕、肢麻等虚风内动之候，但必具肝肾阴虚之症，如头昏目涩，视物模糊，虚烦，颧红，腰膝酸软，舌质红，脉细弦。治疗应滋水涵木为主，以平息内风与阳亢风动，用当归、地黄、白芍、杞子、首乌、黑芝麻等；水不涵木者，当滋肾养肝、育阴潜阳，用生地、玄参、阿胶、女贞子、桑椹子、牡蛎、龟甲、炙鳖甲等。

痰证当辨痰浊、痰火、风痰之异

痰盛者，一般多兼火象，上犯头目则头晕痛、目眩；内犯心神则神情异常，心烦易惊，呆钝，独语，喜哭无常。若痰与风合，既见眩晕，又因风痰入络而肢体麻木，重着不遂，舌强语謇。痰火当清火化痰，用黄连温胆汤、滚痰丸、雪羹汤合胆星、竺黄、竹沥、海藻、马兜铃、风化硝之类；风痰则祛风化痰，取半夏天麻白术汤配僵蚕、南星、白附子之类，或另吞指迷茯苓丸。

若表现为痰浊之候，而无明显火象者，其症形体多肥，面色黄滞，头昏重，胸闷气短，痰多黏白，咯吐不利，嗜眠，泛恶，口黏多涎，舌强不和，苔白腻，脉沉滑。治当燥湿化痰、泄浊开痹，可用二陈汤、瓜蒌薤白半夏汤等。气逆加旋覆花、苏子；嗜卧加南星、菖蒲、远志、矾郁金。这类证候，有的可进一步化风。但在本质上，每与脾气虚弱有关，若久延脾虚之症趋向明显者，当转予甘温补脾以治本。

火盛者有清肝泻火与苦泄心肾之别

火盛主要由于肝旺，故治当苦寒泄降、清肝泻火。病势轻者清之即平，如丹皮、山栀、黄芩、夏枯草、槐花、车前子、泽泻之类；重者非泻不降，可用龙胆草、大黄、决明子等品。若心烦易怒，寐差多梦，母令子实者，当本着"实则泻其子"的方法，配合泻心的黄连、木通、莲心。另一方面，因相火生于肾而寄于肝，如下焦相火偏亢，而致肝火上炎者，又当兼泻相火，配合知、柏之类。此外，火起于郁者，还当注意佐以疏泄，酌配柴胡、白蒺藜、川楝子。

注意泻火与滋阴的辨证应用

肝阳偏亢的实火，苦寒直折虽为正治，但肝火燔灼日久，终必耗伤肝肾之阴，肝火仅是暂时性的标实，阴虚才是根本性的原因，因此，苦寒泻火之法，可暂而不可久，宜与甘寒滋阴药配合，而不宜单用。若久用、单用苦寒药而不加佐治，则苦从燥化，反致伤阴；若病程已久，标实症状虽然比较突出，但泻之不应者，多为虚中夹实，因标实掩盖了本虚的一面。如表现明显阴伤之证，更当以滋养肝肾为主，从"虚则补母"考虑，益其肾阴，用知柏地黄丸、大补阴丸之类，杞菊地黄丸、复方首乌丸亦可酌情选用，心阴虚的合补心丹。药如天麦冬、玉竹、黄精、柏子仁、枣仁。即使在实火明显的情况下，经用苦寒泻火药得效后，亦当滋养肝肾心阴，以谋巩固，否则仅能取效一时，而易于反复。

辨阴阳失调导致气血紊乱之治

唐容川说："人之一身，不外阴阳，而阴阳二字即是水火，水火二字即是气血。"故脏腑阴阳失调，必然导致气血失调。因气为血帅，血行紊乱，又碍气机之升降，故调气与和血两相配伍，气调则血和，血和气亦顺。由于高血压患者多为阴虚阳亢之体，故调气应避免香燥辛散，和血多用凉润和平，忌破血。肝主疏泄，又主藏血，与气血关系最为密切，且为本病的主病之脏，故调气以平降，疏利肝气为要，和血亦多选入肝之品。由于气血失调是多种因素所导致的病理变化，且每与风阳痰火相因为患，故调气和血常与息风、潜阳、清火、化痰诸法配合使用，但须按其主次选方用药。病缘正虚者，又当与养血、益气等补益法配合。临床观察凡在病程某个阶段，风阳痰火不着，正气亦未大伤，表现气血失调之候者，采用调气和血为主的治法，疗效堪称满意。

如肝气郁结，胸胁苦闷痹痛，气不得展，或周身窜痛者，需理气解郁，仿丹栀逍遥意，用柴胡、青木香、白蒺藜、郁金、绿萼梅配合丹皮、山栀、黄芩等升散清泄肝经郁结的火气。此法施之于有精神紧张症状者甚合。气血上逆，头重腿软，面赤，颞部筋脉跃起者，当须降气血，诱导下行，用怀牛膝、茺蔚子、大小蓟、灵磁石、赭石等。血瘀络痹、四肢麻木者，当活血和络，用鸡血藤、天仙藤、归须、赤芍、红花、桑寄生之类。若心血瘀阻，胸膺闷痛，唇黯舌紫者活血行瘀，用桃仁、红花、丹参、姜黄、乳香、没药、失笑散、山楂等品，佐以青木香行气，如检查有高血压心脏病或主动脉硬化者可采用之。

辨温补脾肾变法之应用

温阳补气法多为高血压病后期，病程较久，阴伤及阳，导致阳虚之证的变治方法。此时血压虽高，但其全身症状主要表现为阳气不足，因此，已非苦寒或单纯滋阴方法所能取效，误用反致伤害和抑遏阳气，必须从整体分析，防止单从血压考虑。温补法的具体运用，则当区别脾虚和肾虚之不同，分别处理。脾气虚者，多见于肥胖之人，形盛气衰，"土不荣木"而致风木自动。一方面积湿生痰停饮，而见标实之候，表现为"气虚痰盛"；另一方面又见中气不足、脾阳衰弱的虚象，表现气短、倦怠、头眩、痰多、泛恶、食后不运、大便不实、舌淡苔白腻、脉软等症，其病程久延之后，则尤为明显。当标实为主时，固当化痰，但如虚象为主时，就必须用甘温补脾之法，予参、芪、苓、术之类，补气以杜痰源，兼以化痰治标，仿六君子汤意培土栽木。若饮象明显，畏寒、心悸、呕吐痰涎、浮肿者，应合苓桂术甘汤以温阳化饮。这类证候可见于高血压心脏病伴有心衰之患者。

肾阳虚者多属肝肾阴虚后期进一步的发展，此时不但阴中之水虚，同时阴中之火亦虚，以致火不归宅，虚阳浮越于上，上则头目昏眩，下则足冷，夜尿频数，步履飘浮，舌质胖嫩，脉象沉细，男子阳痿，女子月经不调，治当温养肾气，潜纳虚阳，使虚火得归窟穴。同时由于阳生于阴，今因阴伤及阳，故当兼予补阴以配阳，可用金匮肾气丸为基础方，阴阳并补。方中附桂虽属辛温，但可借其温阳之力以运动血脉之循行，附子功能强心，故对高血压后期心肾阳衰者，尤有较好的作用。若妇女因肝肾不足而冲任不调、月经失常者，可用二仙汤（仙茅、仙灵脾、当归、巴戟天、黄柏、知母）及杜仲、苁蓉、寄生、茺蔚子之类。二仙汤对妇女围绝经期高血压而见肾阳不振之证者，若用之得当，可以获得极为明显的疗效；临床试用于男性高血压证见肾阳虚者，对部分病例血压亦可获得较大幅度的下降。此即叶桂之温养肝肾法，但须注意去刚用柔。此外，在用大队补阳滋阴剂时，当少佐知、柏等苦寒泄降之品，以监制温药刚燥之性，避免助阳太过，反致伤阴；同时，还寓有"从治"之意，有利于诱导虚阳的潜降。

分证治疗必须注意病情的动态变化与个体差异

高血压病从风阳、痰火、气血失调、阴虚、阴阳两虚五类证候立法选药，可以适用于大多数病例。但必须注意其证型的相对稳定和演变转化的两重性，而药随证转是非常必要的。临床曾见少数患者因病证变化而前后服用过不同的处方，均获降压疗效，就说明了这一点。

调整阴阳，可以降低血压，改善临床症状，延缓病情进展。

血压升高往往是机体阴阳的动态平衡失调所致。临床采用各种治法方药，调节阴阳归之于平，常可有效地降低血压，而且对巩固降压疗效起积极作用。临床所见，改善症状与降低血压的疗效并不完全一致，多数病例症状减轻而血压亦降，部分患者，特别是后期病例，经长期治疗虽自觉症状基本消失，但血压仍保持在高于正常的状态。尽管如此，症状改善对延缓病情的发展，是不容忽视的。

标实与本虚每多错杂，治当酌情兼顾

本病有虚有实，标实可导致本虚，本虚又可产生标实。

阴虚和阳亢是矛盾对立、互为影响的两个方面，因此，在治疗时，原则上应当标本兼顾，予以潜阳、滋阴，一般病程不长，年壮体实，标证为急者，多以治标为主；久病正虚明显、年龄较大者，则以治本为主。同时应随着先后阶段病理的演变、虚实的转化相应处理，因风、火、痰的实证多是暂时的，一旦标证缓解，就应转向治本，巩固疗效，不能攻伐太过。

引起标实的风、火、痰三者，既多错综并见，又易互为影响演变，因此，息风、清火、化痰常须综合运用。关于本虚，虽有肝、肾、心等区别，但亦互有影响，兼挟并呈。由于肝的阴血不足，阳亢火旺，而上及于心，下病及肾，常表现为肝肾、心肝、心肾同病，因此，柔肝、滋肾、养心，亦多兼顾并施。

高血压高脂血症

一、肾亏肝旺，首乌蒺藜益肾平肝

高血压高脂血症常以头痛昏蒙、面赤升火为主症，属中医眩晕、头痛等范畴。其病机责之肾之精气不足，肝经气火上逆。诚如华岫云所说："精血亏耗，水不涵木，木少滋荣，故肝阳偏亢，内风时起。"周师认为：肾精亏虚，可致肝风内动，血压升高，而肾气不足，蒸化无力，脾气失于输运，精化为浊，痰浊入血，又可导致血脂升高。临证以首乌配蒺藜，标本同治，效果较好。首乌补肝肾，益精血，除风眩，《本草正义》谓其"专入肝肾，补养真阴……与下焦封藏之理符合"，以其性味淳厚温和，功擅填益阴气、平秘阴阳，故能和翕内风、益智除眩。现代药理研究证明本品有一定的降压消脂作用。周师临证对肾亏甚者配黄精、萸肉、桑椹子。黄精"平补气血而润"（《本草从新》），其性偏走，与首乌合用，能使精中生气，对精气俱亏者较宜；山萸肉"收敛元气，振作精神，固涩滑脱"（《医学衷中参西录》），其性偏守，配何首乌则宜于虚火内风逆走清空者；而桑椹补肝益肾，息风滋液，甘寒除热，凉血益阴，其性偏清，宜于肾中精亏，龙雷妄动，虚热内生者。白蒺藜性平，《本草再新》谓其"镇肝风，泻肝火，益气化痰，散湿破血"。周师认为本品轻清疏利，搜风通络，对肝气郁滞、肝风内动、上犯清空、旁走肢节均有作用。动物实验表明有明显的降压利尿作用。配何首乌则一走一守，一消一补，降压消脂，益肾平肝，息风止眩，疗效殊佳。临床对肝阳上亢、头痛目赤者，配天麻、菊花以疏风凉肝；内风上扰、清窍不利者，配决明子、蔓荆子以清降利窍；肝风内动、呕逆震掉者，配赭石、珍珠母以镇肝息风。

二、浊瘀闭络，僵蚕山楂降浊行瘀

血脂过高多由饮食偏嗜、过食肥甘，或痰湿之体，运化失调，水谷精微不归正化，内聚而成，也可由于阴亏之体，火热灼津为痰所致，常见络阻窍闭，变生胸痹、眩晕、肢麻诸疾。周师认为，浊邪闭络，久必成瘀，浊瘀胶着，痼结难解，治当化浊行瘀并投。常用僵蚕配山楂。僵蚕咸平，祛风祛痉、化痰散结，《本草思辨录》谓其"劫痰湿而散肝风"，周师认为蚕喜食桑，禀其清冽芬芳之气，性偏清凉，凉而清热，芳可泄浊，故能入血搜浊，消痰通络。清凉祛风则能平息肝脏躁动之性，而内外风俱宜，散结化痰则能防其浊痰瘀滞内生，而湿浊痰皆治，对肝风暗动，浊邪壅盛者殊佳。山楂酸甘，"化食积，行结气，健胃宽膈，消血痞气块"（《日用本草》），较之僵蚕，其化浊之力虽稍逊，而活血通脉犹过之。本品活血和络、消痰化浊，擅治浊瘀闭络，以其性味酸甘，善化阴气，故活血而不伤阴，诚为血分良药。实验研究也证实其有降压消脂等多方面药理作用。配僵蚕则又能健胃消食，理气化痰，源清流洁，浊瘀并治，各有所司。周师临证，对浊痰显者常以陈胆星配僵蚕，胆星清火化痰，"借胆以清胆气，星以豁结气"（《药品化义》），其豁痰消脂峻猛无俦。对瘀滞甚者则常配以川芎、茺蔚子，茺蔚子活血行气，"主明目、益精、除水气"（《本经》），配川芎、山楂则上通脑府，下行血海，中理心胃气滞血瘀。

三、肝火冲激，金雀根罗布麻清肝降压

高血压高脂血症肾亏肝旺，常因情绪波动引起肝火冲激，出现眩晕耳鸣、面赤升火、性情急躁。周师认为临证当明辨其虚火实火，实火在肝胆，宜清宜泻；虚火在心肾，宜滋宜潜。无论虚火实火均可用金雀根和罗布麻叶配合使用。金雀根苦辛性平，清肺益脾，活血通脉，《天宝本草》载其"治头晕、咳嗽、哮喘、五劳七伤、衄血"，以其性至平缓，而具较强的降压作用，故较宜于虚证。周师尝云：金雀根擅治气火逆上，不以苦寒直折，亦非寒凉冰伏，其清肺益脾，即清降肺经逆气，顺其中土敦厚阜平之性，故逆者顺，升者伏。罗布麻叶甘苦而凉，"清凉泻火，强心利尿，降血压"（《陕西中草药》），前人甚少使用，现代研究证明其有稳定可靠的降压作用。周师认为本品两清心肝，较宜于实火，配金雀根则药性平稳而加强降压力量，无论虚实

均可使用。临床经验表明此2味药对某些顽固性血压升高效果较好。

四、络阻水停，楮实子天仙藤疏导利水

高血压高脂血症的基本病机均有阴虚阳亢，浊瘀互结。痰浊瘀血滞于脉络，水津不归正化，泛于肌肤，乃为水肿。周师治此在益肾平肝、化浊行瘀的同时，常使用楮实子配天仙藤疏导行水。楮实子甘寒，滋肾清肝，疏利水气，《药性通考》谓其"水肿可退，助腰膝，益气力，补虚劳，悦颜色，壮筋骨，明目"。现代研究证明本品有调整内分泌的作用，对某些高血压、高脂血症均有治疗作用。周师认为，楮实子益阴气，平肝阳，疏水湿，符合老年人之生理特性和病理特点，故较宜于围绝经期血压和血脂升高者。天仙藤"凉血活血，去风利湿，走经络"（《本草再新》），并能"宣通经隧，导达郁滞，疏肝行气"（《本草正义》），治疗子肿的名方天仙藤散正是取其疏肝行水之功。楮实子配天仙藤滋肾养肝，理气活血，化气行水，药中病机，常获捷效。惟天仙藤降气祛湿，长于旁走肢节，对肢浮胫肿者较宜，而楮实子上走头目，中及胸腹，对面目浮肿、胸腹积水者更佳。临床上，水肿甚者配较大剂量泽泻以加强利水，见阴伤者加生地、白薇，伴火逆甚者加大小蓟。

五、虚风内动，牡蛎珍珠母介类潜镇

高血压高脂血症患者常因劳倦过度、情志怫郁引动内火，导致虚风内动。周师认为，高血压病风邪内生应细辨为上冒和旁走，上冒则昏眩呕恶，旁走则震掉麻木。对虚风内动上扰清空者应分轻重区别对待。轻者目眩耳鸣，夜寐不安，面如蚁行，重者头昏眩晕，恶心呕吐，治宜镇肝息风。牡蛎咸涩，性凉，功擅敛阴潜阳、镇摄浮火虚风，《别录》谓其主治"虚热去来不定，烦满，止汗，心痛气结"，以

其咸敛下降，故以面赤升火、烦躁盗汗、惊悸震掉者较宜。珍珠母咸凉，功能息风定惊，"安神魂，定惊痫"（《饮片新参》），对肝阳上亢，肝风内动之眩晕、耳鸣、惊悸失眠有较好疗效。珍珠母两清心肝，且强胆气，故对心肝火旺兼见精神症状者尤宜。临证应用对呕逆者加赭石，失眠者加磁石，兼吐衄者配青黛，夹阴伤者加淡菜。

六、内风客窜络脉，豨莶草鹿衔草疏利搜风

众所周知，风邪有外受和内生两途。高血压高脂血症患者，肝肾不足，肝阳妄动，易于变生内风，内风既生，可夹痰浊水湿流注经络肢节，导致肢体游走疼痛。周师尝云：治风之法，种种不同，内风夹痰滞于肢节，宜疏利搜邪，风痰并治。豨莶草配鹿衔草可谓的对之品。豨莶草祛风除湿，利筋骨，《本草图经》载其"治肝肾风气，四肢麻痹，骨间疼，腰膝无力者"。周师认为：豨莶草凉燥，搜风通络，燥湿行血，内外风俱宜，且能入于肝肾，兼养阴血，平降冲逆，并具降压作用。鹿衔草甘苦而温，补虚益肾，祛风除味相伍，益肝助肾，搜剔经脉，利水除湿，温凉相使，寒温皆宜。对湿热痰浊盛者加虎杖，阳虚寒痰滞络者加石楠藤。石楠藤逐诸风，除湿痰，"润肾补肝，壮命门火"（《医林纂要》），临床用之，对高血压高脂血症肢体肿重者疗效亦佳。

盛国荣

利水降压需选达药，温阳化气调和升降

盛国荣（1913~2003），福建中医药大学教授

吾师盛国荣教授提倡中西医理汇通，取长补短。治疗高血压病，常于中医辨证处方中选用不同利水降压中药，而收事半功倍之效。盛师认为利水降压的中药，具有清除患者体内的水湿瘀积，通畅血脉，调节气血之能，其中有些药物尚有降血脂、血糖之效，所以没有西药利尿剂所引起的低血钾、高血脂、高血糖等副作用。本文试就盛师应用利水降压法的用药经验，整理如下，以供参考。

地龙夏枯草，平肝利水

盛师认为地龙功能清热平肝，通络利水，"主大热狂烦及大人小儿小便不通"（《本草纲目》）；夏枯草清肝散结，能"补养厥阴血脉，疏通结气"（《本草通玄》）。现代研究证实该2味药对麻醉动物及肾性高血压犬均有缓慢而持久的降压作用，尤其夏枯草含有丰富钾盐，降压而不失钾。临床常用于肝阳妄动，络道所扰之高血压，有较好疗效。

陈 男，56岁。

高血压病Ⅱ期，症见头目眩晕，头胀面红，心烦不寐，口苦肢麻，大便硬结，小便短少，舌红苔黄，脉弦，血压175/110mmHg，证

属肝阳上亢，治宜平肝、利水、息风。

药用：

地龙干 20g　生地 20g　夏枯草 15g　钩藤 15g　白蒺藜 10g　白芍 10g
丹皮 10g　天麻 10g　车前子 10g　甘草 3g

服 10 剂后，血压降至 150/96mmHg，头胀、眩晕减，寐安，二便通畅，于上方加茯苓 10g、枸杞 10g，调治半月而愈。

黄芩龙胆草，泻热利水

对于肝胃火旺之高血压患者，盛师常投苦寒之黄芩、龙胆草以清肝胃之实热，利水而除湿，认为黄芩"苦寒能除湿热，所以小肠利而水自逐，源清则流洁"（《本草经疏》）；龙胆草则"功专于利水，消湿"（《本草新编》），现代研究证实此两药对麻醉动物均有降压作用，黄芩尚有利尿作用，以黄芩苷元最强，其醇提取物及煎剂亦有利尿作用，此外，黄芩还有降血脂之功效。

林　女，60 岁。

素有高血压、冠心病、脂肪肝病史，近来头晕肢麻，胸闷痛，牙龈浮肿疼痛，夜寐不宁，噩梦纷纭，口干发臭，大便硬结，小便短赤，舌红苔腻，脉弦滑，血压 150/105mmHg。证属肝胃火盛，湿热盘踞。治宜泻火以平肝，利水以清胃。投以龙胆泻肝汤化裁。

药用：

龙胆草 6g　菊花 10g　黄芩 10g　车前子 10g　泽泻 10g　钩藤 10g
生地 10g　地龙干 20g　葛根 20g　夏枯草 20g　甘草 4g

服药 10 剂，溲长、大便通，寐安，牙痛止，余症亦减，血压 143/90mmHg，于上方加强清胃化湿之力，再服 10 剂，诸症均失，血压正常。

苓皮车前子，渗湿利水

茯苓皮性味甘淡，功能利水消肿，能"行皮肤之水"（《医林纂要》）；车前子甘寒，功能利水、清热、明目，"能去肝中风热"（《药性论》）。药理研究表明车前子可降低麻醉犬、猫的血压。盛师认为对于脾湿壅滞，痰湿瘀阻经络之高血压患者，尤为适用。

吴 女，51岁。

于年轻怀孕时发现高血压，至今年余，现形体虚胖，头重头胀，脘腹胀闷，上楼气喘，四肢关节酸楚麻胀，弯屈不灵，晨起尤剧，纳少口淡，便溏溲短，舌淡胖、苔白滑，脉濡，血压160/100mmHg。证属湿浊滞阻经脉，治宜健脾渗湿、利水通经。

药用：

桑枝 15g　车前子 15g　蚕沙 15g　茯苓皮 30g　薏苡仁 30g　泽泻 10g　秦艽 10g　木瓜 10g　乳没各 6g　甘草 4g

服6剂后，头重头胀减，纳增溲长，湿浊渐化，舌苔转薄白，脉缓，血压146/88mmHg，于上方加白术、陈皮各10g，调理1个月，血压稳定。

赤豆玉米须，健脾利水

赤小豆、玉米须性味甘平，功能利水祛湿、平肝泄热，盛师认为赤小豆清热和血、利水通经，且能除烦；玉米须民间中恒以炖冰糖饮服治疗高血压水肿。现代研究证实，玉米须对人或家兔均有利尿作用，可增加氯化物排出量，其煎剂静脉注射有显著降压作用，且有降血糖之功，两者合用对肾性高血压效果尤佳。惟其性味平淡，临证须用较大剂量，方能奏效，盛师常用30~60g。

黄 女，64岁。

高血压病10年余，近月来眼睑、下肢浮肿，头重胀痛，视物昏花，胸闷气喘，动则尤甚，脘胀纳呆，小便短少，大便溏薄，日2~3次，舌淡胖、苔白滑，脉细弱。血压210/126mmHg，血胆固醇6.7mmol/L（260mg/dl），甘油三酯1.9mmol/L（170mg/dl），血糖7.5mmol/L（135mg/dl）；尿蛋白（++），白细胞（+）。

证属中土疲惫、湿浊不化，治宜健脾理气、利水渗湿。

药用：

玉米须 60g　带皮茯苓 30g　赤小豆 30g　薏苡仁 30g　党参 15g　白术 15g　泽泻 15g　车前子 15g　砂仁 10g　怀牛膝 10g

连服2周，血压降至160/96mmHg，尿检正常，诸症均减。嘱以玉米须100g煎汤煮薏苡仁、赤小豆、黑脂豆、山药各30g，1日一煎，调理半年，血压稳定，血脂、血糖均降至正常。

琥珀益母草，活血行水

盛师认为湿滞血瘀，脉络痹阻，血行不畅，而血压升降失调，须活血行水，通畅血脉则血压自平。常选用琥珀、益母草，认为此两药均入心、肝经，功能活血祛瘀、行水安神，其中"琥珀属阳，今古方用为利小便，以燥脾土有功，脾能运化，肺气下降，故小便可通"（《本草衍义补遗》），益母草则"消水行血，去瘀生新"（《本草求真》）。其中益母草经药理及实践证明其多种制剂对麻醉动物静脉注射均有降压作用，利尿消肿作用显著。

林 男，54岁。

素有高血压病史，血压160~190/100~120mmHg，去年11月初，突发左半身手足不遂，言謇语涩，而住院治疗。出院后求诊于盛师。

视患者颜面黧黑、浮肿，行动迟钝，左半身不遂，手指关节肿胀伴疼痛，夜寐欠安，大便秘结。2~3 天一行，小便频、数量少，舌质黯晦、舌体胖齿痕，舌苔白厚腻，舌下静脉征Ⅱ度，脉弦滑尺弱，血压164/105mmHg。证属湿阻血瘀，隧道不通。治宜活血通络，祛风利湿。

药用：

益母草 15g　钩藤 15g　蚕沙 15g　地龙干 15g　乳没各 7g　赤芍 10g　天麻 10g　蕲蛇 10g　蜈蚣 2 条　全蝎 2g　磁石 30g　石决明先煎，30g　琥珀研末，分次冲服，6g

服药 6 剂，血压降至 156/98mmHg，诸症均减，于上方加桑寄生20g，续服半个月，病情日趋好转，血压保持在 150~160/90~96mmHg之间。继以补气养血、健脾化湿、活血通络之散剂调理，越半年，肢体活动功能恢复，行走自如。

牛膝桑寄生，补肾利水

盛师认为肝肾阴虚、肝阳上亢乃高血压病主因之一，因此益肝肾、潜虚阳乃治本之法，常选用牛膝、桑寄生为主药，二药均入肝肾经，功能补肝肾、散瘀血、通经络，张锡纯认为牛膝性善下行，"善治淋疼，通利小便"；盛师认为桑寄生乃得桑树精英，尤胜于桑，其补肝肾、通血脉之功效卓著。药理研究证实此 2 味药对麻醉猫、犬均有短暂降压作用，具有扩张外周血管及舒张冠状动脉之作用，其中桑寄生所含之萹蓄苷有利尿作用，如增加剂量时作用显著，临床上盛师常用 15~30g。

苏　女，66 岁。

罹患高血压病Ⅱ期 2~3 年，现症头晕头痛，行走时有飘浮感，左半身麻木如蚁行，心烦不寐，腰酸耳鸣，胸闷善太息，大便溏薄日

1~2次，夜尿频数，舌红晦胖苔少，脉沉细弦，血压180/110mmHg。证属肝肾阴虚、风阳上扰，当虑其中风之不测，治宜滋补肝肾、潜阳息风。

药用：

桑寄生 20g　生地 20g　牛膝 15g　白芍 15g　钩藤 15g　秦艽 10g　当归 10g　川芎 10g　枸杞 10g　磁石 20g　龙牡先煎，各 20g　甘草 4g

服药10剂，诸症均减，血压降至160/98mmHg，脉舌同上，守上方加天麻、红花各8g，续服10剂，血压降至正常，头晕头痛消失，寐安行走稳，肢麻缓解，舌脉同上，嘱以杞菊地黄丸长期服用，以巩固疗效。

人参炙黄芪，益气化水

参、芪性味甘温，功能补气生津，益卫利水，《别录》说人参"调中，通血脉"；《本经逢原》认为黄芪"性虽温补，而能通调血脉，流行经络，可无碍于壅滞也"。现代研究证实大剂量人参及多品种的黄芪均使血压明显下降，血管扩张，并有降低血糖之效。此外，黄芪尚有利尿及使钠排出量增加的作用，且持续时间较长。盛师常以参、芪相伍治疗元气虚弱，水湿内踞之高血压患者。

韦　男，57岁。罹高血压病15年，现症头晕目眩，胸闷气短，心悸心慌，寐差健忘，腰膝酸软，手足麻木欠温，大便溏，溲频数，舌淡胖苔白，脉细数，血压，心率116次/分。证属元气亏虚，胸阳不振，水湿内停，升降失调，投以益气通阳、调气化湿之剂。

药用：

党参 20g　炙黄芪 20g　炒枣仁 20g　丹参 20g　怀牛膝 10g　薤白 10g　杜仲 10g　葶苈子 8g　石菖蒲 8g　天麻 8g　龙牡先煎，各 15g

服药半个月，血压152/96mmHg，头晕、心悸等症减，于上方去
葶苈加苁蓉10g，续服半个月，血压降至正常。嘱以左、右归丸交替
服用，以巩固疗效。

大黄草决明，通便泻水

盛师认为腑气不通，水道不畅，湿浊凝滞，升降失常，气血运行
悖乱而致血压升高者，非通腑降浊，调畅二便不能为功。临床常选用
大黄、草决明以釜底抽薪，通便泻水，认为大黄"调血脉，泄壅滞、
水气，利大小便"（《日华子本草》）；草决明清肝明目，利水通便。药
理研究两药均有降压和降低血清胆固醇作用。盛师尤喜用草决明，认
为其性缓味醇，对于高血压之便秘，无论男妇、体弱或年老者均为
佳品。

黄 男，62岁。

素患高血压、高血脂、冠心病、糖尿病，现症头晕目眩，视物昏
花，心烦寐差，胸闷心悸，上楼气喘，颜面及双下肢浮肿，纳少腹胀，
大便秘结2~3天一行，小便黄少，舌质红晦，舌体胖齿痕，舌苔白厚，
舌下静脉征Ⅰ度。脉沉细弦。血压186/105mmHg，血胆固醇4.7mmol/L
（280mg/dl），甘油三酯1.8mmol/L（160mg/dl），血糖8.3mmol/L（150mg/dl）。
证属中土气虚，湿浊壅滞，腑气不通，升降失常。治宜健脾益气、通腑
降浊。

药用：

黄芪30g　带皮茯苓30g　赤小豆30g　草决明30g　生地20g　车前
子20g　郁李仁10g　火麻仁10g　猪苓10g　泽泻10g　大黄后下，6g

服6剂，便通溲畅，浮肿明显消退，血压降至160/92mmHg，余
症亦减，于上方去郁李仁、大黄、生地、草决明，加白术、陈皮各

10g。另嘱以草决明研末，每日冲服 15g，连服半个月，血压正常，小便清长，大便通畅，浮肿消退，纳增神旺，头晕心悸等症均减。嘱以草决明研末，每次冲服 15g，1 日 1 次，续服 1 个月，血压平稳，血脂、血糖均下降，诸症均失，病告愈。

温阳化气，调和升降

头痛眩晕，乃高血压病之常见症状，究其因多责之肝火上扰或肝阳上亢或痰凝血瘀，或肾虚或气虚或血虚等等，通常治法不外乎清肝泻火、平肝潜阳、滋养肝肾、化湿祛痰、活血化瘀、益气养血等。盛师临证 60 年余，深感上述诸法，对于一些单纯性头痛眩晕症，只要辨证准确，也可收桴鼓之效。然而对于一些病因错综复杂，症情千变万化，病程缠绵不已之头痛眩晕患者，则难免有望方兴叹之慨矣！于此之际，余每调理升降出入，斡旋气机运化，使诸阳之首，清空之地不受诸邪之干扰，则头痛、眩晕之症，迎刃而解。

李某 男，58 岁，干部。1989 年 11 月 6 日初诊。

患者高血压病反复发作，头痛眩晕 10 年多。近半年来头痛眩晕发作频繁，伴下肢浮肿，近 1 个月来病情加剧，而住本市某医院（住院号：5570）。入院检查：血压 230/120mmHg，心率 68 次 / 分，心界左扩，律齐，下肢踝以下呈凹陷性水肿（高血压肾病），左踝关节轻度肿胀畸形（类风湿关节炎），尿检：蛋白（++）。B 超提示：主动脉硬化，高血压致左室壁肥厚，冠心病，前列腺肥大。经中药温化寒湿、利水通淋，配合西药降压利尿治疗，病情未见明显改善，而出院求诊于余。

视患者颜面浮肿，面色晦暗，神疲倦怠，四肢乏力颤抖，行走不稳需人扶持，并诉头痛眩晕频发，下肢浮肿明显，腹胀纳少，寐差梦多，口干不欲饮，小便短少不畅，大便秘结，舌胖苔白腻，脉弦大无力。血压 220/116mmHg。尿检：蛋白（++）。乃因阳虚湿阻，气机运化不畅，升降出入失常，姑拟温阳化气、健脾利湿，佐以解痉利尿。

药用：

黄芪 30g　白术 15g　带皮茯苓 30g　干姜 6g　地龙干 10g　川附子 6g　夏枯草 10g　葛根 20g　车前子 15g　砂仁 6g

二诊：11 月 18 日。上药服 6 剂后，头痛眩晕好转，夜寐渐安，纳食稍进，但二便尚未通畅，余症仍存，脉舌同上，血压 200/100mmHg，药已中鹄，勿庸更张，斡运气机，调和升降，以期二便通畅，仍以上方进退加减。

药用：

黄芪 20g　白术 10g　带皮茯苓 30g　干姜 6g　川附子 6g　地龙干 10g　火麻仁 10g　郁李仁 10g　砂仁 6g　葛根 20g

另以玉米须 60g、山药 20g 先煎 15 分钟后，以汤液煎上药。

另嘱以草决明研末，每次 10g，开水冲服。

三诊：11 月 25 日。上药服 6 剂后，气机条达，大便通，尿量增，下肢浮肿渐消，头痛止，眩晕减，行走渐稳，不需人扶持可在室内行走，但尚感乏力，寐安食增，血压 179/98mmHg，舌淡胖、苔白腻，脉弦大无力尺弱。气机虽畅，湿浊未净，升降仍阻，宜加强温阳化气、健脾化湿之力。

药用：

生晒参 10g　黄芪 30g　白术 10g　川花椒 8g　地龙干 15g　猪苓 15g　泽泻 15g　带皮茯苓 20g　干姜 6g　赤小豆 30g　黑芸豆 30g　油肉桂粉分 2 次冲服，2g

另嘱血鹿茸粉 2g 分 2 次以鸭汤冲服。

四诊：12 月 6 日。上药服 10 剂，并配服血茸 3 次，精神倍增，眩晕止，头痛未发，下肢浮肿明显消退，已能独立外出行走，二便通畅，舌淡红，脉弦滑，白腻苔渐化。尿检：蛋白消失，血压160/94mmHg。以三诊处方续服，并嘱以血肉有情之品食疗调养，以巩固疗效。

食疗药方：

甘枸杞 20g　杜仲 15g　黄精 10g　当归 8g

煎汤加生晒参 10g、天麻 10g 炖鳖鱼服。

1990年4月10日随访：上药服20剂余，并配服血茸鸭汤及炖服鳖鱼数次，病情稳定，行走自如，矫健如昔，血压150~160/90~95mmHg，已能上半天班，病告愈。

临证时尤需注意气机之运化，特别对于一些病情错综复杂的患者，每以调和升降出入、气机运化为法，因此处方用药不拘泥于一般清规戒律，务使其气机运化通畅，保持正常的升降出入。本例患者症情错综复杂，病程缠绵不已，但细析其病情，乃因脾肾阳虚，气机运化失健，致使湿浊内阻，升降出入失常。该升者不升，清阳受阻，津液不能输布，故见头痛眩晕，口干不欲饮；该降者不降，故见大小便不利。而究其导致升降出入失常者，则在于脾肾阳虚，故见患者颜面浮肿，面色晦暗，神疲倦怠，舌胖苔白腻，此乃本病辨证要点。特别应该指出的是该患者脉虽弦大，但中空无力，亦为阳虚之象，这与肝火上扰，肝阳上亢之脉弦劲有力，迥然有异，临证尤须细辨。临床上恒见一些老年性高血压病患者，脉象多弦大，此乃动脉硬化之征；切勿一概误认为肝火、肝阳，于此之际，务须细审详参四诊，分析其病情，找出其病因，如是辨证立法，施治用药方可丝丝入扣。

本例头痛、眩晕患者，立法、处方、用药自始至终紧扣温肾阳以利水，补脾气以化湿，药用：生晒参、黄芪、附子、干姜、肉桂、鹿茸、白术、砂仁、杜仲等，俾脾肾健，运化旺则水湿行，这正所谓治本之计也。另一方面调畅气机，通利水道，开启二阴又事在必行，故方中以车前子、猪苓、泽泻、茯苓皮、玉米须、赤小豆、地龙干、黑蚕豆利小便，通水道；以火麻仁、郁李仁、草决明通大便，启后阴；再用葛根、花椒利气机，通三焦，诚如《本经疏证》说："葛根之用，妙在非徒如瓜蒌但滋阴津，亦非徒如升麻但升阳气，而能兼擅二者之长。"《本草纲目》说花椒"解郁结，通三焦"，此乃治标之计。标本兼顾，脾明阳充，运化复健，二便能利，则气机运化条达，升降出入复常，亦即"通因通用，塞因塞用"之意，而头痛、眩晕、水肿均冰消雪解。

（柯联才　整理）

刘献琳

降血压需辨相火阴虚之偏盛

刘献琳（1928~ ），山东中医药大学教授

原发性高血压相火偏盛者，舌苔必黄，烦躁较甚；阴虚偏盛者，必舌红少苔。前者宜平肝潜阳、息风降火为主。药用天麻、钩藤以平肝息风；生石决、生牡蛎、紫贝齿以平肝潜阳；生山栀、黄芩以清降肝火；怀牛膝、茺蔚子以导血下行；桑寄生、炒杜仲以滋养肝肾；夜交藤以宁志安神。头痛甚者，加川芎、夏枯草；苔黄甚者，加胆草、胡黄连；高血脂者，加炒槐米、金樱子；苔润滑者，加泽泻、车前子。后者宜滋阴潜阳、镇肝息风为主。药用生地、白芍、天冬、麦冬、玄参以养阴清热；生龙牡、生龟甲、生鳖甲以镇肝息风；怀牛膝、代赭石以平冲降逆，引血下行。

王某 男，45岁，干部。1986年5月6日就诊。

头晕头痛10余天，睡眠不稳，烦躁易怒，纳可，大便不干，小便色黄，脉弦滑，舌质略红苔黄。血压186/110mmHg。查血脂：胆固醇7.35mmol/L（285mg/dl），甘油三酯2.9mmol/L（258mg/dl）。

辨证为肝阳上亢，相火偏盛。治宜平肝潜阳、息风降火为主。

方用：

天麻10g　钩藤15g　山栀12g　黄芩9g　胆草9g　胡黄连9g　生石决30g　茺蔚子12g　怀牛膝15g　夜交藤30g　桑寄生15g　炒杜仲15g

炒槐米 30g　夏枯草 9g

复诊：5月23日。连服6剂，头晕头痛减轻，睡眠好转，惟烦躁不瘥，舌转淡、苔黄，脉弦滑，血压再以上方加豆豉10g，水煎分2次服。6剂。

三诊：6月1日。继服6剂，头痛头晕已止，烦躁失眠大瘥。血压下降至160/100mmHg，复查血脂：胆固醇6.2mmol/L（240mg/dl），甘油三酯2.2mmol/L（190mg/dl），仍以原方出入，继服24剂，诸症皆平，血压、血脂正常。2年后追访，未有复发。

施某　女，50岁，干部。1989年4月20日就诊。

头晕头痛3个月，近半月来头痛头晕加重，烦躁失眠，口干唇燥，面部潮红烘热，手足心热，午后较重，食纳尚可，大便干燥，小便略黄，脉弦劲，舌质红无苔，血压205/105mmHg。辨证为肝肾阴虚，肝阳上亢。予以滋阴潜阳、平肝清热为治。

方用：

生地 30g　天冬 15g　麦冬 15g　玄参 18g　生龟甲 30g　生白芍 15g
怀牛膝 15g　代赭石 30g　青蒿 12g　生鳖甲 30g　生石决 30g　地骨皮 12g
青木香 15g　夜交藤 30g　夏枯草 9g

复诊：4月28日。服药6剂，头晕头痛减轻，手足心热已瘥，大便已不干，惟仍烦躁失眠，面潮红而烘热，脉舌如上，血压下降至180/100mmHg，又以上方加枣仁30g、生山栀10g。6剂。

三诊：5月5日。服药6剂，头晕头痛大减，手足心热及唇干口燥已除，面潮红退，烘热止，舌质略红苔花剥，脉弦滑，血压170/95mmHg，又以上方去骨皮，加茺蔚子，继续12剂，诸症皆平。血压降至正常。半年后追访，血压仍正常。

何炎燊

苦辛酸降继以甘咸，培土暖中亦可御风

何炎燊（1922~　　），东莞市中医院主任医师，临床家

头痛眩晕乃高血压病常见症状，中医辨证则责之于风。盖风性上窜，易犯颠顶，"诸风掉眩，皆属于肝"故也。自刘河间创"内火召风"之说，明清医家从而阐发之，治内风之法，粲然大备。然此病多本虚标实，患者素质又有阴阳偏胜偏衰之殊，故用药须权衡轻重缓急，慎防跌仆厥脱之变，是为要着。

治以苦降辛泄，少佐微酸
勿使风阳上翔，蒙蔽清窍

叶天士《临证指南·中风门》治某妪一案云："平日怒劳忧恐，以致五志气火交并于旧，肝胆内风，鼓动盘旋……固为中厥之萌。"此乃高血压病而有中风先兆者。叶氏用"苦降辛泄，少佐微酸，折其上腾之威，使清空诸窍，勿使痰浊壮火蒙蔽，乃暂药之权衡也"，意即急则治其标。

药用：石斛、橘红、蒺藜、秦皮、草决明、桑叶、钩藤、白芍等8味药。接案云："前议苦辛酸降一法，肝风胃阳已折其上腾之威，故诸恙觉小愈。"可知此方投剂即效。方中桑叶、白芍、钩藤平肝息风；

石斛、橘皮清降阳明，皆极平淡之品；决明子、刺蒺藜虽能散风热，然古方多用于目疾；秦皮则自《伤寒论》后，世皆用治痢疾。且古书平肝息风之药甚多，叶氏何以独取此数者而收捷效？近年中药研究之进展，叶氏此方之妙用已被揭开一部分。医刊报道，桑叶、白芍、钩藤皆有降压作用，决明子除善能降压外，更能降血脂。最近，用刺蒺藜制成之新药"心脑舒通"有良好之改善心脑缺血状况，抑制血小板凝集，降血压与降血脂作用，被认为目前治疗心脑血管疾病最佳药物之一。科研结果，与叶氏之临床实践正相符合。前贤经验之宝贵，于此可见一斑。

20世纪50年代，即用叶氏原方加珍珠母之潜降，夏枯草之清泄，治疗高血压病之风火升腾莫制，头痛岑岑，眩晕如坐舟中，面赤唇麻，手足掣痛，口苦心烦，脉弦劲滑数者，常获良效。每用3~4剂，血压可下降20~40、10~15mmHg。虽曰治标，然无副作用，停药后病发再用，疗效依然。因名之曰"苦辛酸降汤"，用量亦较叶氏原方为大。

组成：

石斛15g　橘红后下，5g　刺蒺藜20g　秦皮16g　草决明25g　桑叶15g　钩藤后下，15g　白芍20g　夏枯草15g　珍珠母30g

随症加减：头痛甚者加葛根15g，蔓荆子10g；眩晕欲倒者加天麻15g，菊花（后下）15g；火盛者加黄芩15g，栀子10g，甚者则加羚羊角（先煎）5片；木火戕胃、心中嘈杂呕逆者加竹茹15g，麦冬15g；口干舌燥者加元参20g，天冬15g。

厚味填阴，介属潜阳
龙相安宅，风阳自戢

标证暂解之后，自当治本。高血压病虽头绪纷繁，而常见者多属阴虚阳亢。盖此类患者，多是中年以后，经曰"人年四十，阴气自半"，且烦劳操持，脏阴暗耗，以致水不涵木，木失所养，则肝阴不足，肝阳偏亢。症见头中震痛，忽冷忽热；眩晕眼花，不能自持；心中干燥如焚，悸动无时；下肢痿软无力，筋脉掣痛；稍劳则心慌气短，面热汗出；舌红或深或淡，舌苔或白或黄，皆不足凭。程门雪云"时病重苔，慢性重脉"也，而脉多弦细，或弦或数。细为脏阴之亏，弦为肝木之旺，若兼见劲数，则是大厥之萌矣。前人治此证，名方甚多，如薛生白之滋营养液膏（女贞、旱莲、桑叶、黑芝麻、菊花、杞子、当归、白芍、熟地、黑豆、南独叶、茯神、玉竹、橘红、沙苑、甘草、阿胶、白蜜），经验方之首乌延寿丹（首乌、豨莶草、黑芝麻、金樱子、旱莲草、女贞子、菟丝子、杜仲、牛膝、桑叶、忍冬藤、生地），皆有滋肾柔肝之功，法非不善也，独惜其缺乏介类潜阳之品。盖阴阳互根，阴亏之甚者，则不能维阳，阳乃浮亢；而阳气亢盛，又反而灼烁真阴，两者互为因果，形成恶性循环。故叶天士、吴鞠通、王旭高、张山雷诸先辈，治此等证，必育阴与潜阳并用也。余用吴氏三甲复脉汤为基础，兼采各家之长，厘定为"加减三甲复脉汤"一方，药用：

龟甲 30g　鳖甲 30g　牡蛎 30g　生地 25g　白芍 20g　麦冬 15g　阿胶 15g　女贞子 15g　旱莲草 15g　首乌 15g　玉竹 20g　蒺藜 20g

此方用静药填阴，介类潜阳，使阴平阳秘，自然龙相安宅，内风亦无从旋动矣。然病由人身内在阴阳之偏，而非六气外来之感，实难速愈，若服药得药，则改作丸剂，以利久服，盖王道无近功也。

又张锡纯之镇肝息风汤，亦用龙、牡、龟甲、萸、地等药，同时指出"间有初次将其药服下，转觉气血上攻而病加剧者，于是加生麦芽、茵陈、川楝子则无此弊"，此说可供参考。确有个别病例，不耐受三甲胶地之纯腻者，方中酌加麦芽、茵陈，如作丸剂，可用麦芽、茵陈煎汤去渣，浓缩熔化阿胶，入诸药末为丸，自无滞气之弊。

培土可以荣木，暖土可以御风

上述急则苦辛酸降以治标，缓则甘咸滋潜以治本，此治高血压病头痛眩晕之常法也。然人身阴阳之偏盛偏衰，又非常法所能尽事者。1954 年，有搬运工人黄姓妇，年过半百，犹日晒雨淋，劳动不息。其人体态虚胖，干活之后即挥汗如雨，又渴喜热饮，汗出更多。一向血压偏高，徘徊于 180/110mmHg 左右而无所苦。近年经绝之后，血压更升至 188~200/100~110mmHg 之间，始见眩晕头重，心悸食少。时值新中国成立初期，城乡医疗机构尚未普遍设立，就诊于西医，仅为注射葡萄糖及给予降压片，症虽暂缓，犹缠绵未愈。妇为衣食计，仍带病出勤。一日，数人扶持来我所求诊。自诉突然头重昏沉，眩晕欲倒，脑中鸣响，两眼发黑，而汗出淋漓，沾衣透襦，大渴须啜热饮，汤水稍温即呕，而食不知味，心中空荡无主。诊其脉缓大而革，如按鼓皮，舌质暗淡、苔白薄，血压 240/118mmHg，按西医观点已接近高血压危象。而中医辨证，则是其人下元虚冷，中阳素弱，土虚不能荣木，以致阴风萌动，乘颠为痛为晕，戕胃为呕为恶食。且卫疏汗泄又是阳气衰微之征。古有"近效术附汤"治风虚头重眩，苦极，不知食味者，乃暖土御风之良法，对此病最为合拍。若以西套中，则附子升压，断不能用。三思良久，毅然以原方加天麻祛风、半夏降逆治之。

白术 60g　附子 18g　炙甘草 9g　煨透生姜 15g　大枣 6 枚　天麻 15g 半夏 15g

为慎重起见，令其少量多次乘热服之。翌日晨，患者已能自行来所，谓服药后汗渐收，渴渐止，倦极而睡，一夜颇安，今晨眩晕头痛大减，饮食知味。血压下降至 190/102mmHg。乃减姜附之量，令再服两剂。第四日出勤如常。据此为立一培土荣木之简便方，常用炒糯米、大枣、煨姜煎水代茶、并吞服六君子丸，从此血压平稳于170~180/95~100mmHg间，精神日增，偶尔多啖瓜果，或操劳过度，眩晕将作，服术附汤 1 剂即安。寿至 78 岁。

用术附汤辛热之药治高血压病头痛眩晕，虽是变局而非正局，然病万变，药亦万变，医者亦须临证随机应变，不能固守一方一法也。

孟景春

诊治高血压必须知常达变

孟景春（1922~　），南京中医药大学教授

补气降压，重用黄芪

重用黄芪降压，必须具有典型的气虚症状和体征，如体型肥胖，面色少华，语言短气；或有多汗、易汗，或有易于腹胀便溏，或下肢浮肿等。其脉见细软，重按近无，舌质淡肿，齿印明显，即可重用黄芪，适当加活血通络药。若有兼证则随证加味，可取得良好的降压效果。

笔者重用黄芪降压，实得自《医林改错》补阳还五汤的启示。补阳还五汤现常以之治中风后遗症。王清任指出该方适应证为：半身不遂，口眼歪斜，语言謇涩，口角流涎，大便干燥，小便频数，遗尿不禁等。而现有人提出凡中风后遗症血压仍高者必须降压。因此推想中风后遗症时可重用黄芪，则未见中风之前用之岂不更好。后又见《医学衷中参西录》有"中风不可轻用补阳还五汤"之说。言其不可轻用，不可轻用者是告诫用之宜慎，非不能用也。关键在于辨证的正确与否，因而重用黄芪降压时，必须细微观察有无气虚的症状和体征。在处方配伍时，必须遵循补阳还五汤之原义，在重用黄芪的同时，必参

少量的活血通络药。重用黄芪的量，常为 30~50g，重者 80g。

韩某 男，46 岁，干部。1997 年 8 月 10 日初诊。

主诉：高血压有 20 年病史，常觉头晕、头胀，兼有哮喘，发则喘息痰鸣。血压高时，收缩压 180mmHg，舒张压 120mmHg。观其形体颇丰，但面色少华，平时易汗，动则气喘，入夜经常失眠，入寐则梦境纷纭，大便常干结如栗，便时艰涩。舌质淡胖、边齿印明显，脉细滑。脉症合参，显系肺、脾气虚，肺失宣肃，腑气失下行之顺（肺与大肠相合）。治宜补气理脾，通调腑气，佐以养心安神。

生黄芪 50g　广地龙 12g　炒赤白芍各 10g　陈皮 10g　丹参 15g　郁李仁 10g　炙草 6g　柏子仁 10g　明天麻 10g　茯神 12g　夜交藤　炙紫菀各 15g

二诊：8 月 18 日。药后大便通畅，睡眠转佳，梦境亦少，头晕、气喘均减，惟汗出颇多，汗后并不恶风。续予原方加桑叶 15g。续服 15 剂。

三诊：2 周后复诊，血压已基本正常，收缩压 144mmHg，舒张压 92mmHg。不仅血压下降，哮喘亦未发作。药病中肯，续予原方加生山楂 15g、泽泻 12g，继服半月。并嘱平时饮食宜清淡，加强运动锻炼。

此例以上方为基础，稍事加减，调治半年，血压一直保持在正常范围，哮喘亦未发作。

气虚证兼见阴虚者则宜兼养其阴，兼有血虚者则宜兼养其血。但黄芪的用量，不宜减轻。

活血降压，必伍降脂

活血降压法，适用于瘀血阻滞型。其症状和体征为：头晕较为突出，血压安静时升高，活动后降低；舌质有紫气，舌底静脉怒张，脉象细涩。凡此证型，常以活血通络为主，稍佐理气之品，以气为血之帅也，附治验例。

蒋某 女，58岁，干部。1997年5月6日初诊。

血压升高有15年，曾服多种降压药及中药，均乏效，也有服降压药头晕更甚（血压下降太多），停药后，又得反跳升高。平时不易入睡，寐则梦多惊险。其每日测试记录，最高者是晨起来活动时，中午稍低，晚上将卧时血压又复上升。夜寐差，常烦躁不宁，舌质两边红赤，苔薄黄，舌下静脉怒张，脉弦涩。证脉合参，系瘀阻络脉，心肝火旺以致心神不安。治宜活血通络，清心泄肝，佐以安神。

川牛膝 20g　丹参 15g　益母草 20g　法夏 10g　夏枯草 10g　丹皮 10g 柏子仁 10g　炒枣仁 20g　淡竹叶 10g　青龙齿先置，20g　制香附 10g　夜交藤 20g

7剂。

二诊：5月13日。药后睡眠改善，梦境少且无惊险，血压明显下降。自服至3剂后，其每日3次测试已持续稳定在145~150mmHg，头晕亦除。原方去青龙齿，加炒谷麦芽各15g。

嘱其续服半个月。

三诊：6月1日。血压一直稳定在正常范围，舌边红赤转淡，舌下静脉怒张近于消失，舌苔黄腻已化。肝心之火渐平，瘀血渐化。再以原方加减。

川牛膝 20g　丹皮 10g　丹参 15g　甘菊 12g　柏子仁 10g　炒枣仁 15g 法半夏 10g　陈皮 6g　益母草 15g　生山楂 15g　泽泻 12g

嘱此方间日服1剂，以巩固疗效。嘱其平日忌食酸冷、辛辣肥腻食物。

血瘀易于阻络，络阻则血行失畅，导致血压升高，故活血通络，实为此种证型高血压的治本之计。然瘀阻之因非一，有气虚血瘀者则宜补气活血；有气滞血瘀者宜理气活血；也有血寒致瘀者则宜温运祛瘀；亦有血热致瘀者则宜清热活血。本证之瘀，应属血热，其热来自心肝火旺，故用丹皮、甘菊、夏枯草、淡竹叶以清心、肝之火。

临床上高血压之属血瘀者，常伴有血脂升高，或胆固醇偏高者，中医学称为痰瘀交阻，因此二者增高，易使血行迟滞而致瘀，故在化瘀药方中配以生山楂、泽泻、半夏、陈皮、决明子等，西医学研究表明，这些药物有降脂降胆固醇的功效，从而有利于活血化瘀药功效的发挥。

燮调阴阳，二仙加减

燮调阴阳，在此专指调燮肾阴肾阳。这种阴阳失调的高血压，多见于妇女围绝经期。其阴阳失调之特征，常有夏季怕热，冬季畏寒。冬季畏寒，以两足更甚，熨之稍温，亦有上热下寒者，即面部常觉烘热颊赤，而下肢寒冷殊甚；此外，头晕耳鸣亦多。上热下寒者舌质偏红少苔，无上热者，舌质多较淡，两尺脉沉细，或见细数。凡见此高血压升高持续不降者，常以二仙汤加减取效。

二仙汤

仙茅　仙灵脾各12g　巴戟天10g　川柏片10g　知母10g　当归10g

若兼见肝阳上亢头痛者，常加白蒺藜12g，双钩藤15g，甘菊花12g；若上热下寒明显者，加大熟地12g，怀牛膝15g，上肉桂6g，或加灵磁石20g，以加强其引火归原。若阴虚较明显者，则减轻温阳药，加制首乌、大生地、怀山药、萸肉各10g。一旦血压下降，稳定在正常范围内，其上热下寒，或寒热失调症状消失后，则用杞菊地黄丸（早服），金匮肾气丸（晚服），二者配合常服半年至一年，或更长时间，以巩固疗效。

降血压须重视兼证

患高血压病的患者，除表现头痛、头胀或头晕外，常有不少兼证，如失眠多梦，大便干燥数日一行，或下肢浮肿、小便不利；这些兼证常与高血压相互为患。兼证不解，虽降压药（包括中西药）对症，其效亦不显。所以提出对其兼证，切勿忽视。如兼失眠多梦者，宜加柏子仁、炒枣仁、朱茯神、生龙牡等；但失眠的形成，亦有多种原因，若用安神镇静不效者，更当究其因而治之。如大便干结数日一行，如属热结者可用生大黄、瓜蒌仁、玄明粉等；一般可用润肠通便，如郁李仁、大麻仁、桃仁等；如阳虚便秘者可用肉苁蓉、核桃仁等。总之治便秘亦应辨证施治。如见下肢浮肿，小便检查无异常者，有朝轻暮重多属气虚不能化湿，宜用仲景防己黄芪汤加减，常用汉防己、生黄芪、陈皮、生苡仁、生白术、扁豆衣等，并适当加活血药，如益母草、红花等。若有其他兼证较为突出者，亦当究其因而治之。如此方能提高降压效果。

曹惕寅

气血痰火，唯求一通

曹惕寅（1881~1969），沪上名医，临床大家

气血痰火为患

曹氏对高血压（眩晕）病的认识，宗《素问·调经论》经旨"血之与气，并走于上，则为大厥"。继承先贤论述，结合自己经验，认为高血压的病机在于气、血、痰、火四端，不离阴阳两纲。气属阳，血属阴。气为血帅，血之灌输脏腑，濡泽肌肤，周流不息，无不赖诸气之推动。气机调和，则血行调畅。若气横肆窜扰，则血易于涌决；若气耗浮弱，则血易于凝泣。因而，眩晕、耳鸣、昏仆、偏枯诸症，纷陈杂见，皆由于气血违其常序。而气血之违常，又由于火之窜扰。高血压患者，每多因紧张、愤怒、忧愁、思虑过度等情志的刺激，致阴液耗伤。心阴耗则心火日炽，肾阴亏则肝木偏亢。心肝不潜，则易受气火之窜扰。或涌于上，或结于下。昏厥、偏枯诸证由之而生。再者，阴虚每多火旺，火旺又易炼液成痰，痰火交并，则变证丛生。是以曹氏对高血压的病机，概括为气血失序，痰火为患。气血涌于上，则上实而下虚，是为高血压病虚实之本质，但又有收缩压高与舒张压高的不同。收缩压高，多属心肝火旺，气火窜扰，为阳亢之象，偏于

242

实。舒张压高，多为肝肾阴亏，阴不足，阳偏亢，气火浮游，为阴亏之象，偏于虚。其虚实又往往交错并见。临诊时，尚需权衡孰轻孰重，不可胶柱鼓瑟。

通畅气机为要

曹氏对高血压病的论治，非常重视患者的体质。认为肥人多气多血，脉来弦劲而滑。症见头痛头胀而喜冷敷，口干而思凉饮，心悸，胸闷，烦躁易怒，火升少寐，大便或结或溏，小便色黄，舌质红苔厚腻。证属心肝火旺，气火升逆。治宜清心火，泄肝热，火降气平，血循有序，血压方可渐次下降。瘦人多气少血，脉来软弦带滑，或弦而少力。症见头痛而晕，不喜冷敷，口干淡，胸闷好叹息，心荡善惊，时有轰热，多语气短，步履软浮，大便艰行，小便短小，舌质红或光剥，苔薄。证属阴亏阳亢，浮阳上越。治宜益气阴，潜浮阳，阴足阳敛，气血平和，血压斯可渐复正常。

曹氏论治高血压病，不仅留意气火，尚多顾及痰浊。认为肥人痰多在于湿，瘦人痰多在于火。前者因湿重运迟而痰浊内生，后者因火旺炼液而胶结成痰。痰绕舌根则言语不清，痰阻经络则四肢废用。偏于痰湿，治宜燥湿助运以祛痰；偏于痰火，治宜清火理气以化痰。痰湿得减，则升逆之气火易于平降。

至于苦寒清热之品，可用而不可多用、重用。一为苦寒之品易于化燥，每多伤阴，使浮越之虚阳更难以滋潜；二为苦寒之品易于凉凝，多致血行凝滞，使薄弱之阴难以复生。立方遣药，应当注意。

曹氏生平治病，主张"万病唯求一通"。因此，对高血压病的治疗，也务在求通。通，指通调气机。认为治疗高血压的诸多方法，都要达到通调气机的目的，都要顾及气机的通调。有如清热泻火法，热清火泄，上涌之气得以平降，气降则气机调和，血行调畅。又如，益阴潜阳法，阴津复则滋养有力，浮阳潜则气火不易窜扰，阴平阳秘，气血调和，升高之血压方可渐次复常，罹病之躯体得以早日康复，无不得力于一通。

效 方 达 药

一、息风汤

杭菊 12g　白蒺藜 12g　钩藤后下，10g　丹皮 6g　黄芩 10g　知母 10g　连翘心 10g　杏仁 12g　竹沥半夏 10g　生紫贝齿 15g　煅石决明 15g　沉香曲 12g　瓜蒌皮 10g　枳壳 4.5g

效用：息肝风，清心火，平心阳，利痰气。适应于头部抽痛、胸闷痰韧者。

二、伐木煎

生紫贝齿 15g　煅石决明 15g　丹皮 6g　黄芩 10g　枳壳 6g　郁金 6g　陈胆星 6g　竹沥半夏 10g　杭菊 12g　黑山栀 10g　生杜仲 10g　桑寄生 15g　泽泻 10g　龙胆泻肝丸包煎，12g

效用：镇肝阳，清脑热，宣痰气，宽胸膈。适用于胸闷、头痛而喜冷者。

三、清镇汤

羚羊角 1.5g　桑叶 10g　丹皮 6g　连翘心 10g　竹叶卷心 10g　远志肉 6g　煅石决明 15g　杭菊花 12g　钩藤后下，10g　杜仲 10g　桑寄生 15g　夏枯草 12g　黑山栀 10g　泽泻 10g

效用：清心热，泄肝火，平肝阳，化痰热。适应于头痛而晕、气火升逆、小便热赤者。

四、平衡汤

肥玉竹 15g　制首乌 15g　丹皮 6g　杭菊 12g　连翘心 10g　竹卷心 10g　煅石决明 15g　黑山栀 10g　竹沥 10g　半夏 10g　抱木神 12g　黑元参 12g　生白芍 12g

效用：益阴平肝敛阳，清心化痰宁神。适应于神疲头晕、烦躁火升、心神不宁者。

五、涤痰汤

代赭石 12g　沉香屑后下，1.5g　橘红 4.5g　竹沥分 2 次冲服，1g　生紫菀 6g　白杏仁 12g　枳壳 4.5g　郁金 6g　陈胆星 6g　竹沥 10g　半夏 10g　煅石决明 15g　杭菊 12g　秦艽 6g　桑枝 30g

效用：宣气，涤痰，平肝，和络。适应于头晕、耳鸣、胸闷、痰多、肢麻者。

（林功铮　整理）

焦树德

证辩四端明纲目，法取先贤识微著

焦树德（1922~2008），北京中日友好医院教授，临床家

高血压病的临床症状很多，根据体内阴阳盛衰、脏腑虚实、舌苔、脉象、体型以及发病诱因等的不同，进行分析归纳，最常见的可有以下4种不同表现。

肝阳上扰

多由素体阳盛，或怒动肝火，或气郁化火致使肝阳亢盛。阳主动、主升，肝阳上冲，肝热生风，清窍受扰而致发病。

主要症状：头痛、头晕、头胀，目赤面红，急躁易怒，口苦便秘，尿黄赤，舌苔黄，脉弦数有力。治法：苦寒直折，凉血泻火，平肝息风。方选龙胆泻肝汤加减。

龙胆草　黄芩　山栀　夏枯草　生赭石　泽泻　车前子　草决明　苦丁茶　白蒺藜　赤芍　生大黄

加减法：肝火盛者，重用龙胆草、黄芩、山栀、生赭石、泽泻；气郁者，去赤芍、车前，加香附、青皮、厚朴、郁金、白梅花；兼有阴虚者，去山栀、车前子、大黄，加生白芍、生地、元参、生石决明。

阴虚阳亢

多由平素阴虚，或久劳伤阴，或久病耗阴等导致肝肾阴虚，肝阳偏旺，肝风内动而发。

主要症状：头晕目花、头重脚轻，或偏头痛、烦躁易怒、失眠多梦，或面部阵阵轰热，或两手颤抖、下午手心发热，午后及夜间口干。舌质红、苔薄白、薄黄或无苔，脉细数。治法：养阴潜阳，柔肝息风。方选天麻钩藤饮加减。

生地　白芍　元参　生石决明先下　生牡蛎先下　生赭石先下　天麻　钩藤　桑寄生　牛膝　夏枯草　菊花

加减法：尺脉沉弱、腰膝酸软者，去夏枯草、菊花，加何首乌、女贞子、地骨皮；头晕目眩、头重脚轻明显、两足无根者，去元参、菊花，加灵磁石（先下）、山萸肉、杜仲、泽泻。

肾精亏虚

多由先天不足，肾精不充，或房劳伤肾，肾精亏耗而致。肾主髓，脑为髓海，"髓海不足，则脑转耳鸣，胫酸眩冒，目无所见，懈怠安卧"。另一方面，肾虚不能养肝，则肝阳易动，虚风上扰。

主要症状：头晕、目花，头部空痛，脑转耳鸣，记忆力减退，腰膝酸软，精神萎靡，不能耐劳，舌质红，脉沉细、两尺弱。治法：滋肾填精，养肝息风。杞菊地黄汤加减。

生地　熟地　山萸肉　山药　泽泻　丹皮　茯苓　枸杞子　菊花　潼蒺藜　白蒺藜　牛膝　钩藤　桑寄生

加减法：偏于肾阴虚者，兼见五心烦热，口渴梦遗，脉细数，酌加地骨皮、秦艽、鳖甲、龟甲胶；偏于肾阳虚者，兼见畏寒阳痿，腰以下发凉，足畏冷，两腿无根，舌质淡，尺脉沉弱，酌加肉桂、紫河车粉（分冲）、淫羊藿、沉香粉（分冲）；妇女围绝经期高血压，表现为阴阳俱虚者，既有五心烦热、面部轰热、烦躁、脉细等阴虚证，又有畏冷足寒、腰膝酸痛、喜暖等阳虚证，可用二仙汤加减。

仙茅、仙灵脾、当归、巴戟天、黄柏、知母、牛膝、生地、熟地、桑寄生，酌加生牡蛎、珍珠母等。

痰浊上犯

素体肥胖或恣食肥甘，伤于脾胃，中湿不化，湿聚生痰，痰浊壅盛，脾壅肝郁，可致肝风挟痰上扰而发病。另一方面，痰浊流注经络，影响气血运行，亦可致肢体麻木、半身不遂等。

主要症状：头胀、头重，如裹如蒙，眩晕且痛，胸膈满闷，呕恶痰涎，少食少寐，舌苔白腻，脉弦滑。治法：化痰降浊，调肝健脾。方选旋赭涤痰汤加减。

旋覆花　生代赭石　半夏　橘红　枳实　竹茹　茯苓　黄芩　槟榔　瓜蒌　南星　天麻　钩藤

加减法：便溏、迟消、倒饱、脉濡者，去枳实、黄芩、瓜蒌，加白术、草蔻、炒薏苡仁等；痰郁化火者，去半夏，加竹沥，改南星为胆星。

以上4种证型是较为常见的。讲述是分开来谈的，但在临床上四证又常混合兼见，并且四者互为影响，在一定条件下，又可相互转化，故临证时必须灵活运用。

杨某　男，46岁。1967年11月30日初诊。

四五年来经常左侧偏头痛，生气时加重，下午比上午痛重，并有头晕、头痛、头胀，左手有时发麻，大便干燥日1次，小便黄，性情急躁易怒，夜间口干思饮，少眠多梦，腰膝酸软。曾经多次诊治，诊断为高血压病，血压经常在 180~150/100~110mmHg 之间，服用中西药品，均未治愈。近日头痛加重，头晕眼花明显。面现痛苦表情，舌苔薄而微黄，舌质偏红，脉细弦数，左手弦象大于右手，左尺脉沉。血压 170/120mmHg。证属肝阴虚，肝阳旺，肝风上扰。治法：养阴柔肝，潜阳息风，佐以益肾清热。

生地 15g　赤芍 12g　白芍 12g　生石决明先下, 30g　生赭石先下, 35g　生牡蛎先下, 30g　荆芥　钩藤后下, 30g　香附 9g　黄芩 10g　泽泻 12g　桑寄生 24g　牛膝 12g　全瓜蒌 30g

二诊：12月6日。服药6剂，头痛、头晕、头胀均有减轻，大便较前通畅，每日或隔日一行。昨日测血压 140/90mmHg。睡眠尚差，易急躁，口稍干。舌苔薄白，脉弦细略数，左尺沉细。前方去香附，加远志 10g。

三诊：12月12日。上方进6剂，诸症明显减轻，精神转佳，面色较前红润，已无急躁之情，尚有头目发胀。血压 134/83mmHg。舌苔薄白，脉弦细，左尺仍沉。上方去黄芩、荆芥，加夏枯草 12g，桑寄生改为 30g。6剂。

四诊：12月13日。已无头痛，头晕、头胀已未再现。睡眠好，大便正常，已不急躁，腰膝较前有力。脉略弦细。血压 130/74mmHg。上方加红花 9g。6剂。嘱其在服药期间，另将本方（生赭石改为 30g，加香附、黄芩各 9g），4剂，诸药共研为细末，炼蜜为丸，每丸重 9g。服完汤药后，继服丸药，每日2次，每次1~2丸，温开水送服，以巩固疗效。

12月23日随访：正在服用丸药，头痛、头晕未发生，血压一直稳定，130/83mmHg。

李某　女，41岁。1979年8月31日初诊。

既往有高血压病史。5天前在洗衣服时，突然感憋气胸堵，继而面色青紫，口吐白沫，不省人事，小便失禁。经本院急诊室诊治，现已好转，因愿服中药，前来就医。现症：头晕目眩，两眼喜闭，恶心欲吐，不思饮食，有时少腹隐痛，大便不畅。检查：神清合作，言语清晰，嗜卧不起，起则头晕欲吐，目闭无神，体型较胖，四肢活动自如，心肺未见异常，腹软，肝脾未触及，血压190/110mmHg，脉沉细滑，舌苔白。综观脉症，诊为痰浊壅盛、肝郁风动之证。治宜化痰降逆，平肝息风，佐以和中。

处方：

半夏10g　化橘红12g　茯苓12g　制南星10g　竹茹10g　泽泻12g　钩藤后下，30g　生赭石先下，35g　生石决明先下，30g　灵磁石先下，20g　珍珠母先下，30g　生香附12g　焦槟榔10g　桑寄生25g

另：木香槟榔丸5g，1日2次。

二诊：9月4日。药后头晕、目眩减轻，大便通畅，眼已睁开，有神，能自己走上二楼就诊。食纳好转。脉沉细滑，舌苔薄白，血压120/90mmHg。继服上方去槟榔、竹茹，加防风10g、白蒺藜12g，以加强平肝息风之力。

三诊：9月18日。尚感头晕，左偏头痛，自觉食道部发热，胸胀满，项部发滞，行走坐卧已近常人。脉沉滑，苔薄白，血压130/90mmHg。二诊方去泽泻、桑寄生、磁石、珍珠母，加菊花12g、黄芩10g、葛根20g、瓜蒌30g。

四诊：9月25日。头晕显著减轻，头痛已除，血压一直正常，偶感腰痛，要求上班工作，脉苔同前。三诊方去橘红、防风，加续断15g、桑寄生25g，以益肾固本，巩固疗效。

高血压病以肝阳上亢、阴虚肝旺及风痰上扰证较为多见。但要注意分析患者的特性，对肝风、肝阳、肾虚、肝旺、痰塞经络、风痰上壅等孰先孰后，主次标本，缓急轻重，都需分辨清楚，立法组方，必须权衡准确，才能取得良好效果。千万不可用"对号入座"式的方法，生搬硬套。

在运用前人经验的同时，要随时吸取近人的研究成果，如近代报道有降血压作用的中药：桑寄生、杜仲、仙灵脾、元参、山萸肉、山栀、白蒺藜、钩藤、石决明、夏枯草、野菊花、桑白皮、地龙、茯苓、半夏、泽泻、牛膝、葛根、桑枝、枸杞子、丹参等，均可结合辨证选用。

我在治疗比较顽固的头痛、偏头痛时，常在辨证论治的适应证方剂内，加用一些荆芥或芥穗（病情较轻者用荆芥，重者用芥穗），往往取得良效。因为荆芥（芥穗）可兼入血分（头痛久者多与血分有关），可引方内其他药力上达头部而发挥效果（风药上达），可疏散风邪，清头目而治头痛、头旋、目眩。头部气血疏畅不滞则疼痛可减。对属于肝阳旺的高血压病，常在辨证论治的方剂中加用泽泻，或与地骨皮同用。因为泽泻能泻肝肾湿热、郁火，并能起养阴气以召上亢之阳复返于下的作用。肝经郁热不解者，又常有肾经虚热上浮，故又可配加地骨皮清热益肾，2味药合用肝肾兼顾，相得益彰。

治疗高血压病不可操之过急，因本病多是渐积而来，祛病亦如抽丝，需要逐步认识，连续观察，深入治疗，故在诊治过程中，要注意守法守方，坚持一段时间，以观后效。有些主要药物，药量宜稍加重，例如用钩藤，不但药量较大，而且注意煎药时要后下，久煎则效果不好。生赭石、生石决明、生牡蛎、磁石等量需重用，并要先下，待其煎煮 10~15 分钟，再下他药。

如遇到服药则有效，血压可降至正常，但停药一段时间，血压又回升的情况，要继续给予辨证施治，深入观察，循证求因，遵循治病必求其本的精神，进行治疗，其稳定的时间则会一次比一次延长，并且在全身情况都好转的基础上血压也逐渐稳定。不要一见血压有波动，即认为无效而放弃治疗。

时某 男，57岁，工程师，病案号2770，1978年3月28日初诊。

主诉：偏头痛近10年。

病史与现症：1969年始，左眼眶及眼球抽动，时好时作。从1972年病势渐加重，发作前头晕闷胀，继则左眼眶及眼球抽痛，窜向左太阳穴及额部与耳廓上方，鼻堵塞，恶心不吐。半小时至1小时后可自动缓解，每日发作数次，连续2~3个月，间歇期无任何症状。初期服止痛药可缓解，以后渐无效。疼痛发作时喜暖怕凉，大便干则头痛加重，舌质暗、舌苔厚腻微黄，脉弦缓细。肝阳上亢，兼有胃热。平肝清胃，潜阳息风。

生石决先下，30g 生赭石先下，35g 炒黄芩12g 蔓荆子9g 草红花9g 熟大黄9g 瓜蒌30g 苏木15g 白附子9g 炙山甲9g 生芥穗9g 吴茱萸9g

6剂。

偏头痛及眉骨痛减轻，原来每日痛3次，现每日只发作1次，程度减轻，时间缩短。舌苔仍黄，前部渐退，脉象略弦细。上方改大黄为1.5g，继服15剂。症状缓解后，再用下方炼蜜为丸以巩固疗效。

夏枯草40g 白芷36g 白僵蚕30g 白附子20g 全蝎28g 防风30g 苏木40g 皂刺20g 白蒺藜36g 蔓荆子36g 黄芩36g 荆芥穗35g 生大黄15g 葛根30g 川芎36g 麝香2g 生石决明40g

上药共为细末，炼蜜为丸，每丸5g，每次服1~2丸，日2次。

诸风掉眩，皆属于肝，肝失条达，肝阳偏亢，循经上扰清窍，故头痛。根据肝经循行部位，偏头痛多从肝治。肝风内动，故疼痛可时发时止，一日数次发作，来去突然。患者太阳穴及前额疼痛，知病邪也波及阳明经。便干，舌苔黄，知阳明有热。故治疗时少阳阳明同治，方可收效。方中生石决、生赭石平肝潜阳为主药。黄芩苦寒清肝热，吴茱萸入肝经疏肝郁，大黄、瓜蒌通便泄阳明经热，共为辅药。附子祛风解痉，红花、苏木、山甲活血通络，蔓荆子散头部风热治头痛，共为佐药。荆芥穗引药上行入头部为使药。从整体观出发，抓住从肝论治这一重点，同时兼顾阳明，佐以活血通络息风，既全面考虑，又抓住重点，才能提高疗效。

王某 女，40 岁。初诊日期：1984 年 8 月 15 日。

主诉：偏头痛半年。

病史与现症：右侧偏头痛半年。疼痛多发生在月经期，伴右侧面部抽搐，不能说话。月经提前，经血量多。曾行针灸治疗，头痛不减。在北京某某医院诊为三叉神经痛，约手术治疗，因局麻药物过敏，无法手术。舌苔微黄不厚，左右脉象均沉细、尺脉略弱。肝肾不足，虚风上扰。养肝肾，调月经，活血祛风。四物汤合牵正散加减。

生地 15g　当归 9g　白芍 12g　荆芥穗 10g　白芷 10g　夏枯草 12g　防风 10g　桑寄生 30g　羌活 10g　苏木 15g　白僵蚕 9g　白附子 6g　全蝎 9g　炙山甲 6g　川断炭 15g

6 剂。

服上药后 3 天月经来潮，本次月经期面部疼痛比过去减轻，夜间未发作，阳明经所过处抽痛减少。据此脉症知阳明风邪已减少，少阳经尚有风邪阻络，治疗在前方内加重祛少阳风邪之品，佐以活络。前方去当归、白芍，加杭菊花 10g、蔓荆子 10g、生石决（先下）30g，红苏木改为 18g。又服药 30 余剂，疼痛不再发作，月经基本正常。

肝藏血，肾藏精，肝肾同源，精血互化。患者头痛多发生在月经期，经期前提，经血量多，诊其脉象尺脉弱，知肝肾不足，冲任失调。虚风上扰清窍，循肝经上行，而致偏头痛，面部抽动。治疗时从滋养肝肾、补益精血、调理冲任为主，兼以活血祛风之剂。方中生地黄甘寒滋肾生精为主药，辅以当归、白芍养血调经而有"四物汤"之意，桑寄生、川断炭补肾止血、调理冲任同为辅药；夏枯草平肝阳、散郁结、治肝经头痛，白芷、防风、羌活，共为佐药；荆芥穗引药上行入头部为使药。肝经虽为少阳之本，但有时少阳邪盛，也须标本同治，本例就曾加入杭菊花、蔓荆子等疏散少阳风邪之品。总之，既要认证准确，又要灵活掌握。

杨玉敏　男，54岁，干部，黑龙江人。初诊日期：1997年6月17日。

主诉：头两侧及颠顶疼痛，自感两目冒火，能射出二三尺远，成了"火眼金睛"，时轻时重，已有30年。

病史与现症：25岁时在井下工作，患风湿性关节炎，全身关节痛、头痛，两腿无力。经治疗后，关节痛好转，但有腹泻、胃部不适，最突出的是两腿虚弱无力，不能站起，即调到养鹿场工作。由于条件方便，即自用鹿茸、野山参、真虎骨（现用狗骨代）泡酒（浓度较高）饮用，每3小时喝药酒1杯（3钱的酒杯），就能站起工作，当时很高兴。饮服药酒8个月后，自觉七窍冒火，两眼冒火最重，自感能冒出数尺的火，竟成了"火眼金睛"，鼻子也出血，头也痛。又自购服牛黄上清丸、牛黄解毒丸、清眩丸等，因而又出现了腹泻，1日4~10余次。服土霉素治疗，用量加大到1次10~20片，方能止泻。1986年来北京某某医院诊治，诊断为迁延性肝炎，胃肠未发现异常，经治疗至1989年，肝病基本稳定。在这段时间眼虽难受，但以治肝炎为主，未加特别治眼。1996年头两侧及头顶痛加重，后背发热，自感两目冒火，干涩疼痛，不能睁眼。特到北京同仁医院检查眼睛，结果说眼睛正常。为此，又跑了几个大城市、大医院，均未能治愈。于1997年6月17日来我院中医内科就诊。舌苔基本正常，两目外观无异常。脉沉弦，左大于右。二便正常。挹神汤加减。

生石决先煎，30g　生龙牡先煎，各30g　生地18g　生白芍15g　桑寄生30g　生赭石先煎，30g　灵磁石先煎，25g　吴萸9g　泽泻35g　白术9g　旋覆花布包，10g　焦槟榔12g　生石膏35g　知母12g　羌活10g

水煎服，7剂。

二诊：7月4日。服上药后，头痛减轻，仍自觉两眼冒火，后背尚有着火之感。舌苔正常，脉仍沉弦，左手脉大于右手脉。患者认为此药有一定效果，愿多带些，回家服用。据此证情，仍应以治肝为主，加重祛风散郁之品。

处方如下：

生赭石先煎，30g　生龙牡先煎，各30g　生地20g　生白芍15g　桑叶12g　菊花12g　荆芥10g　薄荷后下，5g　蔓荆子12g　夏枯草18g　炒黄芩12g　川黄连9g　金银花15g　谷精草15g　密蒙花10g　生石膏先煎，35g　知母12g　吴萸9g　藁本6g

水煎服，20剂。带回家服用。

三诊：7月29日。服药共27剂，药后头痛消失，自觉七窍冒火与后背着火之症全都消除，将近30年的"火眼金睛"不再出现，仅两目略有发涩，近感足跟略痛，舌苔白略厚，脉象左手尚有些弦意，右手已不弦。患者非常高兴，精神健旺，特赠我锦旗一面，上绣有七言诗一首，以表谢意。其中有"卅年怪病一月除"之句。我又据其脉症投上方加石斛10g，20剂，嘱其前10剂每日1剂，后10剂隔日1剂，以巩固疗效，预防再发。

头之颠顶属肝经，头之两侧属少阳，与肝经相表里，"肝开窍于目""肝主目"。本患者来诊时主要症状是两侧头部及头顶痛，自觉两目冒火。结合其脉象沉弦，左手脉大于右手脉（左关为肝胆脉位，弦脉主肝经病），故知其病主要在肝经。肝为肾之子（水生木），中医称之为"肝肾同源"。其病起于饮鹿茸、虎骨、野山参药酒太过。鹿茸性温，暖肾助阳，用酒泡饮，其热如火；虎骨泡酒，也属温热，入肝肾，壮筋骨；野山参大补元气，气有余便生火。所以此酒初饮时，可对筋骨受风寒湿之证有一定治疗作用，但久服、过服此酒则致肝肾生热，形成肝火上亢之证。中医理论认为肝为阳脏，其性刚燥，内寄相火，与少阳相表里，极易生热。肾为水火之宅，阳盛则火旺。久服鹿茸酒，大补肾阳，命火浮动，更助肝火，况鹿茸入督脉，易上头部。正如清·叶天士所说："肝为风木之脏，因有相火内寄，体阴用阳，其性刚，主动主升。""得真水以涵濡，真气以制伏，木火遂生生之机……"今肾火浮动，肾水不能制火，肝阳本来易动主升，很难平静，今得命火鼓动，肝火亢旺上燎，故出现了上述头目诸症。所以诊为肝火上亢、水不涵木之证。

为了治疗肝火上亢、水不涵木之证，故采用平肝潜阳、益肾泻火之法。以平肝法抑制上亢之肝火，同时以潜阳法使躁动上升之肝阳潜敛下降；益肾泻火法兼壮肾水以制肝肾相火，既以祛邪为主，又兼能扶正。处方以生石决养肝阴、潜肝阳，生地滋肾阴，生白芍养肝阴，共为主药。生赭石性寒除血热，重镇平肝火，生龙牡入心肝肾，收敛浮越之气而潜阳，泽泻泻肾经火邪，磁石重镇，能引上焦之气下行入肾，补肾明目，石膏、知母清热泻火，共为辅药。以桑寄生坚肾益血，白术健脾调中，吴萸治厥阴头痛并引肝热下行，旋覆花、槟榔降气，气降则火降，共为佐药。羌活入督脉，善治头痛，为使药。服本药7剂，头痛减轻，患者说感到有一定效果，要求带药回家多服。但是，我认为患者自觉眼中冒火之症未见明显改善，说明疗效还不够理想，在治法、用药方面还须深入思考。窃思本患者患病已卅年，多处治疗未愈，可谓久郁之证。正如明代名医傅仁宇在《审视瑶函》中说："夫目病属肝，肝主怒，怒则火动痰生，痰火阻隔肝胆脉道，则通光之窍遂蔽，目一昏花，愈生郁闷。故云久病生郁，久郁生病。"此患者自觉目中冒火，不敢睁眼，自会生郁，气郁生火。故而又想到《内经》有"火郁发之"的治疗法则。"发之"之意是用疏散解郁的方法和药物去治疗，"火郁"即可解除。故在第二药方中，加重了轻清祛风、疏散解郁的药品。但平肝潜阳、益肾泻火的大法未变，而是祛火的具体药物有了变化。药方中以生赭石重镇平肝、凉血祛火，生龙牡敛降潜阳，生地滋肾壮水以制邪火，生白芍养肝阴以助潜阳降火，共为主药。以桑叶凉血祛风、散热明目，菊花平肝火、祛风热、养目血，荆芥芳香疏散、入肝经气分而兼行血分，与薄荷同用则消散风热之郁而清利头目，夏枯草散厥阴之郁火而善治目珠夜痛，共为辅药。黄芩、黄连苦寒泻火，石膏、知母、银花辛凉清热，蔓荆子体轻而散且善治头痛目疾，谷精草散风明目，密蒙花润肝燥、治羞明，共为佐药。吴萸善治厥阴头痛并引肝热下行，藁本能入督脉达颠顶，治头顶痛，与吴萸同用，二药一升一降，均能治颠顶痛，共为使药。本方服用20剂，诸症皆愈。从其作诗又做旗，专程来京致谢之情景来看，其欣喜之情，昭然可见，我们都为他高兴。在善后药中，又加石斛养肝肾、益脾胃以巩固疗效，预防再发。

郑某 男，66岁，北京中医学院东直门医院职工家属。初诊日期：1980年4月15日。

主诉：左侧偏头痛七八天。

病史与现症：上周先感到颈部发僵，继之左侧头部跳痛，即去往区附近某医院诊治，经X线拍片诊断为颈椎病，经注射药治疗后回家，夜间疼痛渐加剧，又到该医院急诊，又注射了止痛针剂但疼痛仍不见减轻，遂来东直门医院诊治。

现在主要是左侧偏头痛严重，因疼痛而不能入睡，头昏晕，颈部发僵，扭头困难。食纳尚可，大便已两日未行。舌质暗，舌苔黄，舌上有瘀斑。脉象弦。风邪束闭，肝胆经脉失畅而发偏头痛。疏风调肝，活血通经，佐以通腑清化。

荆芥 10g　川芎 12g　防风 10g　蔓荆子 10g　菊花 10g　白蒺藜 10g　当归 10g　夏枯草 12g　丹参 20g　草红花 20g　全瓜蒌 30g　酒大黄 4g　羌活 10g

5 剂。嘱咐患者前两天服 3 剂药，每日服 1 剂半，以后每日服 1 剂。

二诊：4 月 18 日。药后头痛、头晕、颈僵均明显减轻，大便已通，睡眠尚差，下肢发软已半个月。舌质暗，有瘀斑，舌苔已化。脉象沉弦。前方再加减。

生荆芥穗 10g　川芎 12g　防风 10g　白蒺藜 12g　丹参 25g　夏枯草 12g　全瓜蒌 30g　胆南星 10g　红花 10g　桑寄生 30g　川续断 15g　葛根 12g　羌活 10g

6 剂。

三诊：4 月 25 日。偏头痛已止，一夜可睡 4~5 小时，醒后颈部还感到有些发僵。近 2 天感觉胸、胃、足心发凉气。舌质尚暗，尚有瘀斑，舌苔正常，大便亦正常。脉象略弦，寸脉略滑。病已近愈，前方再加减治之。

生荆芥穗 10g　川芎 12g　红花 10g　夏枯草 12g　桑寄生 20g　川续断 15g　怀牛膝 12g　当归 10g　蔓荆子 10g　防风 10g　胆南星 10g　桂枝 9g　葛根 15g　羌活 10g

6 剂。

四诊：5 月 4 日。进上方二三剂后，头痛已愈，一直未再作。前天理发时，洗头水太凉，理完发感到左侧头部有些不适，但未痛，现颈部活动亦自如，睡眠正常，两腿尚有些发软。一因用偏凉的水洗了头，二因旧疾阴囊发湿又有欲作之势，故今日前来就诊。舌质已不暗，左边尚有一小瘀斑，舌苔薄白而中部微黄，脉象略弦滑，左手脉大于右手脉。为巩固疗效，兼顾旧疾，防其复发，处方如下：

生荆芥穗 10g　　川芎 6g　　防风 10g　　蔓荆子 10g　　夏枯草 10g　　红花 10g　　桂枝 9g　　葛根 15g　　桑寄生 30g　　川续断 15g　　苍术 9g　　炒黄柏 10g　　怀牛膝 12g　　羌活 10g

6剂。

1980年6月中旬、8月下旬、12月上旬3次追访：服药痊愈以来，未再发生过头痛病，身体健康，旧疾也未发作。

头为诸阳之会，太阳经脉行于后，阳明经脉行于前，少阳经脉行于头之两侧。本患者主诉左侧偏头痛，知与少阳经有关，少阳与厥阴相表里，肝为风木之脏。《素问·玉机真脏论》说："风为百病之长也。"同书"风论"篇又说："风者善行而数变。"风为阳邪，乃六淫之首，最易伤人。颈部为风池穴、风府穴所在之处，风邪最易由此入侵。本患者先感颈部发僵，继之则左侧偏头痛，且发病很快，阵阵跳痛，兼见头晕、脉弦，知为风邪入侵，波及肝胆二经，经脉失畅，清气不运，邪阻经隧，不通则痛。病已七八天，多次治疗未效，而致木郁土壅，故大便两日不行，舌苔发黄。风阻血瘀故舌暗有瘀斑。四诊合参诊为风邪束闭，肝胆经脉失畅，发为偏头痛之证，故采用疏风调肝、活血通络、佐以通腑的治法。依法处方，方中以荆芥辛苦入肝经、散风邪、治头痛乃治风的要药。川芎味辛性浮，主入少阳经，搜风开郁，善治头风、头痛。二药共为君药。防风味辛，搜散风邪，善治头痛项强（僵）。蔓荆子苦辛微凉，散头风，利九窍，善治两侧头痛。白蒺藜散肝风，破血结。菊花甘苦微寒，平肝祛风，清利头目。当归和血益肝、活血舒筋，使气血各有所归。以上共为臣药。红花辛苦入肝经，活血通经络。丹参行血散瘀，在本方中还寓有"治风先治血，血行风自灭"之意。夏枯草散肝经郁热，治肝郁头痛。全瓜蒌清上焦火热，降气化痰，润肠通便，大黄清血热，泻胃火，用酒制后则可引上部之热邪下行从大肠泻出。以上共为佐药。羌活性上升而散风邪，善治头痛颈僵，兼能泻肝气、搜肝风而为使药。诸药和合，共奏疏风调肝、活血通络、通腑清化之效。

二诊时，头痛、头晕、颈僵均减轻，大便已通畅，但感到下肢发软，此为邪退正虚之象，故在方中去酒大黄、菊花、当归，加桑寄生、川续断补肾气、壮筋骨、利关节。加葛根配羌活、防风以除颈僵。改荆芥穗以加重祛风治头痛之药力。寸脉见滑象，故又加胆南星入肝胆祛风散血除痰，此亦加深一层治头痛之意义。三诊时，头痛已止，睡眠亦转佳，但胸、胃、足心有发凉之感，故去掉瓜蒌、丹参、白蒺藜等凉性药，更加入桂枝辛温助阳，加当归辛温养血，并配加怀牛膝引温阳药下行至膝足。四诊时，因洗头水凉引起头部左侧有些不适，一因怕引起头痛，二因旧病有欲作之势，故再来治。据此知头痛已愈，怕旧病复发而来，故在原方中减川芎用量，去南星、当归，加苍术、黄柏，合方中之怀牛膝，具有三妙丸之方意，祛下焦湿热以防阴囊湿痒复发而收功。值得一提的是，本方从始至终未专门治失眠，而是抓住主证"偏头痛"进行治疗，主证痊愈次证也随之而解。这也是辨证论治与对症治疗根本不同之处。

李仲守

源在肝肾要在脾，莫畏参芪守病机

李仲守（1908~1984），广州中医药大学教授

目前中医对高血压病的病机一般多从肝肾论述。但除肝肾之外，脾对高血压病的发病和变化亦具有重要影响，实为高血压病病机之关键。因此，可以把高血压病的病机概括为"变动在肝，根源在肾，关键在脾"。高血压病的病理变化规律早期以阴损为主，临床多见阴虚阳亢症状，后期阴损及阳，多见阴阳两虚（包括气阴两虚）症状。临证每以以下诸端为要。

一、补养阴精与高血压病

高血压病是上实下虚，肝、脾、肾亏损之证。肾藏精，肝藏血，脾统血，肝脾肾亏损，必然导致精血的不足。因此常用桑寄生、首乌、鸡血藤、熟地、桑椹子、女贞子、枸杞子、金樱子、沙苑子、菟丝子、杜仲等补养精血，以补下虚之本。而目前许多治疗高血压病处方偏重于解决"上实"之标，是不够全面的。

二、介类镇潜与高血压病

余治疗高血压病吸取前人的经验，喜用介类药以潜阳。《临证指南医案·肝风篇》说："凡肝阳上亢，必须用介类以潜之。"事实证明，

治疗高血压病用介类镇潜上亢之阳十分有效。在使用时要结合病情配伍。如石决明、珍珠母善清肝火兼能明目，适用于高血压病视力障碍、目赤羞明等症；海蛤壳能清热除痰散结，适用于高血压病肺热痰稠之症；牡蛎生用能镇静安神，煅用则收敛固涩，适用于高血压病心悸失眠或遗精盗汗等症。此外介类用量宜大，一般以 40~60g 为宜。

三、参芪补气与高血压病

用参芪补气药治疗高血压病，有些人畏而不用，认为参芪补气有升高血压的作用，只宜用于低血压病，不适宜于高血压病。有些人过分相信"参芪少量兴奋，大量抑制"之说，主张治疗低血压病参芪用少量，治疗高血压病参芪用大量。实际上，两者都是背离辨证论治的原则的。实践证明，高血压病和低血压病如属气虚甚者，重用参芪以益气，临床每收到良好效果。昧者不谨守病机，对症下药，斤斤计较于"兴奋""抑制"，适见其陋也。

四、活血化瘀药与高血压病

高血压病，由于气血运行失常，可有血瘀症状出现，如舌质紫黯、舌边有瘀点或瘀斑、真心痛等。一般人主张使用红花、桃仁、蒲黄、五灵脂、三棱、莪术等祛瘀药。然瘀证有实瘀、虚瘀之分。高血压病为本虚标实之证，瘀血的形成，主要由于气虚、阴虚或阳虚所引起，故治瘀必须顾正，用药不能选用攻破之品耗伤正气。临床祛瘀药最好选用丹参、田七之类。因为"一味丹参，功同四物"，既养血又活血。田七能祛瘀而不伤正，张锡纯称之为"化瘀血而不伤新血，允为理血妙品"，实乃经验之谈。

五、苦寒药与高血压病

高血压病，常有肝热内蕴之象，如面红、头痛、口苦、咽红、舌边红、苔黄等。此非实热，乃属虚热。治疗上应慎用或不用苦寒药，如黄芩、黄柏、栀子、龙胆草、黄连等。倘若阳亢过甚，偶用苦寒直折，未尝不可，但要适可而止，否则犯虚虚之戒。对待虚热，以甘寒为妥。可选用甘菊、夏枯草、旱莲草、干葛、桑白皮、竹茹、麦冬、谷精草、白茅根等。因这些药物既能清热，又不削伐，实为治疗本证之佳品。

六、消导药与高血压病

治疗高血压病者，可常在平肝息风、育阴潜阳的基础上，适当加些消导药，如川厚朴、枳实、枳壳、山楂子、神曲、谷芽、鸡内金之类，以调理脾胃，并嘱其少食或不食辛辣烤炙食物，以免脾胃发生积滞燥热，促使血压上升。

七、饮食调治与高血压病

高血压病除了药物治疗外，饮食的配合实属必要，肉类以兔肉、鱼肉、瘦猪肉、鸭肉等较为适宜。燥热动肝之品如公鸡、虾、蟹、鱿鱼、墨鱼等不宜吃。蔬菜可多吃，苦瓜和芹菜都有降血压作用，苦瓜适宜于胃热的高血压患者，芹菜适宜于胃寒高血压患者。豆类中以花生米较佳。水果可常吃，因水果有清热、养阴、助消化、通大便的作用，其中以甜橙为首选，苹果、梨子次之，西瓜虽有降压作用，但体虚之人不且多吃。茶叶也有降血压的作用，其中以沱茶较好，因沱茶有清热利尿、消导降压的作用；其次为岩茶，如乌龙、水仙、铁观音之类；绿茶苦寒削伐，不宜长期饮用。

王某 男，64 岁，干部。1982 年 4 月 5 日初诊。

患高血压病 10 年余，曾用复方降压素、利血平等多种降压药治疗，然血压一直未能控制正常。常觉头痛、面红、短气心悸，近 2 个月来，胃脘胀痛加重，胸闷，食纳一般，大便溏，夜尿 2~3 次，舌苔黄微腻，脉弦细。检查：血压 180/110mmHg。胆固醇 11mmol/L。证属眩晕（阴虚阳亢，肝郁脾虚），治以育阴潜阳为主，佐以健脾消导。

处方：

桑寄生 20g　党参 20g　首乌 20g　珍珠母 30g　鸡血藤 30g　甘菊 12g　白蒺藜 12g　桑白皮 15g　山楂子 15g　茯苓 15g　枳实 10g

二诊：4 月 12 日。服药 7 剂头晕痛明显减轻，胃脘微胀痛，大便稍烂，舌苔转薄黄，脉弦细。血压 140/90mmHg。药切病机，上方去桑皮，加川厚朴 10g，续服 7 剂。

三诊：4 月 19 日。头晕、胃脘胀痛消失，大便成形，夜尿 1~2 次，舌脉同前。血压降至 140/80mmHg。守上方去甘菊、川厚朴，加干葛 30g、杜仲 15g，再进 7 剂。此后以本方为基础加减，嘱患者间服以巩固疗效。

李某　男，42 岁，工人。1984 年 2 月 28 日初诊。

自述血压增高 2 年，症见头晕胀眼花，左上肢麻痹，胃脘口苦，咽红，二便正常，舌边偏红、苔薄黄，脉弦。血压 170/100mmHg。治拟平肝潜阳，调和脾胃。

处方：

夏枯草 15g　丹参 15g　山楂子 15g　桑皮 15g　钩藤 15g　白蒺藜 12g　甘菊 12g　牛蒡子 10g　枳壳 10g　鸡血藤 30g　干葛 30g　石决明 40g

二诊：3 月 5 日。服药 7 剂，头晕大减，口微苦，舌脉同前。血压降至 140/90mmHg。

吴颂康

三脏阴虚风火相煽，滋水涵木息风可安

吴颂康（1919~   ），浙江中医药大学教授

临床治疗高血压病，分为肝肾阴虚肝阳亢、心阴虚心阳亢、肾阴阳两虚、心阴阳两虚以及内风等 5 种类型。这里主要谈用息风汤治疗高血压内风证。

高血压阴虚阳亢、阴阳两虚都能引起内风。症见四肢面部或唇舌发麻、筋跳肉瞤、手足颤抖等，甚则出现口㖞眼斜等。产生内风的机制，主要有阴虚阳亢、风火相煽、气阴亏虚、筋脉失养以及气滞血瘀等。

息风汤由地龙、川芎、僵蚕、槐米、白蒺藜等 5 味组成。临床根据不同病机，常配伍有：

肝肾阴虚，风火相煽加山栀、丹皮、钩藤、黄芩、茜根等；气阴亏虚，筋脉失养加黄芪、丹皮、防风、桑枝、二至丸等；瘀阻脉络、血行不畅加黄芪、当归、桃仁、红花、参三七等；痰湿阻络合黄连温胆汤；妇人冲任失调引起高血压合二仙汤等。此外，在用息风汤时，常加青葙子 30g、昆布 20g，对降血压有较明显效果。

张某　男，54 岁。

患高血压多年，近 1 个月来经常头昏，面部唇舌及上肢发麻，步履不稳，脉弦，舌红苔薄黄，血压 180/108mmHg。属肝肾阴虚，风阳

内动，治宜平肝息风。

处方：

炙地龙包煎，12g　槐米20g　川芎10g　僵蚕12g　白蒺藜20g　黑山栀9g　钩藤9g　丹皮9g　青葙子30g　昆布20g

服5剂，面部上肢发麻有明显好转，头昏消失，血压降至140/90mmHg。仍用原方续服，先后共服20剂，症状完全消失，血压稳定。

宫某　女，58岁。

有高血压病史10年余。症见头昏，上肢发麻，指尖尤甚。左右面部掣动，时发时止。神倦乏力，脉弦细，舌苔薄白，血压200/108mmHg。属气阴两亏，瘀阻脉络。治宜益气活血，行瘀通络。

处方：

炙地龙12g　川芎10g　僵蚕10g　槐米30g　白蒺藜20g　青葙子30g　昆布3g　黄芪3g　桃仁10g　红花9g　姜黄10g　参三七粉吞，3g

服5剂，四肢发麻、面部掣跳明显好转，血压160/100mmHg，复诊以原方去姜黄加天麻9g，再服7剂后，内风症状完全消失，血压仍然如故。再用息风汤加青葙子、昆布、马兜铃、桑寄生、桃仁、红花，续服20剂余，症状稳定，血压接近正常。余在临床常用马兜铃降血压，效果较好。

王士福

或用辛凉或用升阳，镇肝息风需酌四降

王士福（1920~　），天津中医药大学教授

高血压是指体循环动脉血压高于正常，它是个常见的临床症候群。据数十年临床体会、观察，多数高血压患者经用西药久服不效，方寻求中药治疗。若只从降压效果看，中药不及西药降压之效速、简便、价廉，但久服西药不效者，中药对此却有显效。而其中之妙在于辨证精确，针对性强，治法不一，而不在于堆砌具有降压药理之中草药成方。临床所见患者所服之方中，多属滋阴、潜降、镇肝、息风之类，其中合于中医传统辨证者则效，若悖者则不效，有的反见血压上升。爰举数案，以陈管见。

风邪干清，治以辛凉，非轻不效

某　女，26 岁，怀孕 25 周，因患高血压，住院于某妇产科医院。血压诊时为 170/100mmHg，下肢微肿，尿蛋白。西医诊断：妊娠高血压综合征。诊见头胀微痛，微咳，微渴，身重乏力，四肢酸楚，纳呆，下肢微肿，面现躁色，大便正常，小便涩少，舌苔薄白，脉右浮而微数、左脉微现滑象。

在此之前，院方已请两位老中医诊治，服中药十数剂不效。观前

方均以高血压论治，不外"羚羊钩藤汤""镇肝息风汤"加渗利之品加减变化。据患者云："服药后更觉周身酸懒无力，头目不清发胀，也吃不下饭，血压也不降。"

再观前医所书病例，其脉诊为"弦而微数"抑或因其高血压以脉符证，故以"浮"为"弦"，"头胀微痛"诊为肝阳上亢，故以高血压论治，而忽略中医辨证法度。

按此之"头胀微痛"即叶天士《温热论》所谓之"风邪干清"也；"微咳""微渴"二证，即吴鞠通《温病条辨》中所谓之"咳，热伤肺络也；渴，微热不甚也"，"头胀微痛，身重乏力"者，即薛生白《湿热论》中所谓"身重头痛湿在表分"也。

脉症合参，此属风热挟湿之邪伤及上焦肺卫，法以辛凉略加甘淡渗利，并宗吴氏"上焦如羽，非轻不举"大法，切忌重镇。

药用：

桑叶 60g　菊花 30g　金银花 60g　连翘 30g　杏仁 20g　苦桔梗 20g　荆芥穗 15g　马兜铃 30g　藿香 15g　薏苡仁 20g　通草 10g

上药初煎取 800ml，二煎取 400ml，合为 1200ml，1 日分 4 次服，3 小时服 1 次，每次服 300ml。

服 3 剂后再诊，诸症悉愈，血压降至正常 130/70mmHg，尿检亦正常。又以上方小其剂之半，去藿香、薏苡仁、通草之芳香甘淡，清余邪以收功。后闻患者足月产一男婴而无恙。

吴氏"银翘散"银花用量为 1 两，"桑菊饮"桑叶用量亦 1 两，合今之 30g，今何故倍量用之？

吴氏之时，人口少，药物产量亦低，采药必以其地，必按其时，要求"地道药材"，银花必待含苞待放之时采之，桑叶必经霜之后采之，方有药效，今日不全可为也，故以倍之量，以补效之不足，岂能泥于吴、叶书中之量！余向以量大常为他人所讽，惜讽者未虑及此。

吴氏"银翘散"分服法甚是合理，今人多忽略，治外感温热病，亦即感染性疾病，余体验，需大剂量分服法，其效倍之，否则量微未达有效量，不能控制感染热势之发展，每日 24 小时只服 1~2 次，又未能维持 1 日有效浓度，其方再好、再精，亦难取得理想之效。

浊阴不降，治以辛温，力升清阳

1985 年，应诊于原天津中医学院第二附属医院，该院同仁介绍一高血压久治不效患者，女性，53 岁，患高血压已 7 年，经中药治疗月余，血压波动，初为 180/110mmHg，近期已达 220/120mmHg。西医诊断：2 级动脉硬化。观前方多为滋阴、潜息风之剂。

现诊：头目眩晕，时而心悸多汗，周身乏力，下肢微肿，面色晦暗失华，舌质淡嫩有齿痕少苔。其脉，浮取沉而细，沉取脉来有鼓指而疾之势，其去势则缓。余云："此患者当舒张压过高"，结果 180/130mmHg，众惊问何以诊得。曰：古时并无血压计，更无收缩压、舒张压，或高压、低压之称，但早在《黄帝内经》时已掌握脉有"来""去"之别，所谓来者，收缩也；去者，舒张也。此患者之脉，在《素问·脉要精微论》中记载颇详："来疾去徐上实下虚为厥颠疾。"

据多年临床体会，高血压患者脉见来疾去缓者多见舒张压高，若脉见弦劲鼓指者为常脉，若现沉、涩而沉取鼓指者，多为Ⅰ级以上动脉硬化症，预后不良，古人谓之"脉症不符"，称之为"逆"。

《素问·脉要精微论》所云："上实下虚为厥颠疾"者。

此言之"厥"即《素问·生气通天论》中"煎厥""薄厥"是也。又如《素问·阴阳应象大论》云"厥气上行，脉满去形"，据王冰注解释"厥气逆也，逆气上行，满于经络则神气浮去，离形骸矣"。

又《素问·脉要精微论》云："厥成为颠疾。"王注解释："厥为气也，气逆上而不已则变为上颠之疾也。"《黄帝内经》时代我们中华民族祖先早已认识此类疾患在"上颠"，即今之脑血管疾患也。"脉满"即今之高血压疾患。

以上所云之"煎厥""薄厥"，其病机属阴虚阳亢为患。

该患者之病机由于心阳不宣，过服滋阴潜降剂，又伤阳气，致使清阳之气被抑不升，故症现心悸多汗，周身乏力，脉现沉细，舌淡少苔，一派阴翳之象。清阳不升则浊阴不降，故症现头目昏眩，面色晦暗而失华。

皆知肾阴不足，肝阳上亢可导致高血压眩晕之症。岂不知阳气被抑而不升，浊阴不降，亦可导致高血压眩晕之候，若以血压计为依据是同为高血压症，若按中医传统辨证，二症异同水火。此病机在《素问·四气调神大论》有论述"天明则日月不明，邪害空窍，阳气者闭塞，地气者（阴气）冒明"，此即喻该证阳气闭塞而不升，阴气冒明而不降之病机。

方用：

熟附子 3g　桂枝尖 10g　生黄芪 60g　淡干姜 6g　云茯苓 20g　茅苍术 30g　炙甘草 10g

此方以苓桂术甘宣心阳。据临床者多年体会，用苍术较白术效佳，尤对心悸、脉结代或参伍不调，若配之得当，确有良效。其调整心律之有效量为 30g，临床多年使用从未发现古人所谓"燥"象及其他副作用。

复以四逆汤助阳以消阴翳，方中附子为君，据《本经疏证》云："附子能益火之源以消阴翳，夫阴翳者阳不足，阴不能运化也。……阳虚阴壅非异故，均可用附子助阳以逐阴，是即所谓消阴翳。"又柯琴谓："附子非干姜则不热。"故四逆乃助阳气消阴翳之祖方。据临床体验,若治寒痹消四末之寒邪,需用附子 10g 以上方可见效,若治阳气被抑而不升,浊阴上壅而不降之心悸眩晕,或以真武汤从阴引阳以治水者,用量当为 3g,多者不超过 6g,则效显而无副作用。

重用黄芪者,配四逆升清阳以降浊阴。余体会,黄芪具有益气和升阳作用,益气之效在 30g,升阳之效须倍之宜,若用 20~30g 则反起升压作用。

所谓清阳不升所致之高血压,其症重点掌握乏力、舌淡少苔、脉沉或虚大三点脉症及舌诊,重加黄芪每取捷效。

该方服 4 剂后再诊,血压降至 160/100mmHg,多汗已愈,头目眩晕减轻,周身乏力见效,惟时而心悸、微肿。

二诊:于前方去干姜,加白芍 20g、生姜 3 片、大枣 8 枚,合前方桂、草共成桂枝汤以调其营卫。此遵《难经·十四难》经旨:"治损之法奈何? 然,损其肺者益其气;损其心者调其营卫。"临证常以调营卫法加减治疗冠心病之心悸、胸闷、短气,较之当前活血化瘀套法平稳而有效。

其微肿者,因肾阳不足,不能化气,气不化水而肿,故于方中加芍药、生姜,合前方附子、苍术、云苓又成真武汤。真武乃消阴翳化水源仲景名方,如《名医方论》赵羽皇云:"盖五苓散行有余之水,真武行不足之水,两者天渊。总之,脾肾双虚、阴水无制而泛溢妄行者,非大补坎中之阳,大健中宫之气,即用车前、木通以利之,岂能效也。"故该患者阴壅阳不足之微肿,非诸利水药能效,观前医之方多用车前、木通、泽泻肿不消者,乃对症用药之弊。

此方继服 7 剂再诊,血压已降至 160/90mmHg,诸症悉减,后用苓桂术甘、黄芪建中、肾气丸诸方随症加减以收功。

阴虚阳亢，镇肝息风，需酌四降

曾治一高血压患者，男性，58岁。症现眩晕目瞀，时而头项作痛，耳鸣，心中烦热，口渴，多梦易惊，便燥溲黄，面似酒醉，唇绛舌尖，苔黄厚，其脉两部均弦劲而大，其热上入鱼际。察其脉正如《难经·三难》所谓："脉有太过，有不及，有阴阳相乘，有覆有溢。……遂上鱼为溢。"此即"溢脉"。据徐灵胎《难经经释》说："鱼，即鱼际。上鱼，浮至鱼际，太过之甚也。"据多年临床体会，高血压症见此脉多阳亢之极候，其血压在200mmHg以上，并随时有脑卒中之可能。现测其血压果为220/110mmHg，观前服之方为镇肝息风汤加减。

元参 15g　天冬 15g　茵陈 15g　钩藤 15g　生杭芍 15g　生石膏 30g　知母 15g　生赭石 30g　磁石 30g　羚羊角粉冲, 2g

上方服7剂血压不降，诸症不减。某同仁问余：此方何以不效？曰：以症为阴不足于下，阳过亢于上，其气有升无降，治疗当以"降"为先。此方乃张寿甫镇肝息风汤加减，可谓方症相符，何以不效？乃不甚理解张寿甫老先生组方中"四降"协助之妙！

余以镇肝息风汤治疗高血压、脑血栓形成、脑出血数十年有成有败，逐渐研究有所领悟，方中设诸降药可分四类，各具妙用。

1. 石类

其性沉重，故具有自上而下沉降之功效。如生赭石、磁石、生石膏、紫石英之类。宜用于气火升腾有升无降之实热阳亢证。

2. 介类

其性自下而上具有潜降之力。如生牡蛎、龟甲，他如玳瑁、紫贝齿、珍珠母、石决明之类。其味咸寒具有滋阴潜阳之功，适用于肾水不足阴虚阳亢者。

3. 化石类

其性收摄而潜镇，具有安神镇惊，收摄浮越上亢阳气之功。如生龙骨、生龙齿之类。适用于阴虚阳亢，浮阳上越，神不守舍多梦易惊，烦躁不寐之证。

4. 木类

其性虽降而缓，具有引诸药下行、引降之力。如牛膝，或沉香之类。诸降类药，虽性专力猛，设无木类引降，引诸降药协同下行，则其效不显。

以上"四降"协同：有自上而下沉降者；有自下而上潜降者；有收摄浮越上亢之气者；又有引导诸药下行直达病所者。其病机虽是有升无降，其势疾急，"四降"协同再配以滋阴、清热、息风之品，焉有不效之理。此外，前方尚有病重药轻，病急疾而用缓之弊，亦是不效之因。

处方：

元参 60g　丹皮 30g　生地 30g　赤白芍 30g　生石膏 60g　知母 30g
茵陈 15g　黄芩 3g　生赭石 30g　龟甲 60g　生龙齿 30g　珍珠母 30g　牛膝 30g　菖蒲 20g　羚羊角粉冲服，3g　生甘草 10g

此方基本为镇肝息风汤，其理法略有不同。患者烦热口渴，面红唇绛舌赤，乃气营俱热之象，故仿吴鞠通之气血两燔，治法用玉女煎。所不同者，此非由温邪传变而来，乃源于平时烦劳，肾水暗耗而不足，木失所涵，肝风内动，化火上亢，风火相煽，水源将涸所致。用药不当或稍缓稍轻，不足以减其焰，恐有卒中之变。故用茵陈、杭芍、甘草以缓肝之急；加黄芩以清肝胆之热；元参、生地、丹皮、赤芍滋阴增液，凉血散血；加"白虎"以清气分之热，更以"四降"协同以折其上亢之势；羚羊角清肝热以息风；以龙齿易龙骨，以珍珠母易生牡蛎者，因患者易惊多梦，此因魂随肝阳而动，神因热势而浮之故，易珍珠母以镇其动，生龙齿以敛其浮；加菖蒲者又寓安宫之意。

二诊：服上方5剂，腑气已通，病热俱缓，诸症悉减，血压降至180/101mmHg，诊其脉虽尚有弦劲，"上鱼"之势已缓多，黄厚之苔已去大半，气营俱热之势已退。

上方乃"急则治标"法也。此证之风火由藏阴而起，其势已缓，当用缓肝之急以息风，滋肾之液以充其源为法，"四降"尚不可减。方用：

元参60g　生地30g　麦冬30g　生赭石30g　生龙骨30g　生牡蛎30g
龟甲30g　桑叶30g　黑芝麻30g

此方减"白虎"黄芩之清热及羚羊角之清热息风。神安魂归故多梦易惊症消，龙齿、珍珠母易为生龙牡。加麦冬者取其"金水相生"以增液。又肝为"将军之官"，直折其亢不可久用，久则伤其条达之机，恐生他变，故加桑、麻合芍药、甘草以柔之、缓之。缓肝之用可息其风；柔肝之体可制其亢。此仿叶天士治中风肝阳上亢治本之法也。

此方服7剂后，血压已降至160/80mmHg，症、脉皆平。后以息风潜阳之龙、牡，滋阴增液之生地、元参，缓肝急之杭芍、生草，柔肝、养肝之桑麻、二至、当归、牛膝之类加减为法以收功。

当今多以镇肝息风汤治高血压症，所谓"镇"即镇压也，"肝为将军之官""心为君主之官"，此为医者皆知之词。若"将军"之势亢极不可挡，大有危及"宫城"推倒"君主"之势时，用"镇肝"法最为有效。

若"将军"之体亢，其用疾；或用亢体虚，或其气不舒等等，而尚未危及"君主"，用"镇"则不效，反而伤及"将军"之性。治疗之法：亢者缓之，疾者柔之，用亢而体虚者养之，不舒者可疏导之。

关于治肝之法，王旭高《西溪书屋夜话录》中论之甚详，可读。又如叶天士《临证指南医案》中风目，治曹姓例曾云："知风火由脏阴而起，刚药必不见效，缓肝之急以息风，滋肾之液以驱热，治法大旨如此。"

临床曾见到很多高血压病例，久用镇肝息风而不效者，恐不甚理解《内经》指肝为"将军之官"，心为"君主之官"及"镇"肝法之意也。

（王铸斌　整理）

俞长荣

不远辛温遵经旨，但求潜降难为功

俞长荣（1919~2003），福建中医药大学教授

王某 女，头痛，小学老师。1963年余在福建省人民医院时诊治。

自诉平时血压较高，头痛时作时止，已历数年。此次发作持续3天，痛从前额连及颠顶，剧痛时则呕吐清涎白沫。脉细缓，舌偏淡苔薄白。诊为阳明中寒，厥阴独胜，肝邪挟胃浊上扰清窍，宗仲景法，与吴茱萸汤。当时有实习学生在侧，提醒道：患者有高血压，用此药是否合宜？对曰：高血压不一定都属热证，亦有属寒者，本例寒邪上扰阳明，吴茱萸汤方证相符，用之无妨。嘱服2剂。次诊时患者告云，服药1剂，呕吐涎沫解除，头痛减轻，再剂，头痛基本缓解，遂按原方嘱续服3剂。过半年许，患者以他病来诊，询知原证均未再发。本例初诊只据证施治，未考虑高血压，及至病情好转，又为当时治疗前后未测量血压而感到遗憾。此事后来时有反思。

刘某 男，43岁，汽车驾驶员。1975年5月22日初诊。

因头晕年余并进行性加重而被迫暂停行车而休息。主诉头晕并头顶枕后痛，晕甚则呕吐清涎痰水。血压140/100mmHg。脉左细右小弦，舌淡红苔白厚。诊为脾虚肝强，寒饮上逆，清阳受扰，与吴茱萸汤加白术、半夏、泽泻。服2剂，头眩痛均减，呕吐缓解，续服4剂，诸

症解除，血压正常，半个月后恢复行车。

本例与王某病机类似，主方相同，疗效均较满意。刘某加了几味药，其降压作用虽不能完全归功吴茱萸汤，但它至少有一定作用。到20世纪80年代，书刊上，有吴茱萸药理实验，认为有降血压作用，所以近年来对寒饮胃浊上逆的高血压病使用吴茱萸汤就不足为奇了。由此可联想到，中医应用某药某方治好某种病，经过实验室找到依据，就很自然地被认为"符合科学道理"；如果找不到依据，就有这样或那样的不同看法。其实，中医临床与实验室之间尚有一定距离（至少现阶段是如此）。比如，就个人目前所能看到的资料，已知经实验室试验能降压的中药不下百余种，但临床实践不一定都有效；而有些中药有降压作用，但与实验室试验结果并不一定吻合。此说毫无贬低实验研究之意，而是认为：中药的作用是多种多样的，进入人体经分解吸收后其作用机制也比较复杂，特别是许多药组成方剂后其作用机制更是需要探讨。如附子、肉桂，从单味药看并无降压作用，但配合其他药就不一样了。

林某 女，43 岁，外科医生。1974 年 1 月 5 日初诊。

眩晕 1 个月，伴心悸易惊，性情急躁，夜睡多梦，胸膈痞闷，食欲尚可，大便较干。血压在 160~140、112~110mmHg 之间，服降压药能暂时下降但又随后回升。半年内曾晕厥 2 次。西医拟诊为自主神经紊乱。患者面部微浮，舌淡苔白厚，脉象细缓。疑是肾阴亏虚，肾阳不足，水火失济，肝木失涵。阴虚阳浮而为晕，阴阳不相接续而为厥。法宜滋阴温阳，养肝纳肾。与金匮肾气丸改汤加牛膝、女贞、蒺藜。共服 20 剂余。至 2 月 20 日复诊，据云在一个半月中，晕厥无发作，血压基本正常（未服其他降压药），除自觉胸前区稍有压束感外无其他伴症，唇红，舌象接近正常，脉仍细缓。继以济生肾气汤善后调理，至 3 月中旬诸症消失，血压正常，已重操外科手术。

有些人认为高血压是"血热"，既是血热，当然就要用平肝降火、养阴凉血药物。一遇见高血压患者就从已知能降压的中药中采用辛凉、苦寒之品，跳不出"见病套药"框子。当然临床所见，高血压病属肝肾阴虚，肝阳上亢或肝火上炎，肝风内动者确实很多。但任何疾病都有寒热虚实之别，高血压病阴虚阳亢者固多，而阳虚阴盛者亦非少见，亦有阴阳两虚者。上述林某即属阴阳两虚证。如果按现代说法，林某的高血压是因自主神经紊乱引起，由于通过中医调整阴阳，改善了自主神经调节功能，从而使血压恢复正常。

董某 男，55岁，福州市外贸局干部。

平素血压较高，经常服益寿宁等降压药及杞菊地黄丸之类，血压仍持续在160~150/100~90mmHg之间。1973年春，出现头晕头痛，站立不稳，血压升高至200/110mmHg，服降压药血压略降，但眩晕不能解除，更易数医，疗效不显。同年11月18日前来就诊，主要症状为眩晕站立不稳，甚则欲仆，睡眠欠佳，小便频且量多，余沥不净，下肢欠温。血压170/110mmHg。舌边尖红、苔白厚，脉濡细。认为下元亏虚，肾阴不足，阳不潜藏。先拟填阴潜阳以固其下，与六味地黄汤去苓、泽，加菟丝、枸杞、苁蓉、牡蛎。服8剂，眩晕减轻，血压下降至150/95mmHg，但小便仍如前，下肢仍欠温。患者毕竟下元亏虚，肾气不充，虚阳上浮，思真阳以肾阴为宅，仍宜滋肾益阴，加桂附引火归元原，据其窟宅而招之，庶阴阳和合则安。方拟济生肾气汤，嘱2~3天服1剂，连服1个月。

再诊：1974年1月15日。眩晕解除，下肢稍温，除仍有小便余沥不净外无其他不适。血压基本正常。仍宜补肾固摄以善其后。至是年2月下旬询知，眩晕未再发，血压经几次复查均在正常值范围。随访3年，血压稳定。

用桂、附、萸、姜治阳虚或中寒的高血压病，并非我的创见，近年来书刊亦有介绍。只因当前中医界中尚有部分同仁（尤其是年轻一代）片面地把高血压认为"血热"，过分依赖实验室报告，不重视中医基本功训练，忽略了中医临床思维和辨证手段，简单地采取以病套药办法，不能不令人深思！

王仲英

风阳痰火为祟，清脑息风是法

王仲英（1907~1986），甘肃名医

病邪入脑是高血压的基本病机。脑为元神之府，只需清阳之气以熏养，而不容半点阴浊之邪以侵犯，邪犯则病发矣。如《灵枢·大惑论》云："邪中于项，因逢其身之虚，其入深，则随眼系以入于脑，入于脑则脑转，脑转则引目系急，目系急则目眩以转矣。"丹溪云："无痰不作眩。"这里所谓"风"与"痰"，皆可当"邪"解。如无肝风之上行入脑，无气之与血并走于上，无痰浊之阻脑络，高血压病何由而作；且其肝风、痰浊、气血并上，三者之间，又相互为因。如情志抑郁，忧思恼怒，逆其肝气，便肝失疏泄，肝气内郁，形成有余之气，气有余便是火，气盛导致火盛，形成肝阳亢盛，肝风内动。阳亢风动，伤阴耗津烁液成痰，于是肝风挟痰浊，挟火邪，鼓动气血，上乘脑络，冲犯清阳之地，从而形成高血压。

清脑息风法药用紫石英、磁石、桑叶、菊花、菖蒲、白蒺藜等，以清（脑）热、息（肝）风为宗旨，方中紫石英、磁石息风潜阳；桑叶、菊花清热散邪；白蒺藜息风通络；菖蒲化痰浊，清脑开窍。如肝肾阴虚加生地、玄参、桑椹子，肝阳亢甚加钩藤、珍珠母，四肢麻木加桑枝、僵蚕，心悸失眠加柏子仁、远志，纳差加佩兰、鸡内金，痰浊甚加竹茹、半夏。

杜某 男，50岁，干部。

头晕头痛数年，时好时坏，近来加重，并发耳鸣眼花、四肢麻木，经中西医治疗，疗效不著，于1979年3月12日前来就诊。症见面赤口渴，失眠多梦，心烦急，舌红、苔黄厚腻，脉弦长有力，血压180/100mmHg。此乃阴虚阳亢，肝风内动，风阳犯脑所致。治宜清脑息风，滋阴潜阳。

处方：

紫石英15g 灵磁石18g 桑枝18g 生地18g 桑叶10g 菖蒲5g 白蒺藜9g 白薇5g 蝉蜕5g 牛膝9g 菊花9g 地龙6g 炒远志6g

5剂，每日1剂，水煎，分3次服。

二诊：3月20日。上方服后，诸症俱减，血压下降至140/90mmHg。舌尖红赤、苔薄黄，脉沉弦。但食不佳，仍用前方，参以运脾健胃法。

处方：

紫贝齿12g 紫石英12g 薄荷6g 钩藤6g 僵蚕6g 代代花6g 苦丁茶6g 地龙6g 杭菊花9g 连翘9g 佩兰9g 鸡内金9g 黄连3g

上方连服10剂余，诸症消失，血压稳定，停药观察半年，血压未再上升。

王某 男，48岁，干部。1979年9月18日初诊。

患高血压、动脉硬化已3年，经中西药治疗，症状时好时坏，近日加重。症见头晕目眩，耳鸣耳聋，两手发麻，心烦口渴，夜不安寐，寐则神魂飞扬，面似火烧，食欲不振，小便短赤，大便干燥，2日一行，舌尖红、苔黄厚腻，脉弦长而数。血压190/110mmHg。证为肝风挟痰火，上逆犯脑。法宜息风降痰，清脑安神。

处方：

紫石英15g 煅磁石18g 桑枝24g 菖蒲5g 蝉蜕5g 僵蚕5g 白

薇 5g　白蒺藜 9g　柏子仁 9g　阿胶珠烊化, 9g　远志 6g　地龙 6g　桑叶 6g

上方服 5 剂后，症状明显好转，血压降至 150/90mmHg，效不更方，经用本法前方，嘱服 1 个月。后随访，血压一直正常。

江世英

治重肝脾肾，药贵甘柔平

江世英（1920~　），广州中医药大学教授

审度病机，重视肝肾脾胃

　　高血压的发生，与阴阳失调、气血紊乱有关。其病机涉及肝肾脾胃，病理上又相互影响。如七情伤肝，肝郁化火，火盛灼津，则肝阳上亢；劳欲过度，高年肾衰，阴精亏耗，水不涵木，则肝用失于承制，亢而为害；恣食肥甘或饮酒过度，损伤脾胃，脾失健运，痰浊内生，挟肝风而上扰清窍，皆可发生高血压病眩晕、头痛。在病机转化上，肝阳上亢，化火动风，下灼肾阴，可致肾阴亏虚；而肾阴亏虚，水不涵木，肝失所养，则肝阳更亢。如此二者形成恶性循环，经久不愈。阴耗过度，又损及阳，则可出现肾阳不足；或阴亏于前，阳损及后，而成阴阳两虚证。脾为后天之本，升降之枢，过食肥甘厚味，酿成内热，热盛伤阴。肾阴为各脏腑阴液之泉源，肾阴不足，致肝阴不足，水不涵木，则虚阳上冒，发生高血压眩晕、头痛之证。因此，高血压病眩晕、头痛与肝肾脾胃关系最为密切，其病机可概括为"病变在肝，根源在肾，关键在脾"，明乎此，则临证时宜多从肝脾肾三脏进行考虑，复其阴阳，调其血气，则证合病机，药中肯綮。

辨病识证，分清虚实兼夹

临床一般将本病分为肝火亢盛、阴虚阳亢、阴阳两虚、痰浊壅盛4种证型。但细究其证，则不出虚实两端。实证多以肝风痰火为主，而虚证则以肝肾脾胃气血不足多见。如肝火亢盛和痰浊壅盛两证属实；阴虚阳亢与阴阳两虚证为虚。正如《玉机微义》说："眩晕一证，……所谓虚者，血与气也；所谓实者，痰涎风火也。"但虚实二证并不是一成不变的，虚证可转化为实证，实证可转化为虚证，或虚中夹实，或实中夹虚，或虚实互见。临床所见血虚肝旺证及气虚痰阻证皆为虚中夹实。因此，临证时务宜详审，辨明虚实及其转化、兼夹，才不致贻误病机，患"虚虚实实"之戒。

治重三脏，甘柔平和为贵

高血压病所致眩晕头痛，其病机重在肝脾肾，其治疗以调肝、益肾、理脾为重点，知常达变，灵活施治，方能切中要害。所谓调肝，是用柔养肝体、甘寒清肝、降气平肝的药物，用以治疗肝火亢盛，阴虚阳亢，肝气升发太过的病证。常用柔养肝体药物如生地、山萸肉、杞子、白芍、木瓜、五味子、山楂之类；甘寒清肝的药物有桑叶、夏枯草、甘菊、葛根、丹皮、钩藤、山栀子、白蒺藜等；降气平肝、息风潜阳常用珍珠母、石决明、生龙骨、生牡蛎、磁石、代赭石之属。

益肾宜甘温滋养，阴阳兼顾。因高血压病之阴阳两虚，多由阴损及阳所致。肾为肝之母，肾阴是各脏阴液的泉源，对肝的涵养最为重要，故益肾是本病治疗的关键，尤其是对于病情顽固、反复不愈者，益肾不但可缓肝息风，而且在巩固疗效方面显得更为重要。常用益肾补阴药有女贞子、旱莲草、熟地、首乌、桑椹、桑寄生、山萸肉等；

益肾补阳药有巴戟、杜仲、覆盆子、菟丝子、淫羊藿之属。

理脾，宜使用消食导滞、升清降浊的药物。脾胃为后天之本，气血生化之源，饮食失调与高血压密切相关。脾胃损伤，气机升降不利，疏泄郁滞，则风动痰生。故治疗本病调理脾胃则显得更为重要。正所谓"治肝不应，当取阳明"。脾得健运，则木得疏泄，前人有云"柔肝当养胃阴，疏肝当通胃阳"。通过滋养胃阴以荣肝体，通胃腑以疏泄肝气，脾健则升清降浊，枢机得利，则风痰自平。常用药物有山楂、谷芽、山药、莲子等药，临床还可配合化痰降浊药，如法夏、橘红、川贝、胆星、枳壳、茯苓之品，随证选用。

此外，夹食滞可加谷芽、麦芽、山楂、鸡内金、神曲；兼瘀血可加田七末、丹参之类。部分患者如湿浊较甚可配合利尿降压，选玉米须为主，既不伤阴，又能利尿降压。

《素问·脏气法时论》云："肝苦急，急食甘以缓之。"

由于高血压病眩晕头痛，多因阴虚在先，若用苦寒药物直折其火，虽然可暂时收到降火之效，但久用过用可加重体质的削伐，有促使其向阴阳两虚转化之弊。肝脏的特点是体阴用阳，其气易逆，故采用柔养肝体、甘寒清肝之法，则肝体得以柔润，肝气冲和，条达舒畅，无冲逆之变。同时忌用辛散走窜之品，以防助火气逆发生变证。总之，高血压病眩晕头痛证，处方用药应做到"降不伤气，补不燥肝，滋不碍脾"为原则，用药宜柔不宜刚，宜滋不宜燥，宜和不宜伐，处处以甘柔平和为贵，方为上策。

韩某 男，60岁，广东省某公司干部。

患者有高血压病史10余年，前月患脑血栓经某医院抢救治疗，症状缓解而出院。于1978年1月10日来我院急诊室诊治。测血压225/150mmHg。现症：性情躁急，头痛头晕，项强，舌颤，右半身偏瘫，步履不正，需扶持方能勉强徐行，神志恍惚，难寐多梦，食欲锐减，大便正常，夜尿较多，舌质偏黯红，脉弦有力。此属眩晕并中风后遗症。治宜开窍救逆，镇肝息风，疏通经络。

处方：

怀牛膝 9g 山楂子 12g 夏枯草 12g 菊花 12g 白芍 15g 猪笼草 20g 桑寄生 30g 茯苓 10g 菖蒲 6g

二诊：1月25日。服药7剂后血压190/140mmHg。头痛头晕稍减，项背仍觉强痛，右上下肢活动不灵，夜寐多梦，舌脉如前。

处方：

草决明 30g 葛根 30g 生牡蛎先煎，25g 田七花 6g 猪笼草 20g 旱莲草 15g 熟地 15g 白芍 15g 夜交藤 15g 杭菊花 12g 杞子 9g

三诊：2月1日。服上药7剂。测血压204/130mmHg。头痛头晕减轻，项背强痛有所好转，右半身上下肢活动较前有力，然步履不稳，难寐少梦，食欲渐增，舌质黯红、苔微黄，脉弦。守前方加减治疗1个月余，诸症日见好转。

四诊：3月8日。血压130/85mmHg。无心慌心跳，情况良好，体力渐增，行动自如，饮食如常，二便调，舌质红润，脉平。

处方：

杞子 12g 泽泻 12g 熟地 20g 茯苓 20g 山药 15g 菊花 15g 山萸肉 10g 丹皮 10g 玉米须 30g

继服1个月，以巩固疗效，查访患者已康复，未复发。

本例患者平素性情容易急躁，肝阴暗耗，加之精神冲动，肝火偏亢，风阳升动上冲颠顶而致眩晕、头痛。又因肝阳上亢，肝火过盛，致肝风内动，"血之与气，并走于上，则为大厥"。经脉阻滞，终致偏瘫。今患者素体亏虚，水不涵木，肝体不足，肝火偏亢，皆属下虚上盛、本虚标实之证，故治宜标本兼顾，法在开窍救厥、镇肝息风、平肝潜阳、滋水涵木、疏通经络。后宜着重补水制火，养阴益肾，使邪气得祛，正气得复。方内加玉米须者，取其行水利湿，使其降压而不腻湿伤阴，知常达变，以收速效。

冯某　女，39 岁，工人。

素有眩晕，每因恼怒而增剧，面色潮红，少寐多梦，心慌心跳，舌质红，脉弦细数。血压 190/110mmHg。属肾水亏虚，水不涵木，肝体不足，肝阳上亢，下虚上盛，本虚标实之证。治宜平肝潜阳，祛水涵木，佐以镇肝息风。

处方：

熟地 15g　山药 30g　山萸肉 10g　茯苓 15g　泽泻 12g　丹皮 10g 杞子 12g　龙骨先煎，30g　牡蛎先煎，30g　莲子心 6g

复诊：服药 4 日，血压 170/100mmHg。眩晕稍减，基本能寐，但仍有多梦，面红，心慌心跳，舌脉同前。

处方：

熟地 20g　山药 15g　茯苓 20g　泽泻 10g　丹皮 10g　杞子 10g　菊花 12g　玉竹 30g　猪笼草 20g　夏枯草 20g

三诊：服药 4 天，血压 160/95mmHg。眩晕减轻，面色潮红显减，已能安寐，心跳减轻，舌质红，脉略弦细。

处方：

熟地 20g　山药 15g　茯苓 20g　丹皮 12g　白芍 15g　钩藤 12g　菊花 12g　草决明 20g　桑寄生 15g

四诊：服上方 4 日后，血压 130/80mmHg。诸症悉平。

照上方继服 10 剂，以防复发。

（江英能　整理）

熊继柏

头痛医案撷粹

熊继柏（1942~　），湖南中医药大学教授，
广州中医药大学博士生导师

少阳头痛案

闻某　女，47岁，宁乡县人。门诊病例。

初诊：2010年5月23日。两侧头痛，连及后项，伴头晕，口干，舌红，苔少而黄，舌上裂痕，脉细。风热偏头痛。行气活血，通络止痛。散偏汤合小柴胡汤。

柴胡 10g　川芎 10g　白芷 10g　白芍 10g　香附 10g　黄芩 10g　法半夏 8g　玄参 20g　葛根 30g　天麻 20g　甘草 6g

15剂，水煎服。

二诊：2010年6月10日。上症明显缓解，舌脉同前，拟原方加僵蚕 10g、全蝎 5g，再进15剂。

三诊：2010年7月2日。服上方后，症状平稳月余未发，舌红、苔薄黄，脉弦。原方再进15剂，以巩固疗效。

本病头痛重在两侧，病属少阳。以散偏汤治风邪袭于少阳之经的偏头痛，并合小柴胡汤以和解少阳。少阳经邪解除，则诸症悉除。

额前头痛

陈某　男，20岁，长沙市人。门诊病例。

初诊：2011年2月6日。患者有"慢性鼻窦炎"病史，额前眉棱骨疼痛反复发作1年，伴头晕不适，时有鼻涕，口干，舌淡红、苔黄腻，脉滑。风痰上扰。清热化痰，祛风止痛。选奇汤合黄连温胆汤加减。

羌活10g　防风10g　葛根20g　黄芩15g　黄连3g　陈皮10g　法半夏10g　枳实10g　竹茹10g　白芷20g　川芎10g

10剂，水煎服。

二诊：2011年2月17日。诉服药后头痛明显减轻，已无头晕，舌淡红、苔薄白，脉弦。续进上方10剂，巩固疗效。

慢性鼻窦炎患者，常出现额前眉棱骨处疼痛，阳明经行于身之前，额属阳明，眉骨也属其部。风热客于阳明，痰湿上蒙，清阳被阻，风痰上扰清窍而出现头痛。选奇汤乃《兰室秘藏》之方，专治"眉棱骨痛不可忍"，原方有羌活、防风、黄芩、甘草，方中羌活、防风疏络祛风，黄芩清泻郁热；临证时合用黄连温胆汤化痰通络，加葛根、白芷入阳明经祛风止痛而止眉棱骨痛，故疗效立见。

偏头风

覃某　女，18岁，长沙市人。门诊病例。

初诊：2012年12月6日。左侧偏头痛病史5年，每遇紧张、劳累、受寒则发作，并伴有恶心呕吐，头晕目胀，心烦易怒，颈胀，舌苔薄白，脉弦。肝火夹痰。清肝息风，化痰通络止痛。散偏汤合天麻止痉散加味。

川芎10g　白芷20g　白芍10g　柴胡10g　香附10g　白芥子10g　法半夏10g　甘草6g　天麻20g　僵蚕30g　全蝎5g　防风10g　葛根30g

10剂，水煎服。

二诊：2012年12月16日。诉服药后头痛明显好转，程度明显减轻，舌淡红、苔薄白，脉弦。续进上方，巩固疗效。

川芎 10g　白芷 20g　白芍 10g　柴胡 10g　香附 10g　白芥子 10g
法半夏 10g　甘草 6g　天麻 20g　僵蚕 30g　全蝎 5g　防风 10g　藁本 10g

20 剂，水煎服。

偏头风多见于神经血管性头痛、紧张性头痛、偏头痛等患者，病由肝经络脉瘀滞不畅，夹风痰阻滞所致。散偏汤功能活血行气，化痰导滞，祛风止痛。熊师常用之治疗此证，疗效甚佳。"久痛入络"，对于久痛不愈者，可合用天麻止痉散搜风通络止痛，取虫类药物有钻锥搜剔之义。

头双侧疼痛

谢某　女，36 岁，长沙市人。门诊病例。

初诊：2011 年 3 月 3 日。头双侧疼痛 10 年，疼痛或左或右，受风寒则加重；伴口干，口苦，舌苔薄黄，脉弦细。风热偏头痛。搜风通络止痛。散偏汤合天麻止痉散。

柴胡 10g　香附 10g　川芎 20g　白芷 10g　白芍 10g　白芥子 10g
法半夏 10g　天麻 10g　全蝎 5g　僵蚕 20g　甘草 6g　黄芩 10g　防风 10g

15 剂，水煎服。

二诊：2011 年 3 月 17 日。头双侧疼痛已较轻，偶发，伴口干口苦，少寐多梦，舌苔薄白，脉弦细。前方加减：

柴胡 10g　香附 10g　川芎 20g　白芷 20g　白芍 10g　法半夏 10g
甘草 6g　天麻 15g　全蝎 5g　僵蚕 20g　黄芩 10g　天花粉 15g　炒酸枣仁 20g

20 剂，水煎服。

药后告知，10 年顽疾获愈。

此案头痛病例的特点是病程已久，遇风寒则重，且伴口干、口苦之热象，属"久风入络"。治当搜风通络止痛，用散偏汤合天麻止痉散，并加黄芩清热，防风祛风，方中病机，药后立愈。

颠顶头部畏冷

蒲某 女，59 岁，长沙市人。门诊病例。

初诊：2010 年 12 月 30 日。颠顶畏冷月余，伴疲乏，舌苔薄白，脉细。寒逆厥阴经脉。温经散寒，降逆。吴茱萸汤。

吴茱萸 5g　党参 10g　生姜 3 片　大枣 6g　法半夏 10g　细辛 3g　藁本 15g　防风 10g　15 剂，水煎服。

二诊：2011 年 1 月 13 日。头顶畏冷明显好转。舌脉如前。继前方 10 剂，水煎服。巩固疗效。

头为"诸阳之会"，厥阴之脉与督脉会于头顶，当寒气阻滞厥阴之脉，使头顶清阳不振，而致畏寒之症。以吴茱萸汤温经散寒，通阳降逆，"高颠之上，惟风可到"，故加藁本、防风疏风活络，则病获良效。

气虚头痛

易某 女，58 岁，湖南宁乡县人。门诊病例。

初诊：2005 年 10 月 23 日。诉前额痛数年，遇冷或劳累则加重，兼精神疲乏，时有眩晕，舌淡红、苔薄白，脉细。气虚头痛。益气升清。顺气和中汤加减。

西洋参片 6g　黄芪 30g　当归 10g　炒白术 10g　陈皮 10g　升麻 5g　柴胡 10g　川芎 10g　白芍 10g　葛根 20g　蔓荆子 10g　防风 10g　细辛 3g　炙甘草 10g

10 剂，水煎服。

二诊：2005 年 11 月 6 日。诉服上方后头痛明显减轻，患者舌苔薄白，脉细。继予上方加桂枝 3g。15 剂。半年后随诊未复发。

头为清阳之府，赖精气血之濡养，若气虚则清阳不升，精血亦不能到达，则头失所养，可发为头痛头晕。此患者头痛数年，且遇劳加重，兼神疲，脉细，乃气虚之证，用顺气和中汤为主方。此方实为补中益气汤加白芍养血，川芎、蔓荆子、细辛祛风止痛，为中气不足、清阳不升所致头痛之效方。

瘀血头痛

何某　女，54 岁，湖南岳阳市人。门诊病例。

初诊：2007 年 3 月 4 日。诉头痛 20 年，曾有头部外伤史。疼痛以两侧为主，固定不移，痛如针刺，痛甚则呕，多在夜间发作，伴面浮，口干口苦，舌紫、苔薄黄，脉弦数。瘀血头痛。活血化瘀，通络止痛。通窍活血汤合天麻止痉散加味。

川芎 20g　赤芍 10g　桃仁 10g　红花 4g　野天麻 20g　僵蚕 15g　全蝎 6g　甘草 6g　黄芩 10g　法半夏 15g

15 剂，水煎服。麝香 3g，分 15 天冲服。

二诊：2007 年 3 月 25 日。诉服上方后头痛明显减轻，守上方治疗 1 个月头痛乃愈。

此患者头痛以固定不移、痛如针刺、夜间多发为特点，且有头部外伤史，显为瘀血所致，予通窍活血汤治疗。方中川芎、赤芍、桃仁、红花活血化瘀止痛，麝香活血止痛而开窍，为治瘀血头痛之要药。又因久病入络，且"高颠之上，惟风可到"，故又配合天麻止痉散以祛风通络，加强疗效。

肝火头痛

龙某　女，65 岁，长沙市人。门诊病例。

初诊：2005 年 5 月 1 日。诉颠顶痛 5 天，伴口苦、便秘，诊见舌红、苔薄黄，脉弦。肝火头痛。清泻肝火。泻青丸加减。

羌活 10g　防风 10g　川芎 15g　黄芩 10g　法半夏 15g　酒大黄 6g　藁本 15g　龙胆草 5g　野天麻 30g　僵蚕 30g　甘草 10g

服上方 5 剂而愈。

足厥阴肝经与督脉会于颠顶，故颠顶痛应责之足厥阴经。但临证之时又需分清寒热，若颠顶痛而伴肢厥、呕吐涎沫等症，是肝寒所致，吴茱萸汤主之；亦有少数颠顶痛而兼见烦躁易怒、口苦、便秘等症者，为肝火所致，宜泻青丸治之。

眉额部定时疼痛

田某 男，70 岁，湖南省某机关职工。出诊病例。

初诊：2000 年 8 月 10 日。其家人前来告知，患者头痛约 1 个月不愈，每天从太阳升起时开始发作，整个白天疼痛不休，直至日落黄昏时，头痛即停止。1 个月来，不仅头痛未止，而且视力下降。去医院诊治，结论为血管神经性头痛伴老年性白内障。由于天气炎热，患者畏惧阳光，余遂乘车前往视之，见患者躺于卧榻，正在用冷水毛巾敷其头额部。询其头痛部位，答曰："头额部连及目眶，尤以眉骨部为甚，其他处均不见疼痛。"每日定时发作，早晨 6 点半太阳升起时，头痛准时开始，下午 6 点半太阳落下时，头痛准时停止。疼痛难忍，初服索米痛片（去痛片）尚可控制少许，久服却不能取效，每天只得以冷水毛巾频频敷之，以求痛势缓解。头额疼痛时伴有目胀，且头额疼痛 1 个月来，视力明显下降，畏光，目蒙，目中有干涩感，口中微苦，夜寐欠安，其他正常。舌淡红、苔薄黄，脉细。肝血不足，虚热头痛。养肝血，清虚热。生熟地黄汤。

生地 20g　熟地 20g　当归身 15g　白芍 15g　柴胡 10g　黄芩 10g
黄连 3g　天冬 15g　地骨皮 10g　枳壳 6g　菊花 10g　葛根 20g　五味子 6g
甘草 6g

10 剂，水煎服。

二诊：2000 年 8 月 20 日。诉头额痛仍定时发作，但痛势减半，目胀明显减轻，目中尚有朦涩感，视力仍未改善。舌脉如前，仍拟上方再进 10 剂。

三诊：2000 年 8 月 30 日。诉头额痛已止，但每从太阳升起时觉头额部有一种昏沉感，直至下午日落之前即自行消失。目蒙目涩近日明显减轻，视力较前略有改善。口苦已止，但精神较疲乏，睡眠较差。舌苔薄黄，脉细。再拟前方加减治之。

西洋参片 10g　生地 20g　熟地 20g　当归身 15g　白芍 15g　柴胡 10g　黄芩 10g　天冬 10g　地骨皮 10g　炒枣仁 20g　菊花 10g　草决明 20g　天麻 15g　甘草 6g

10 剂，水煎服。

四诊：2000 年 9 月 9 日。患者自己来门诊就诊，头痛全止，头部昏沉感亦已解除，睡眠转佳。惟视力未见明显改善。舌苔薄黄，脉细。拟补肝汤善后，并嘱服 1 个月的明目地黄丸，同时嘱其近日用餐时，可多食一点鸡肝，以期改善视力。

当归 10g　白芍 10g　川芎 10g　生地 20g　炒酸枣仁 20g　木瓜 10g　麦冬 15g　草决明 20g　甘草 6g

10 剂，水煎服。

白日定时头额部疼痛，《审视瑶函》称为阴邪风证，谓"此证专言额角板骨及眉棱骨之病也，发则多为六阳用事之时"。又云："生熟地黄汤：治目不光明，眉骨痛甚，此系肝虚，法当养血凉血益血。"本案用之，其效卓然。

头晕目胀

周某　女，56 岁，江西省人。门诊病例。

初诊：2009 年 6 月 12 日。头晕，目胀，颈胀，疲乏，时觉耳鸣，舌红少苔，脉细数。西医诊断脑动脉硬化。清阳不升，兼风热上扰。益气升阳。益气聪明汤。

黄芪 30g　党参 10g　葛根 40g　蔓荆子 10g　白芍 10g　黄柏 10g　天麻 20g　升麻 5g　甘草 6g

20 剂，水煎服。

二诊：2009 年 7 月 3 日。症减，舌红、苔薄黄，脉细数。续前方 20 剂，水煎服。

诸症皆除，病获痊愈。

魏龙骧

头风宿疾，养血滋阴祛风逐络

魏龙骧（1911~1992），京城名医

国某 女，34岁，1987年5月7日初诊。

头痛数载，不时频作，剧烈时，偶触发根，即头痛如劈；以头碰墙，或则呕吐。西医诊断为神经性头痛。平素便秘，三五日一行，形如羊矢。形体略丰，舌淡苔薄黄、略腻，脉沉细而弦。病名头风，因迁延日久，故难取速效，拟方疏风抑肝、清火养阴之剂治之。

藁本 10g　白芷 10g　川芎 10g　钩藤 10g　天麻 10g　僵蚕 10g　蒲黄 10g　当归 10g　生地 30g　白术 15g　赤芍、白芍各 12g　生龙齿先下，30g

7剂，水煎服，日1剂，另外，予当归龙荟丸4袋（每袋18g），每次口服半袋，日2次。

二诊：5月15日。当归龙荟丸因故未服。症如前，拟加重搜剔活络之品。

全蝎 3g　僵蚕 10g　五灵脂 5g　川芎 10g　白芷 10g　钩藤 10g　天麻 10g　乌蛇肉 3g　生地 30g　藁本 10g　桃仁 10g

5剂，水煎服。

三诊：5月22日。头痛减轻，且来势已缓，大便仍燥，脉弦，方用祛风行瘀活血之剂。

益母草 15g　藁本 10g　白芷 10g　川芎 10g　僵蚕 10g　天麻 10g　钩藤 10g　蒲黄 10g　五灵脂 5g　桃仁 10g　赤芍 12g　生地 30g　全蝎 3g　乌蛇肉 3g

7 剂。另包芦荟 15g，自家研为细末，日 3 次，每次 1g，温水送下。

四诊：5 月 29 日。头痛大缓，大便已畅下，苔净脉和，再服 7 剂，以资巩固。

川芎 10g　白芷 10g　钩藤 15g　天麻 10g　僵蚕 10g　藁本 10g　甘松 5g　当归 10g　五灵脂 5g　蒲黄 10g　生地 30g　白术 10g　桃仁 10g　红花 10g　全蝎 3g　乌蛇肉 3g

另备芦荟粉 15g，服法同前。

评议：头风之病，常延数载，其势顽固，诸药罔效。读魏老为国某所处之方，颇觉贴切。头为诸阳之会，常宜风药升散，此例方用藁本、白芷，正合"头颠药饵，务宜清扬"之意；又病久入络，故以全蝎、乌蛇、僵蚕等虫类药，搜剔逐风定痛；再者，"治风先治血，血行风自灭"，故方中以归、地、芍、芎以及桃、红、五灵脂等，养血活血化瘀，更增息风止痛之效。尤妙在祛风不忘镇定，如方中之钩藤、龙齿，入心肝以安神；气血相依，行气则血行，方中活血药伍入甘松、白芷之香溢，愈见功效。

细读此案，推敲国某头痛之病机，当属肝肾不足，虚风内作，挟痰挟火，气血阻塞壅滞所致。上则郁遏经络，头痛频作，下则阴液不充，大便燥涩，郁遏甚及孙络，故触之头皮即引发头痛；燥涩波及大肠，无水行舟，故便如羊粪。其治从肝肾入手，既滋肝肾阴血，复以芦荟，大苦大寒，直折肝经郁火，使大便得通。"见肝之病，当先实脾"，故方中有白术之设，健脾除湿。而头风一病，虽系内风，然以治外风、内风之药合冶于一炉，俾风火浊邪胶结之势，逐步缓解。尝思时下对妇女"神经性头痛"之治疗多感棘手，而常有"非至绝经之时，病不能愈"之论，观魏老之治，足以证明其论不确。

此外，若循常法，世人多以养血逐络、祛风止痉剂治疗眩晕，而将此法用于治疗头痛，似与《内经》之意有不甚相合之处。如《素问·五脏生成》曰："是以头痛颠疾，下虚上实，过在足少阴、巨阳，甚则入肾。徇蒙招尤，目瞑耳聋，下实上虚，过在足少阳、厥阴，甚则入肝。"此节所论，意谓头痛等疾，多属下虚上实，久则入肾；眩晕之疾，多属下实上虚，久则入肝。病状不同，所入脏腑，自是不一，经意昭然，岂容混淆。然细思之，本例患者虽非下实上虚之眩晕，但有下实上虚之病机，故有与眩晕相同之处。眩晕一病，证属下实上虚、清阳不足者，临证自是多见，而肾阴不足、肝阳亢于上者，亦为数不少。国某所患头痛，测其证既不全属上实，亦不全属下虚，故用养血滋阴、祛风止痉、泻肝通便合法治之，其治虽非治头痛常法，而其变法却恰中病机。因悟人之患病，原极复杂，所入脏腑，并非单一，下焦肝肾，常相波及，故同治肝肾，亦是"乙癸同源"之理。

（李俊龙　整理）

胡国俊

偏头痛、前额痛证治发微

胡国俊（1946~　　），安徽中医药大学第一附属医院主任医师

偏　头　痛

偏头痛是一种颇为常见的头部疾患，因其多发生于头之一侧，故得名。且其发病暴急，疼痛剧烈，作止无恒，间歇期宛如常人，患侧耳目齿辄受其累，病变虽在少阳厥阴经脉之循行部位，但其病因不一，治法亦殊。兹就临床所及，将偏头痛之常见证型辨治举隅如下。

一、少阳痰热郁蒸

嗜酒恣饮，喜食肥甘美味之人，痰浊之邪日潜滋生。若浸渍肝胆，郁久蕴蒸变热化火，痰浊之邪随郁逆之火，循少阳之络而上犯清窍，充斥壅遏其间，清灵之府遂变云雾之乡，故偏头痛之证作矣。常见或左或右之头额闷热胀痛，似物充塞之感，时或目眩头晕，泛泛欲吐，目眵偏多。患侧耳鸣失聪，以长夏暑湿之令为甚，郁怒饮酒则疼痛加剧，常伴纳减口黏、胸胁胀满、便结溲黄等症，舌红苔黄腻厚浊，脉弦滑数。治宜清肝利胆、清化痰热，《温热经纬》之黄连温胆汤加味甚为合拍。如热甚者加山栀、黄芩；湿重者加苍术、制南星；

气火冲逆甚者加代赭石、龙胆草；病后阴血亏虚者加旱莲草、桑椹子等。

金某 男，36 岁，1972 年 6 月 26 日诊。

右侧偏前额头痛，时止时犯 3 年余，春夏剧，秋冬瘥，饮酒或恼怒后加重，医治乏效，只恃止痛镇静剂以求暂安，因久服胃脘不适，故又不敢续用。今夏在一次争执之后，偏头痛大作，一连 7 日不止，右额胀痛烘热，呕恶频作，右耳鸣响失聪，夜寐不安，噩梦纷纭，胁肋胀满，纳差脘痛，精力疲惫，口干黏不欲饮，便结溲黄，舌红苔黄腻，脉弦劲滑数，此肝胆素蕴之痰热，随郁怒之气火循经上逆而充斥厥少之脉，予泻降肝胆气火，清化久蕴之痰热，以期腑洁络净，清窍宁谧。

龙胆草 10g　代赭石 20g　川连 6g　枳壳 15g　竹茹 15g　大黄 6g
法半夏 10g　木通 10g　山栀 10g　胆南星 6g

3 剂。

二诊：头痛减半，诸症解缓，黄腻之苔已转薄黄但欠润，口干苦欲饮。仍宗原方去苦寒清泄之龙胆草，减大黄、木通之量，加生地 16g、赤芍 10g、地龙 6g、丝瓜络 12g，并以此方出入。共服 30 余剂后，痰热清，络脉通，营阴复，头痛逐日向愈。

二、厥阴风阳上扰

足厥阴为风木之脏，内寄相火，体阴而用阳，若素秉木火之体，或纵欲酗酒之人，或气火偏亢之躯，肾水不足，肝失涵养，易亢之肝阳常随极易浮动之相火循经上逆而干扰清宁之所，此为偏头痛之又一因也。其证多为如火似灼之一侧头痛，常连及颠顶，午后为甚，入夜稍减，喜凉恶热，目赤耳鸣，额筋怒张，性急情躁，易怒烦乱，口苦咽干，或胁胀脘痛，大便或秘或溏，溲黄赤短少，舌红少津，苔薄黄，脉弦细数。一派肝阳肝风偏亢升浮莫制之势，非大剂养阴潜阳、平肝息风之剂不为功，羚羊钩藤汤加减甚宜。方中羚羊角物稀价昂，可代以重剂之石决明同效。如肝阴亏虚者加桑椹、女贞子，肾水偏虚者加玄参、龟甲，风阳偏旺者加牡蛎、天麻。

滕某　男，52 岁，1968 年 4 月 17 日诊。

秉性刚暴，纵欲嗜酒，肝阳偏亢由来已久。两年中，右侧头痛频发，半月来症状有增无减，面颊绯红，太阳穴处青筋暴露，目赤羞明，心烦嘈杂，两耳轰鸣，失眠多梦，腰脊酸痛，食减，口干苦喜凉饮，便如羊矢，溲黄涩痛，舌红多裂乏津，苔薄黄，脉弦劲细数。此偏亢之肝阳下汲肾水，风阳上扰清窍，亟拟滋水涵木、平肝息风法。

石决明先煎，30g　珍珠母先煎，20g　钩藤后下，20g　天麻 10g　川贝 10g　玄参 20g　菊花 12g　桑叶 10g　生地 30g　生白芍 12g　夜交藤 30g
5 剂。

二诊：药后风阳有息，头痛锐减，他症亦见好转，守方继服 1 个月。后予六味地黄丸常服以资巩固。头痛虽也有作，但时短症轻，1 年偶犯一二次矣。

三、风热郁闭内灼

外感风热之邪，或风寒客久化火郁闭内灼少阳头目之络，而证发偏侧头痛者也不少见，诚如《临证指南》于头痛门中有"偏者主乎少阳，而风温火郁为多"之说。因其为外邪郁遏，客居少阳，治非清泄和解无效，若仅以苦寒清热，抑或滋阴潜降之法，郁遏之邪定无外透之机。其痛势颇剧，如火之燎灼，甚则目赤齿痛龈肿，侧耳轰鸣，喜冷恶热，口干引饮，舌尖红赤、苔多薄白或薄黄，脉浮弦数；症与厥阴风阳有相似之处，但彼以内风上扰，多肝肾营阴不足。此为风热郁闭，以清窍受害为主，治当以疏解少阳、清轻宣泄为法，宜四逆散合桑菊饮化裁。白芷、蔓荆子、山栀、荷叶、川芎等均可随症选入。

陈某 女，22岁，1977年8月11日诊。

阵发性偏右头痛，时也左侧不适3个月余，经治无效。近1周来疼痛加剧，又增右侧目赤齿痛之苦，寐食俱废，外以冷湿毛巾敷之则头痛稍减，虽止痛镇静剂能缓解片刻，但移时仍疼痛如故。余接诊时，患者形容憔悴，疲惫不堪，仍以湿巾外敷，呻吟不止，视其舌红苔薄白，脉浮滑数，询之4个月前曾冒雨感寒，发热恶寒，头身疼痛，2日后寒热罢但头痛未已，服去痛片即可缓解，未予介意，延至半月即萌右侧头痛至今未愈。始悟此乃感寒失表，风寒之邪郁遏少阳而化风热内灼使然。亟投：

柴胡 6g　枳壳 10g　赤芍 10g　桑叶 10g　菊花 10g　荷叶边 一圈　生石膏 15g　细辛 8g　川芎 12g　甘草 6g

3剂。

二诊：服上方1剂头痛减半，目赤齿痛亦消，尽剂遂愈。继予原方去石膏、细辛、川芎，加丹皮6g，潼蒺藜、白蒺藜各10g，生地12g，5剂善后，至今未见再发。

四、血虚络脉失养

足少阳胆经"起于目内眦，上抵头角……其支者从耳后入耳中，出走耳前，至目锐眦后"。且肝胆互为表里，肝脉又"属肝络胆"，故肝胆之疾常互为影响。非但肝胆实热可致偏头痛，肝胆不足也能致之。如肝胆不足，营阴亏虚，厥少之络失其滋养，表现在头部者则为头昏目眩，一侧之头痛更为多见。痛势绵绵，似有空感，喜帛裹首，面黄少华，目涩耳鸣，纳少神疲，时或有形寒肢冷之症，妇人则经少色淡。舌淡红少苔，脉虚细无力。此为失荣之痛也，治当补血养肝以荣其失濡之经脉，所谓"欲荣其上必溉其下"也。方拟补肝汤合桑麻丸，再益制首乌、枸杞子、阿胶、黄芪、肉桂等温养厥阴气血之品更佳。

黄某 女，46岁，1972年11月19日诊。

生育过多，操持又重，罹左侧偏头痛已十数年未愈。虽病势不剧，但十余载中时作时止之缠绵头痛，使深受其苦，其间歇期甚短，感风冒寒或劳累稍甚则疼痛加重，两目干涩，视物不清，左耳蝉鸣失聪，终日重帛裹首，纵炎夏也以薄巾缠绕为快，神疲纳少，大便常秘，舌淡苔白薄，脉虚细无力。此肝血不足，营阴亏虚，厥少两经失其滋养，宜滋补肝血，佐以益气温阳之品，俾肝之血补气运，失荣之病或有向愈之望。虚无速补之法，只宜缓缓调治。

熟地 15g　炒白芍 10g　当归 12g　酸枣仁 10g　制首乌 12g　枸杞子 10g　黑芝麻 12g　炙甘草 6g

10剂。

二诊：药后痛势虽有轻减，但收效不显。年近半百之妇，加之积虚日久，不足之气血一时难以骤补，嘱其耐心调治，拟膏丸制剂徐图，遂予上方出入，为膏、丸各2剂，历时半年，证减七八，并劝其不时购服六味、桑麻、二至之类丸药以资巩固。

五、寒凝血痹络阻

寒邪或由外侵，或自内生，若侵踞少阳之位，肝胆不温，经脉失煦，阴凝日久则络脉闭阻，气滞血瘀；而发偏头痛者多疼如针刺，畏寒怕冷，得热稍缓，面色青晦，口不渴；或中脘冷痛，纳谷欠馨，喜唾清涎，大便或结或泄，溲清，手足逆冷，舌淡暗苔白润，脉弦紧或沉迟。治以温散厥阴阴凝，生发少阳阳气，佐逐瘀通络之品为法。拟当归四逆汤合通窍活血汤增损。若络闭锢结，非借虫蚁搜剔不为功，如全蝎、蜈蚣、僵蚕等也可选入。

杨某 女，26 岁，1984 年 12 月 22 日诊。

头痛偏右，掣如针刺，作止无恒，常连及同侧项背不适 2 年余。感寒遇冷则甚，得温则减，曾服川芎茶调散罔效。形寒肢冷，手足厥逆，常泛恶喜唾，纳差不饮，中脘冷痛，月经愆期，少腹刺痛不温，经色紫红夹块，白带清稀。其舌淡黯边有瘀斑，苔白，脉弦紧。此阴寒凝结肝胆之经，气血闭阻，络脉不畅，宜温化辛散兼以通络逐瘀为法。

桂枝 15g　细辛 6g　吴茱萸 10g　当归 15g　川芎 30g　全蝎 6g　蜈蚣 3 条　红花 6g　赤芍 10g　葱管 10 枚　白芷 10g　生姜 5 片

5 剂。

二诊：药后头痛有减，手足转温，前方既效，再进 7 剂。

三诊：月信适时来潮，少腹不冷不痛，紫瘀之血块频下，但人无不适之感，药证合拍，效验显彰，前方去全蝎、蜈蚣、细辛、葱管，减半桂枝、吴茱萸、川芎之量，加肉桂 4g、阿胶 10g 以温养厥阴，10 剂。2 个月后随访，非但偏头痛已止，而且诸症皆愈，患者欣悦之至。

前　额　痛

前额疼痛隶属头痛范畴，且常伴随多种急性病症之中，往往不为医家所重视。或只于头痛门中求诸治法，或以"额痛阳明"一言蔽之，效否参半有之，失治误治而负疾延年者亦有之。考前额有其特定的解剖部位，更并非为阳明一经专主，足太阳、足少阳、肝经、督脉也有上循之经脉。如《灵枢·经脉》篇曰："膀胱足太阳之脉起于目内眦，上额之颠。"胆足少阳之脉起于目内眦，上抵头角。及肝足厥阴之脉……连目系，上出额。"督脉……与太阳起于目内眦，上额交颠"。

是故无论外邪之入侵，或内伤之病变，皆有循经入络而忤犯前额之可能。随感邪之轻重，正气之强弱，及时间之久暂，又出现程度不一、症状各异的额痛病症。鉴于此证机因繁多，涉经也广，证治方药并非头痛门所能概括，且以额痛为主证而求医者也屡见不鲜，故就临床所及对额痛作一证治初探。

一、邪袭阳明，寒热悬殊

《灵枢·经脉》篇曰："胃足阳明之脉，起于鼻交頞中……循发际，至额颅。"《景岳全书·头痛》篇目也有"头痛有各经之辨……头脑额颅足三阳具有所会……阳明在前"之说。故外邪入侵阳明，常有额痛之证，然外邪客袭，有寒热之殊，且"风为百病之长"，寒热之邪又常随风侵入。如风寒客袭，循经入额，主收引凝滞之寒邪痹阻络脉，郁遏清阳，故前额痛势颇剧，有如箍束之紧胀感，常伴有形寒微热、身痛无汗、舌淡苔薄白、脉浮弦紧等症；风热外客，清窍熏扰，阳明络闭，风火相助，火热炎上，故痛似灼裂烘掣，堪难忍耐，伴发热目赤、口干自汗、舌红苔薄黄、脉浮滑数等症。寒热之证悬殊，证治亦当有别，且因外邪客袭失于表散，而隐匿潜伏阳明经脉经久不愈者也不无其例，诊治时尤当审慎。寒者宜温，热者当清，然壅遏郁闭之邪，非辛散无以宣透，若寒热兼杂，或寒郁化火，又非温凉并进难以消解。

施某 男，17岁，1967年7月5日诊。

前额疼痛，时犯时止1年有余。周前感寒额痛大作，呻吟不断，虽值盛夏酷暑，但仍重巾裹首，形寒肢冷，口不渴，食纳有减，二便尚调，面青晦无华，舌淡苔薄白，脉浮紧且弦。询5年前因风寒外感失治后，即有额痛时止时犯之恙。忽悟阳明络脉久羁寒邪，又为新感之凝滞，内外相召收引郁遏更甚，故其痛势如其重笃也，亟宜辛温宣散为法，久痛之恙多有入络之虑，辅佐搜剔通络之味，庶可收更佳之效。

麻黄 8g　白芷 10g　葛根 12g　细辛 6g　桂枝 10g　全虫 6g　川芎 10g　炙甘草 6g　生姜 5 片

5 剂。

药后效显，额痛大减。二诊继予原方又 5 剂，随访 1 年，额痛未见再发。

蔚某　男，28 岁，1972 年 6 月 21 日诊。每日于午前 2 小时许，前额即如灼似掣之剧痛，午后减入夜止，春夏剧秋冬瘥 2 年余，虽经中西药罔效。来诊时正值上午 10 时，其抱首呻吟，辗转室侧，殊为痛苦。见其面赤目红，印堂青筋暴露，口干苦，渴饮凉水，溲黄便结，舌红苔薄黄，脉浮滑数。此乃风热之邪久羁阳明之络，灼津为痰阻遏脉络，风热合邪化火燔灼，非疏散阳明风热，清泄郁遏之痰火不为功。

生石膏 30g　蒲公英 30g　川贝 6g　苦丁茶 10g　升麻 6g　葛根 12g　连翘 15g　赤芍 10g　荷叶—圈　甘草 6g

3 剂。

岂知首剂即效，痛减三四，尽剂只遗微热胀闷之感，此风热疏散、痰火清泄之佳兆也。再予原方 5 剂痊愈，迄今未言有发。

二、太阳客邪，尤当宣越

太阳主表，为六经之藩篱，外邪客侵，太阳首当其冲。且太阳之脉"起于目内眦，上额交颠"，故风寒之邪郁遏肌表之头痛，前额诚为多见。"啬啬恶寒，淅淅恶风，翕翕发热，鼻鸣干呕"之太阳经证更为其常兼。故前额之痛未可专责阳明也。如太阳之邪失表，或疏透未尽，或苦寒收敛过早，风寒之邪也易郁遏留闭太阳之络，若客邪凝滞太阳起始之脉，额痛则为其必见之证。治此者应辛温宣透太阳为法，冀郁遏凝滞之邪仍由藩篱疏散，葛根汤加羌活、白芷、葱白、细辛较为合拍。若风寒郁久化热，或风热之邪客袭太阳者，治当清宣并投，越婢汤加蔓荆子、白蒺藜、苦丁茶、连翘收效甚佳。本证与阳明客邪在症状上虽有许多雷同之处，但细察详审仍有可辨之异：阳明客邪多兼面颊红赤或青晦、齿龈肿痛、鼻流浊涕等症；太阳客邪则以颈项强直、腰背不适、鼻鸣干呕之症习见。

江某 女，28岁，1976年10月17日诊。

慢性鼻炎3年，常服藿胆丸及西药而少效。1个月前感寒发热，咳嗽头痛，服药后寒热罢咳嗽已，唯遗额痛不已，鼻塞左右交替，常有嗡嗡鸣响，口干欲饮，舌淡红、苔薄黄，脉浮数，曾以疏散风热之银翘散加阳明引经药5剂罔效。再诊询之颈项不适，腰背酸楚由来已久，并伴溲频涩痛，忽悟风寒之邪郁遏太阳寒水，蕴久化热，上扰额颠，下侵州都，非宣越太阳之邪，经遏不散，腑失气化。方拟越婢汤化裁。

麻黄6g 生石膏30g 木贼草10g 桂枝6g 苦丁茶10g 茯苓20g 羌活6g 赤芍10g 生姜4片

1剂痛止，再3剂小便亦复正常。

后予越婢汤小其剂加白蒺藜、苦丁茶、薄荷、密蒙花等出入为方调治1个月，鼻炎痊愈。

三、肝胆湿热，治当清泄

额痛属肝胆痰热诚少为临床医家重视，悉以偏颠头痛为其常见之因，殊不知肝胆两经皆有上抵头额之脉络，且甲乙之木内寄相火，性主升发，若郁蕴之湿热，或内伏之痰火，又极易循经上扰，而发头额之痛，古方之藿胆丸也专为胆热上移之"脑漏"而设，且属"脑漏"

之疾又每多前额疼痛之症，可作佐证耳。故前额疼痛属肝胆痰热之机临床未可偏废也。其证额痛颇剧，常呈胀满灼热感，但亦有隐痛闷胀，经岁不已，但多伴口干苔黏腻，脘痞纳差，喜泛恶胁胀满，头目昏眩，性情急躁，或目赤多眵，鼻流浊涕，便结或溏。溲多黄赤，舌红苔黄腻，脉弦滑数。治当苦寒清泄肝胆痰热之剂为宜，或辅疏调解郁之剂，或佐养阴和血之品，可随证而化裁之。俾上扰额络痰热之邪清泄消解后，其痛始有向愈之望。

朱某　男，32岁，1978年5月7日诊。

前额隐痛闷胀，如有物充塞感，时愈时犯，无分春秋3年余。因其形瘦面黄，纳差神疲，记忆力减退，滋补之药曾不绝于口，因额痛有增无减而丧失治疗信心。近因溲黄，全身乏力，终日嗜睡而转诊于余。见其目赤多眵，口干且苦，面色黄晦，舌红苔黄腻，脉弦细滑数，一派肝胆湿热内蕴之机，昭然若揭，久罹之额痛也当系此邪上稽作祟，然湿热久蕴，阴液无不耗伤，治当苦寒清泄，佐以凉肝和血之品为宜。

茵陈20g　焦山栀10g　苦丁茶10g　龙胆草6g　木通6g　胆南星10g　竹茹10g　黄芩10g　丹皮10g　生地10g　赤芍10g　藿香10g

5剂后非但近增之症已除，前额之胀痛也减之过半。

后予温胆汤加二至、桑椹、菊花及潼、白蒺藜等调治半月，诸症基本向愈。

四、瘀阻络脉，毋忘搜剔

额痛同他疾一样，络脉瘀阻也甚为常见。除"久病入络"之机外，寒凝、热灼、痰阻、气滞，及跌仆外伤也为其必然之因。此证虽多如针刺之感，但并非皆然，其固定不移，阴剧晴瘥，昼减夜甚，得温可缓，感寒有加却为习见，尚兼伴健忘失眠，头昏神倦，目眶黯黑，舌呈紫斑，脉弦涩等症。瘀阻额痛常随痹阻之不同经脉而有不同的选方用药，或于活血化瘀方中佐以引经报使之品，但通络搜剔之剂毋可忘却，因络瘀既久，痹阻顽固，非借虫类搜剔不为功。余遇此证辄用王氏通窍活血汤，除加引经之药外，必伍地鳖虫、水蛭等，可收事半功倍之效。

龚某 男，26岁。

1年前因施工不慎，从2米高处坠地，伤及头额左侧，出血甚多，经处理后，遂恣服补养药食之品，2个月后隐隐额痛有加无已，健忘失眠亦日甚一日，易医数人皆谓血虚体弱而予补益方药。因诸症依然而于1983年5月11日来诊。见其面额晦滞，左目眶黯黑，且痛以夜晚及阴雨天为甚，窃思血虚之痛，益气养血之剂久服罔效定为机因错辨，未求其本也。此殆出血之后，离经之血锢结不解，虽无针刺掣痛之症，但其细涩之脉及淡黯之舌，加之上述症状，显系络瘀脉阻之证也。即拟王氏通窍活血汤，以消瘀通络试服。

桃仁 10g　红花 10g　赤芍 10g　川芎 20g　白芷 10g　丹参 10g　葱管 10 枚

10 剂收效不显。

因思络阻顽痹之证非虫蚁无以搜剔，遂于原方加地鳖虫 6g、水蛭 6g。7 剂后额痛始见轻减。后予上方去地鳖虫，桃仁、红花均为 6g，加当归 15g，又 7 剂而竣工。

五、督脉空虚，额络失荣

督统一身之阳，起于少腹，挟脊属肾，并上额交颠，如秉赋本亏，或久病损阳伤及督脉，虽少有"脊强反折"之恙，前额疼痛之证为其常罹，多伴有面容憔悴、形体清癯、腰脊酸痛、头昏耳鸣、畏寒怯冷等一派肾督亏损之症，与外邪入侵、痰浊上扰之证迥异。温养督脉之剂、辛热燥烈之品皆非所宜，应以血肉有情、甘温填补之品为佳，取效之后也应以膏丸制剂继续巩固，冀水到渠成，因虚无速补之法也。

张某 男，38岁，1979年10月7日诊。

印堂之上发际之下悠悠顿痛经年不已，治之少效而辍医数月，两月来疼痛有加，稍劳多思则甚。曾按"额窦炎""神经衰弱"诊治无效。患者形体清癯，声音低怯，面色少华，两目无神，寐差忆减，腰背酸痛，四末欠温，终岁较常人畏冷，无鼻塞流涕、咳嗽咳痰之症，舌淡苔薄白，两脉虚迟无力。既无阳明风热上灼，也无肝胆痰热上扰，一派阳虚精亏、督脉失养之证，岂堪苦寒清泄、平肝息风等剂频投。细绎督脉者，循脊上颠入额，若下元不足，督脉空虚，额络失荣，此疼之必然也。亟宜峻补督脉，温养其络，冀脉充络养，额痛向愈，他症也可自除也。

鹿角胶另炖，10g　熟地30g　甘枸杞10g　狗脊10g　巴戟天10g　肉桂6g　当归10g　怀牛膝10g　杜仲10g　龟甲15g　菟丝子10g

7剂。

药后畏冷额痛稍减，他症也次第好转。继予原方10剂，二旬来额痛愈半。因虑积虚之体决无速补之法可以奏效，遂拟全鹿丸坚持服3个月。半年后偶逢其人，云非但额痛止，精力体力也如常人。此全效之功收益于缓缓调治之中也。

六、虚冷之痛，脏腑有别

额痛之症，虽邪实者多，然体虚所致者亦复不少，除前述督脉空虚络脉失荣外，厥阴尚有不足之证，阳明也有虚冷之机。不可拘泥肝为将军之官，内寄相火；胃为阳土，多气多血，凡涉二经之证，非火即实，概投清泄下夺之剂也。殊不知阳明胃腑若屡遭苦寒药食之冰遏，或素体阳明之虚冷者，其"循发际，至额颅"之脉络失冲和胃阳之温煦，也常犯悠悠之冷痛。多伴中脘隐痛，纳差泛恶，喜唾清涎，体倦神疲，舌淡润苔白薄，脉虚细等症。肝血不足，气阳亏虚，"连目系，上出额"之厥阴络脉不充，虚而且寒，目眶、眉棱处常有隐隐顿痛之恙，多兼形寒肢冷、目涩且眩、舌淡苔白、脉细弦等症。虚冷之额痛虽有许多相似之处，但机因不同，脏腑有别，故应从整体辨证伏其所主，务先其所因。

戴某 男，1984 年 12 月 18 日初诊。

主诉额痛 3 年，反复不已，半月前因着凉复发，痛势不剧但日夜无间，舌淡，脉虚细，似属虚体感寒之疾。正待处方用药时，患者又言前额常冷不温，有如凉风内袭之状，再询之中脘不适、时泛清涎、纳差神疲等症，此阳明虚冷、脉失温煦之机昭然若揭，遂拟温中补虚、煦养脉络为剂，俾胃阳充，络脉温，虚冷之证自除，额痛之恙或有向愈之望。

吴茱萸 10g　党参 20g　附片 6g　炒白术 15g　伏龙肝 先煎，30g
炙甘草 10g　红枣 5 枚　生姜 5 片

3 剂额冷已撤，后改附子理中丸吞服半月，竟获全功。

魏某妻 46 岁。

悠悠额痛，遇风着寒则甚，已历十五载之久，经治乏效，只恃止痛片以图暂安。近年来非但额痛依然，更增两目干涩，视物昏花，无分寒暑必以头巾裹首稍舒。自觉疾有渐加，体也日虚，遂于 1976 年 9 月 27 日来诊。患者形体单薄，面黄无华，终日愁眉蹙额，时感肢麻，年未七七，天癸已绝，头发也斑白过半，舌淡苔白薄，两脉细弱且迟，此肝之气阳不足，精血衰少，厥阴络脉失其温养，治从温补厥阴气阳，佐以养血益精之品为宜。

肉桂 6g　当归 10g　炙黄芪 15g　甘枸杞 10g　熟地 18g　肉苁蓉 10g

潼蒺藜 10g　制首乌 30g　独活 6g　细辛 3g　红枣 5 枚

　7 剂。

　药后痛势稍减，目涩略润，患者甚喜，停服止痛片，继予原方出入调治 2 个月，额之虚冷疼痛十愈八九。

丁光迪

正偏头痛多肝风，本标缓急善擒纵

丁光迪（1918~2003），南京中医药大学教授，著名中医学家

杨某　男，50岁，无锡市工人。

初诊：1993年5月29日。近来面赤升火，头痛。自感气急，有时呼吸亦似困难。性情躁急，胃部亦感不舒，时欲太息，得嗳乃适。夜寐多汗，小便臊臭。腿足发软，有时脚冷。脉弦硬；苔腻中厚，但不甚（有高血压病多年）。分析病情，此为风火痰浊上扰，火升气逆而肝肾两虚于下，形成上实下虚的病变。东方实，西方虚，泻南方，补北方。标本兼顾为法，仿镇肝息风方意。

夏枯草 20g　丹皮 15g　黑山栀 10g　生白芍 15g　橘叶 5g　橘皮 10g 茯苓 10g　泽泻 15g　竹沥半夏 10g　双钩藤后下，15g　生牡蛎先煎，30g　龙骨先煎，30g　磁石先煎，20g　怀牛膝 10g　炒车前子包，10g

5剂。

二诊：6月19日。上药连服15剂，升火症大减，仅在耳部周围一片尚赤，并伴耳鸣轰热。脚冷脚软已见减轻，夜汗亦少。但尚感气急，是风火未靖。效议出入再进。原方去橘皮、叶；加玄参15g、旋覆花（包）10g、代赭石（先煎）15g。10剂。

三诊：7月9日。火气大平，周身感觉轻爽，并得熟寐。尤其小便快利，大便滑爽，自感有火气下行，胃脘亦宽。舌中厚腻苔亦化。

精神放松了。原议小其制，以为廓清。上方再去半夏、茯苓、旋覆花、代赭石；加炒生地15g。10剂。

此后即停煎药，改用二至丸、桑麻丸调理巩固，下周即可去上班。

此证始终从重以镇逆，柔以制刚，抓住标本为法，是针对头痛脉弦硬，苔厚腻，有卒中危险考虑的，最后获得效机，幸甚。其气逆一证，临床比较少见，盖由个性暴躁，听不得半句逆耳之言，家属亦有微词。但个性亦爽直，每能事过境迁，气过亦泰然无事了。真是肝气肝火相连，火平气亦消散了。所以用药亦轻轻一拨，没有十分介意。中医常讲，看病要知人，心病要用心药医，颇有道理。医学是自然科学，但有更多的人文科学道理，不能不知。

刘某　男，53岁，省直机关干部。

患病多年，先是慢性肝炎，后又见高血压、糖尿病、前列腺肥大等，检查出某病，即服某病的药，三四年来，病情日增复杂，神情有些紧张，亦不知如何是好，寝食不安。就诊时面色泛红，细看时底色晦滞。目睛浑浊，眼角微黄。语声洪亮，但多言则气少乏力，口干吐沫。头昏痛冒火，意烦寐差。两胁不舒，时有隐痛，口干喜得凉润。小便次多量少等等，几乎一身是病，不知如何看法。曾服过清火中药，胃纳反差。两手脉弦滑，但重取少力，两尺尤差，舌红质暗，苔薄罩黄色。

分析病情，症状多端，殊为复杂，但病在肝肾两经，风火痰浊上逆，是有理致可寻的。这种本虚标实、气滞导致络瘀，左右升降乖常，在久延的疾病，往往可以遇到。目前是为肝阳有余，治以凉肝补肾、理气和络、标本兼顾，观效再商。方从六味地黄丸加减。

炒生地10g　女贞子15g　稆豆衣20g　丹皮10g　赤芍15g　白芍15g
生牡蛎先煎,30g　炙鳖甲先煎,15g　广郁金10g　茯苓10g　泽泻10g

竹沥半夏 10g　生山药 15g　谷麦芽各 10g

7剂。

另：雪羹汤（海蜇头 250g，鲜大荸荠去荸尖打 10 个，煮至海蜇头烊化）每日 1 剂，代茶。

二诊：药后自感相适，又服 1 周。头昏痛、冒火、意烦均减。惟头额筋脉掣引，自疑高血压是否引起脑病。分析病情，药后痰火之势已见减，不似中风预兆。以干地龙 15g 换稽豆衣，加强清火息风止痉作用。10 剂。

三诊：头额清爽，小便畅利，而大便又偏干结。胁肋觉舒，很少隐痛。加重顾阴。上方去牡蛎、泽泻、谷麦芽；加制首乌 15g，桃仁泥 10g，怀牛膝 10g。10 剂。

四诊：药后大便通顺，面色转泽，晦滞退去。目睛也见清明。胁痛全除，眠食均佳。病情已趋稳定，服药亦有信心。原议出入再进。上方去干地龙、广郁金，停服雪羹汤。14 剂。

五诊：经过复查，血压基本正常，血糖亦在正常范围，肝功正常，B超肝脏无明显异常，前列腺轻度肥大。患者看到检查报告，深得安慰，亦感轻松，不再忙于求医问药了。自此即停汤药，改用丸药调理巩固。二至丸 10g，每日上午服；六味地黄丸 10g，每日晚上服。

钱某　男，54 岁。东南大学教师。

初诊：1994 年 11 月 10 日。头昏目糊，间或掣痛，耳鸣作胀失聪，时轻时重，已经年余。疲劳紧张，其症可以加剧，并感火气上升，筋脉掣引，自感摇晃不稳，两足发软；能得休闲放松；见症亦能减轻。夜寐不宁，乱梦纷纭。饮食尚可，情绪易躁（曾经检查，有高血压、高血脂、动脉硬化等）。西药治疗，似有效，但病发依然。转就中医。

诊时气色火旺，情绪紧张，头昏目胀时痛，耳鸣心烦，肉瞤肢麻，心惊胆怯。家住五楼，上下不敢独行。纳尚可，大便艰。脉弦左大；舌赤苔腻，罩浮黄色。分析病情，此为肝肾先虚，风火痰浊上僭，是上盛下虚的病变。而目前，肝阳偏旺，并夹痰火，邪势鸱张！法当先制其标，以防急挛，后顾其本。用清肝泻火，息风化痰。方从羚角钩藤合黄连温胆加味。

羚羊角粉分2次调服，6g　双钩藤后下，20g　干地龙15g　丹皮15g　黑山栀15g　川怀牛膝各15g　泽泻15g　川连4g　竹沥半夏10g　橘红7g　茯苓10g　焦枳实10g　淡竹茹10g　石决明先煎，30g

5剂。

另：二至丸20g，分2次吞下。

二诊：药后连得大便，并且滑润，甚畅，自感有火气下行，小便赤热，头目即见清爽，并得安寐。醒后心惊胆怯、肉瞤肢麻症状亦均有改善，殊感快慰。脉弦见缓，苔化薄腻。这是肝阳痰火，均已得到控制，邪势见缓，病有转机了。但不能疏忽，有年之疾，不易短期告愈，尚宜巩固疗效，原方加减再进。原方羚羊角粉减2g，川怀牛膝各减5g，枳实减5g；加生牡蛎（先煎）30g。5剂。

三诊：前方甚适，连服了10剂。明显的症状已平，寐亦安熟。惟头耳目清窍，总似乎微风吹拂，或似处于嘈杂环境，欠于安静，性情亦易躁急，偶尔亦有肉瞤筋惕。但脉舌无大改变。据此分析，尚属原病余波，虚风虚阳未靖，阴不足而阳有余。应当转重顾本，养阴配阳，使阴阳以趋于平。

女贞子15g　墨旱莲15g　制首乌15g　生地10g　白芍15g　冬桑叶10g　钩藤后下，15g　怀牛膝10g　泽泻10g　丹皮10g　干地龙10g　生牡蛎先煎，30g　磁石先煎，30g　陈胆星10g　淡竹茹10g

10剂。

四诊：药效很好，自感一切正常，心境舒泰，顾虑亦自消。嘱再服上方7剂，以资巩固。并嘱保存此方，每月服用7剂，作为调理善后，以防反复。此后一直平善。

朱某 男，52 岁，干部。

初诊：自去冬工作劳累，连续 10 多天后，突然头痛脑动，目眩旋转，几欲跌倒，幸好旁人扶持，移时稍平，经休息治疗，又继续上班。患者工作积极能干，无分昼夜，但平时性情急躁，不肯让人，做事亦不愿稍缓。今春正在开会，又突然发病，卧床不能起，起则天旋地转，泛恶欲吐，头痛如裂。本杂体丰能食，大便时秘，近 2 天不欲进食，小便赤浊。两手脉弦滑数；舌赤，苔黄腻根厚。（原有高血压病，测血压 190/110mmHg）

分析病情，此证属于风火头痛。风阳突然掀旋，夹痰火以上逆，清空之窍，被邪堵塞，气逆血逆，有卒中的危险！急则治标，泻火通腑，使邪有出路，可截断传变；但病根有年，邪势鸱张，其实是本已先拔，不能不预为顾及。方从当归龙荟丸取治，兼以顾阴。

龙胆草 10g　黄芩 15g　黛黑栀 10g　川连 5g　黄柏 10g　生大黄 10g　芦荟 3g　竹沥半夏 10g　制乳香 10g　当归 10g　赤白芍各 15g　炙甘草 4g

2 剂。

另：六味地黄丸 10g，晚分吞下。

二诊：药后大便畅行 3 次，神倦入睡，得微汗出，醒后似觉饥饿，进稀粥一碗，自感甚适，头痛几乎全平，并能起床。坚强性格，似乎病已过去，亦不愿住院治疗。脉弦见缓；黄腻厚苔尽脱，见舌红稍暗，欠津（测血压 140/90mmHg）。这是火去风靖、阴津损伤之象又显露了。转为养阴固本，清金制木，以消余焰。

丹皮 10g　黑山栀 10g　白芍 15g　川怀牛膝各 15g　决明子 15g　女贞子 15g　墨旱莲 15g　北沙参 15g　麦冬 15g　白术 10g　茯苓 10g　炙甘草 4g

3 剂。

另：六味地黄丸 10g，晚分吞下。

以后又续服 5 剂，调理而平。

此种头痛，中医称为风火头痛。其来势凶猛，甚时可能即为卒中。但此病还属初发，所以又能迅速平复。不过，反复剧发，总有危险性！其病理变化，真如《难经》所说："东方实，西方虚。"治宜"泻南方，补北方"。张子和亦说："泻火则木自平，金自清，水自旺也。"因此，该病治故疗是以泻火直折为主，兼顾其阴，疗效可佳。

此种病情，临床一般常用龙胆泻肝汤，大便秘结，则改用当归龙荟丸，去麝香，加乳香、赤芍，作为汤剂，并送服六味地黄丸。急病急攻，下手应猛。如果头痛眩晕，筋脉掣引为甚的，则是风火相煽，火甚风亦甚，加羚羊角粉 6g 分 2 次服，另调下；甚时一日可再服一二次。如再加石决明则更佳。目赤耳鸣，头痛偏半为甚的，用牛膝 30g、钩藤 20g，柔肝息风又引血下行。如见心惊不寐的，为肝火夹心火上窜，再加龙齿、牡蛎各 30g，以镇逆。用药主旨，是以苦泻火，以柔制刚，重以镇逆，亦即泻南补北的方法。得效以后，改用丹栀、归芍、六君出入调理，因为苦味治火之后，一定要注意苦味败胃问题，所以常用甘药顾护脾胃。

钱某 男，42 岁，河海大学教师。

初诊：1990 年 10 月 7 日。头痛已 10 余年，时发时平。凡遇异常风汛，工作劳累，生活失慎，均易发作。发时每有预感，先觉头脑沉重，或似感受凉风，或有一阵寒凛，即随之头部胀痛。畏寒，欲得紧缚，或戴厚帽（平时亦常需戴上小帽，保暖防风）。愁眉触额，不能抬举，或两手捧头，欲得安静。如果得暖，或加捶击，就觉舒适。发作严重时，恶闻吵闹声，欲闭户独处。每发要 3~5 天才能缓解，过后疲乏欲寐，每须一天才清醒。发作没有定时，但春季多风为剧。真是"春气病在头"，"风气通于肝。"

平时脾胃薄弱，受凉或食杂，易于便泄。但形体一般正常。脉来稍缓，按之微紧；舌色晦滞，苔薄腻。

据述，其父亲亦有此病，认为遗传，亦不过虑，但愈发愈频，引起注意（做过多种检查，血压正常，血脂亦在正常范围，脑血流图亦正常。胃肠道有过炎症，但病情不甚）。治疗经过，西药、中药、针灸、理疗，均用过，间似有效，但病发依然。诊时又再发病。

分析病情，此证当为头风痛。农村较多，常见有人两太阳穴贴头风膏，即为此病患者。其发常为被寒风突袭，经脉拘急所致。其主症是头部胀痛，畏寒，欲得紧缚，或加捶击，这是寒束无表、络脉痉急的反应；舌色晦滞，亦为上部血涩、气失荣润的象征，所谓不通则痛。它与风火上壅的头痛，有寒与火的区别；与风痰僭逆的头痛亦有血与痰的相异。而同时又有脾虚生湿，大便易泄，实际是肝脾两病。若论治疗，当肝脾两顾，怯风寒以和脉络，调脾胃以和中气，是为针对之治的大法。方取侯氏黑散，佐以通窍活血。

甘菊 15g　防风 10g　川芎 10g　细辛 4g　桂枝 10g　当归 10g　白术 10g　干姜 6g　茯苓 10g　炙甘草 4g　赤芍 10g　红花 10g　桃仁泥 10g　葱白头打，4 根　黄酒分 2 次冲服，20g

3 剂。

二诊：药后连得两次大汗，困倦入睡，10 多个小时才醒，醒后头痛如失，知饥欲得饮食。第 3 剂药自己去掉葱白黄酒，服后头脑清楚，余无畏寒不适等症了。能够独自一个人来院复诊。据述过去从无得大汗而头痛消除，像这次病去得利落。所以能够如此转机的，正如张子和所云"风非汗不出"，得汗则荣卫脉络通和了，中阳之气亦得以升发，所以见效甚捷。脉转缓滑；舌色亦见活气，似微泛红。这又是寒风已去、脉络流利、血气通和的佳象。病情大有转机，再为调理巩固。

甘菊花 10g　防风 7g　川芎 7g　桂枝 7g　当归 10g　白芍 10g　白术 10g　干姜 4g　炙甘草 3g　赤芍 10g　桃仁泥 10g　红花 10g　生姜 2 片

5 剂。

三诊：头为诸阳之会，阳气上行，脉络煦和，寒风不能侵犯，所以头脑清楚，寐安纳香，一切恢复正常。头上常戴的帽子亦去掉了。但 10 余年的病情，并有遗传因素，不是一次见效，就能除根的。即便很少反复保持平善亦尚得一番善后调理工作，不能忽视。但可暂停汤药，改为处丸方，缓以持之。法承效议，适当扩充其制。如果有反复，亦不为怪，再以汤药调治。丸方：

甘菊花 100g　防风 80g　川芎 80g　细辛 40g　桂枝尖 80g　当归 80g　白芍 80g　独活 80g　白术 80g　党参 80g　干姜 40g　炙甘草 30g　茯苓 80g　陈皮 50g　赤芍 80g　红花 80g　桃仁泥另研, 80g　制乳香 80g　黄芩 50g　煅牡蛎 80g

上药为细末，和桃仁泥。另用葱白头 30g、生姜 30g，同捣取汁，和入黄酒 30g，再和上三汁等量冷开水，调匀，泛丸，如梧子大。每日 2 次，每次 7g，温开水送下。争取在春初服完。如果开春头痛有反复，仍用第一次汤药煎方；如反复较甚，再就诊处理。

此例观察 2 年余，竟然未有大反复。

此例头风痛，又见脾胃薄弱，正符侯氏黑散用药大法，所以作为主治。药病相当，见效亦很迅疾。但以得大汗而病解，是出于当初预料的；不过亦在情理之中，黑散中的辛温走散，再加通窍活血，自具有发汗散邪的功用。

此后作为调理巩固，取丸药常服，理应用复方配伍方法。如加独活，以伍风药，是取散风与搜风相合；加白芍，伍桂枝、甘草，是在疏散中取调和营卫，有邪正兼顾之意；加党参（一般散痛方中不用），在此是与姜、术、草、苓为伍，是补益脾气、扶正固本的，在善后巩固很有必要。至于加用黄芩，是杂寒于温；黄芩亦治少阳、太阳头痛。加用牡蛎，是寓涩于散，亦是寓潜镇于升散，使用药成为有制之师，不致温升偏极。又加乳香，是增强活血化瘀、通经通络的作用。如此等等，都是侯氏黑散配伍精义的引申，亦是由汤药煎方，过渡到丸方膏方，要注意的变动，在调理善后，亦为必具的知识，在此顺为简介。

秦某 男，36 岁，中学教师。

初诊：1994 年 4 月 10 日。头痛耳鸣，心悸少寐，已经年余。只要工作稍烦，即感头脑胀痛，耳闻嘈杂之声，欲得清静；不能多思考，否则心悸不宁，乱梦纷纭，整夜不得安寐。曾经医院检查，未发现明显病变，但父母均有高血压病。几经治疗，亦尚少见效。

诊时面色泛红，神情欠舒展，常感口舌作干，欲得甘润。饮食尚可，惟大便偏结。脉之细弦略数；舌嫩少苔。分析病情，这种头痛耳鸣，心悸少寐，而见细弦之脉，舌嫩少苔。显为阴虚阳浮，心肝肾俱病了。治宜养阴柔肝，宁心安神。方从杞菊地黄合磁朱丸加味。

甘菊花 15g　枸杞子 10g　生地 10g　女贞子 15g　珍珠母 先煎, 30g
生白芍 15g　茯苓 10g　炒枣仁 杵, 15g　麦冬 10g　炙甘草 3g　泽泻 10g
丹皮 10g　怀牛膝 10g　磁朱丸 另分 2 次吞服, 10g

7 剂。

二诊：头病治肝，耳病治心，心病治肾，方法相合，所以药后甚适，感到头清目明，心神安稳，睡眠亦好转了。

按脉数象亦减，确显疗效。原议再进，无事更张。原方汤丸 7 剂。

三诊：头痛显著减轻，耳鸣相应亦少，睡眠进一步改善，心神早已安稳了。口舌已润，大便顺调，殊感喜慰。效议出入，调理巩固。

上方去枣仁、麦冬；加制首乌 15g。7 剂。

四诊：诸症告平，自感精神舒适，改用丸药，调理善后。早服杞菊地黄丸 10g，晚服磁朱丸 5g。连服半月，停药。

张某 男，46 岁。金陵中学教师。

初诊：头偏左痛，已经三四年。初发时每年约三四次，因其母亲亦有此病，认为遗传，不甚介意。近年发作频繁，影响工作。每发大都先见耳鸣，脑中轰然，随之左半头面掣痛，血管跳动，不能伏枕。或时头额欲得紧缚，或加捶击，才似稍舒。目眶胀痛，目珠如欲脱出，牙齿亦作痛。烦躁不寐，大便艰行。每发 1 次，剧痛四五天，甚时 10 日左右方减（幼时有中耳炎，但五官科、神经科检查，无特殊病灶发现。曾拟诊血管神经性头痛）。针刺服药，西药镇痛，暂时缓解，但病发如故。诊时病势正旺，头痛昏晕，不能站起。不欲多言，意烦暴躁，或闻噪音，头痛更剧。大便 3 日未解。舌质赤，有火气；两手脉弦。分析病情，属于风火头痛。内火化风，上扰清空，气火逆升；筋脉偏急，形成偏头痛。治当"上者下之"，泻火缓、急法。方从当归龙荟合牛膝芍甘加味。

当归龙荟丸另煎，20g　川牛膝 15g　怀牛膝 30g　赤芍 15g　生白芍 15g　炙甘草 5g　制乳香 10g　川芎 5g　柴胡 5g　决明子 20g　丹皮 15g　黄芩 15g　干地龙 15g

3 剂。

复诊：药后见效，得大便三四次。疲乏欲睡，微微汗出。醒时头痛几平。颇觉欣慰，从未有过如此爽快取效。转方用养血清肝方法，旋即痛止。

偏头痛病临床较多见，一般治疗，以水制火，以苦泄热，以通止痛，人们都很熟悉。但以柔克刚，以甘缓急，又为一个重要方法；尤其火郁发之，佐以宣通壅塞（余尝用乳香、川芎、柴胡、藁本等药）。

与上述用药配伍，每能取得捷效。这是从五脏之间的整体考虑，调整生克制化关系，纠偏致平，较之见痛治痛，实为全面。例如此证，风火相煽，上壅头目。而风是从火所出，治火还是急则治标。若伍用柔肝缓急，以柔克刚，使阴阳相离而趋于阴平阳秘，才是治病求本了。至于息风解痉，已为其次，因为火去急缓，阴阳相和，风亦无所附而自息。这种机制和方法，余常用于临床，取得较好疗效。

章某 女，56 岁。南京医科大学教师。

初诊：1974 年 10 月 18 日。偏头痛已 20 余年，频频发作，近年更甚。头痛以左侧为剧，大发作时，右侧亦觉痛。痛如锥刺，太阳穴筋脉跳动，夜分痛甚，局部不能触摸，不能着枕。烦躁失眠，眼冒火星。恶心呕吐，大便秘结。每次发持续 2~3 天，或 4~5 天，甚至 10 多天，才缓解向愈，困乏不堪。据述每次发病；大都是见这些症状，血压不高，但身体逐渐不能支持。经绝已 7 年（经各种检查，已排除五官和妇科疾患。医院诊断为血管神经性头痛）。经多方治疗，有时似能缓解，但终究还是发作。转就中医诊治。舌嫩而暗，苔薄黄腻；脉细弦。性情急躁，声高气粗，面有火气，但有时又见气怯神疲；目前发病颇重。

据证分析：病属风火头痛。既有风阳上逆、肝火犯胃的症状，又有久痛入络、经络瘀阻的变化，所以头痛如锥刺，筋脉跳动，恶心呕吐，大便秘结，相因而致；脉细弦而舌暗、苔黄腻，更证实了这一点。至于脉细而舌嫩，又气怯神疲，这是气阴早已暗伤，形成虚实错杂的病情。如此年久反复的疾病，一般多是"发时治标，平时治本"，应有计划、步骤地处理。目前当然急则治标、缓解头痛为先，法为清肝息风、和胃降逆，参以凉血散瘀。方用柴胡清肝散出入。

柴胡 10g　夏枯草 15g　川芎 15g　醋制香附 10g　钩藤后入，15g
制全蝎 3g　牡蛎先煎，30g　怀牛膝 24g　泽泻 10g　丹皮 10g　白芍 10g

姜半夏 10g　川连 3g　炙甘草 5g

3 剂。

二诊：10 月 11 日。药后头痛显著减轻，但仍两太阳穴作胀，夜分更甚。恶心呕吐已止，并得大便。遂是风阳见减，脾胃气和，病有转机。但营络未和，所以两额作胀。宜加强活血散瘀、疏通络脉。前方去柴胡、香附；加桃仁泥 10g，红花 10g。5 剂。

三诊：10 月 16 日。头痛已除，头昏亦轻，并得小寐。但感头昏疲乏，胃不欲纳。黄腻苔已化薄白；脉弦亦和，转为细软。盖属标证渐去，而气阴之虚又见突出。药随病转，再为醒胃顾阴。前方再去全蝎、半夏，减川芎 10g；加女贞子 10g，墨旱莲 10g，川石斛 15g，炒谷芽 10g。5 剂。

四诊：10 月 21 日。头痛头昏均止，精神亦振，大便通调，胃欲纳食。舌苔薄白，脉细软略数。邪去正气渐复，善后调理，着重治本。养阴柔肝，参以和络。方从杞菊地黄丸出入，熬清膏缓调。

甘杞子 50g　甘菊花 50g　炒生地 50g　女贞子 50g　炒山药 50g　丹皮 50g　泽泻 50g　怀牛膝 50g　赤芍 50g　白芍 50g　炙甘草 25g　川芎 25g　桃仁泥 50g　红花 50g　北沙参 50g　川石斛 50g　野黑豆杵，50g　谷芽 50g　麦芽 50g

熬清膏常服，以后又接服一料。

此例观察 2 年多，基本稳定，无大发作。中间偶有头痛，不甚，仍用第一次处方，一二剂即平。

血管神经性头痛，此证属于中医风火头痛的范围。在临床上比较常见，以妇女为多。一般所见，是由气、火、风痰，侵犯经脉，经脉之气壅塞，"不通则痛"，故卒然而痛。病位在于肝胃。治以降气、清火、息风、化痰，其旨亦在疏通经脉之气，缓急舒筋，"通则不痛"了。这是一个总的病机治则。至于本案，尚有"久痛入络"，络脉瘀阻的变化，应加顾及。

临床所见，气火有余的病情，大多为"阴不藏阳"所致。风阳屡屡上逆，阴虚亦日甚一日，虚实错杂的病情，又是此病的一个特点，而且是至关重要的。因此论其治法，首先要辨明标本缓急，从长计议，有步骤地处理。此案先标后本，急者治其标，先缓其痛；获得疗效后，再杜其根，养阴固本，终竟全功，是符合经旨的。

发时治标，用柴胡清肝散，合以凉血活血、散瘀通络，由气分兼及血分，即叶天士的"辛润通络"方法。这是治疗开手的重要一步，所谓散其壅，杀其势，力争扭转局面。所以药取柴胡、夏枯草，归经清肝。川芎、香附，散肝止痛；合以牛膝、赤芍，泄肝降逆。这种配伍，亦有升降相因，以疏风火之壅的作用。其中川芎、牛膝二味，一升一降，尤有确效，前者能治"中风入脑头痛"（《本经》），后者能"除脑中痛"（《别录》），成为此病的常用有效药。这是此方的主要方面。辅以芍药、甘草，取其缓急。钩藤、全蝎、牡蛎，息风潜阳，以遏其僭逆之势。丹皮、泽泻，是清肝的重复用药。半夏、川连，和胃降逆。合而成方，是符合病情的，所以能够取得疗效。

缓时治本，亦很重要，不仅可以巩固疗效，更期望于能够杜根。养阴敛阳，活血通络，具有很好的滋补肝肾、濡润经络作用，杞菊地黄加味，属于大法，但另有一个方面，不能忽略，即调理脾胃。因为发时的气、火、风、痰，均能侮脾犯胃，耗气伤阴；后期的顾阴固本，亦需要气血生化之源的旺盛，才能营卫有继。而且此病气多火多，偏于升逆，在扶脾养胃中，亦要注意到这一点，所以在膏方中特意安排这一组药，收到良好效果，特为拈出。

鄂某 女，36岁，纺织厂工人。

初诊：月经前偏头痛已经二三年，据述由一次人工流产后致病。每逢经前四五天即发作，偏头左半胀痛欲裂，甚时引及右半部，满头胀闷如塞，孔窍不利，两目亦模糊，影响睡眠；寐差头痛更甚。食欲差，并恶心欲吐。必待经行通畅以后，其痛才渐缓解，头额亦渐清楚。月经每次超前四五天，经行不畅，前2天量很少，3天以后才增多，但一二天后又淋漓不净，须延至六七日才净。经色暗，有血块，色紫带黑。但无乳胀，腹痛亦较轻，惟觉腰酸明显。如此头痛频发，经水淋漓，循环而至，几无宁日。而形体丰肥，无其他疾病，戴环亦正常。两手脉细，按之微涩；舌胖，苔薄腻。分析病情属于气滞血涩，肝气条达，为经前偏头痛的特殊证候。治拟调肝和络，升降气机。方用清空膏。

柴胡 7g　川芎 10g　防风 10g　羌活 10g　炙甘草 7g　酒炒黄芩 10g　吴萸 4g　姜半夏 10g　茯苓 10g　泽泻 15g　川牛膝 15g　怀牛膝 30g　当归 10g　赤芍 15g　丹皮 10g

服法：月经前六七天开始服药，连服7剂，停药。下月再如此服用。第1个月平平，无任何改变。第2个月曾加用石菖蒲一味，见明显效果，偏头痛减轻大半。第3个月药后，头痛竟不发作，月经亦顺调。此后其病竟未复发。

李东垣清空膏（羌、防、柴、芎、草、连、芩、茶），本治"风湿热头痛，上壅损目，及脑痛不止"。其药能升清阳，泻阴火。此病风壅头目为甚，气滞血涩，是由冲脉之气上逆，而胞宫下行之血受阻，不通而痛，而且痛在经前，这就是此病的特点。所以药于原方中去黄连、茶叶之苦涩，而加用泄厥阴、和阳明、平冲逆诸味，为针对之治，使能气血和、升降利，则其痛亦自止。

又，此例加菖蒲一味，而药见显效，这是取其"通九窍，明耳目"的功用。因为当时风壅头目，胀闷如塞，甚至头痛欲裂，不通已极，用此通之，并为诸药开道，竟然获得显效，这亦是一种巧思。

刘渡舟

三草汤平中见奇守病机

刘渡舟（1917~2001），北京中医药大学教授，著名中医学家

自拟方，三草随机变

余常用自拟三草汤（即夏枯草、龙胆草、益母草三草，配以芍药、甘草）治疗高血压病。方中夏枯草清肝散结；龙胆草清泻肝经之火；益母草为厥阴血分之圣药，性善行走，能行血通经；重用芍药，和营敛阴，缓急解痉；以甘草调和诸药。此方适应范围较广，在基本药物的基础上，尚可随证加减，如加牛膝引火下行，加石决明、珍珠母平肝潜阳，加黄芩、栀子清肝火，加大黄泻实热，加丹皮凉血，加钩藤、菊花息风，加茯苓、泽泻、滑石利湿，加茺蔚子治目珠疼痛，按之如石，加石斛、玄参以养肝阴。石斛是滋阴良药，不仅滋养胃阴，亦能补肝肾之虚，多用于肾阴不足、肝阳上亢、虚火妄动者；且滋阴不碍邪，可用于阴伤有湿邪者。

张某 男，70岁。

头痛两侧为甚，以手抚之，则头皮皆痛，耳鸣，胸闷气短，叹息则舒，脉弦，舌质紫黯、苔白，血压 194/94mmHg，属气郁化火上炎之证。

处方：

枳实 6g　陈皮 9g　柴胡 9g　甘草 6g　石决明 30g　白芍 10g　夏枯草 10g　益母草 10g　龙胆草 3g　牛膝 10g　丹皮 10g

药后诸症皆减，但未根除，头两侧游走之疼痛仍时时发作。故以后三诊均以三草汤加减，使头部侧痛大减，血压亦降至 170/90mmHg，惟觉颠顶发凉而痛，且年事已高，故以育阴助阳、补肾固本之法收功。

魏长春

欲期降压唯求本，燮理阴阳自应机

魏长春（1899~1987），浙江省中医院主任医师，临床家

高血压早期患者，体质较强的病因，多数为肝阳偏胜、胆火内炽，临床表现为目眩晕胀痛，耳鸣，口苦，烘热，头重足轻，手足麻木，大便秘结，脉来弦大有力，舌质深红或绛，治宜平肝泻火用黄芩泻火汤。

药用：

黄芩 9g　生白芍 9g　生甘草 3g　龙胆草 3g　焦山栀 9g　钩藤 9g　怀牛膝 15g

治疗高血压的总原则，应从《内经》治病必求其本与治病必求其因二项入手。"求本"是辨明患者体质阴阳虚实，"求因"是探索为什么会产生这种病，查清其成病的原因和有无其他兼症夹症，随症用药。总之要从整体着手，不能只顾降压。

黄芩泻火汤适用于高血压初起肝胆实火为患，黄芩、芍药、甘草、龙胆草、焦山栀泻火，钩藤平肝散风，怀牛膝降压。这方是新病实证治法。

一般肝阳上升的高血压症，表现为头痛眩晕，行走欲仆，烦躁失眠，性情急躁，脉象弦硬，舌红。治用降压调肝汤为主。

方用：

谷精草 30g　旱莲草 30g　夏枯草 12g　野菊花 9g　广地龙 9g　钩藤 9g　决明子 15g　怀牛膝 15g　桑寄生 15g

一般性高血压多因郁怒不乐，阳不秘藏，发生内风，攻冲成病。降压调肝汤，是从平靖肝风着手，使内脏阴阳协调。方中的谷精草、旱莲草、夏枯草息风降压，决明子、广地龙柔肝降压，野菊花散风降压，怀牛膝引药下行，以治头脑胀痛，桑寄生养血散风降压，钩藤平肝息风。诸药合用，以达到平靖内风，降低血压而归于平的目的。

高血压日久体虚，肾亏肝阳上升，症见头目晕眩，头痛欲仆，四肢麻木，心悸夜不安眠，脉象弦细或滑大，舌红干燥为下虚上实之症，治宜滋阴潜阳、清上实下。方以杞菊地膝煎为主。

药用：

枸杞子 9g　白菊花 9g　大熟地 15g　怀牛膝 9g　旱莲草 30g　桑枝 30g　山茱萸 9g　泽泻 9g　决明子 9g

杞菊地膝煎是纳气归根、上病治下的方法。杞子补肾填精，纳气强心，益肝明目；白菊花养肝散风，治头脑眩晕作痛；熟地补血固精；怀牛膝引头脑郁热下行；旱莲草滋益肾阴、凉脑明目；桑枝散风平肝以治肢麻；山茱萸补肝以息头风脑痛；泽泻滋阴泻火，治头眩耳鸣；决明子明目益肝，治头风热痛，全方以补虚培本为主。

慢性肾炎，病程久，内脏阴阳失调，症见血压升高，头晕痛，小便短少，体肿，口干，大便微溏，行动气促，脉象沉迟，或沉细，舌淡苔白。乃命门火衰，三焦气化失职，无排尿能力。必需通阳利尿，升清化浊，以利滞水，以平血压，宜用瞿附通阳汤加味。

瞿麦 9g　熟附子 9g　怀山药 12g　茯苓 12g　天花粉 9g　车前子 9g　路路通 9g　怀牛膝 24g　椒目 3g　生黄芪 15g

瞿附通阳汤系治慢性肾炎（水肿）的经验方，今增加怀牛膝的药量，以增强导下之力，使头脑积瘀身中积水下行，增加生黄芪以温补肾脏之气，升清化浊，调理内脏，三焦通调则血压平。

患者素体胃阳虚，中气不足，内蕴痰水，呕吐涎沫，使肝气厥逆上冲，头痛眩晕，四肢酸麻，脉弦或沉紧，舌质淡白。此肝胃气化失调，使血压不正常，时高时低，治宜温暖肝胃、和中降逆，方用吴茱萸汤加味。

吴茱萸 3~6g　西党参 9g　生姜 6g　红枣 6枚　姜半夏 9g　怀牛膝 9g　决明子 9g

吴茱萸汤方出张仲景《伤寒论》《金匮要略》两书，治干呕、吐涎沫，头痛证，今用治高血压胃阳不足，有水气及肝气上逆症。以萸、姜、参、枣 4味温中平肝降逆，加姜半夏消痰厥、头晕痛，怀牛膝引药下行，起降压之效，决明子治头风痛，此是虚寒体肝胃失调方。

凡病都有兼症及夹症，高血压病兼痰火，头眩胀痛，喘咳气急，咳痰黄白厚黏，眼睛高突，脉象滑大，舌红苔黄白厚黏。疗法宜清降痰火为主，用雪羹汤加味，使肺气清肃，血压自然平靖。

药用：

陈海蜇洗净，60g　鲜荸荠洗去泥，7只　海藻 9g　昆布 9g　决明子 9g　黛蛤散 12g　桑枝 30g　桑白皮 9g　马兜铃 9g　黄芩 6g

雪羹汤由海蜇、荸荠 2味组成，见清代王晋三《古方选注》，治痰火咳逆，兼能平肝柔坚，今以治高血压和动脉硬化夹痰火症，佐海藻、昆布咸以软坚。黛蛤散是煅蛤壳与青黛合剂，消痰火治喘逆，决明子、桑枝平肝息风，桑白皮、黄芩、马兜铃清肺降压，善化痰火，以平咳喘，肺主一身之气，肺气清肃下降，痰火自消，血压自然下降。

唐步祺

头痛析微

唐步祺（1917~2004），成都名医

此节要点在指出头痛不专主怯风，因"凡病头痛之人，每由内之正气不足，不能充周，外之一切风邪，（六客即是六风，风字宜活看）内之一切阳虚、阴虚，俱能上逆而为病"。故宜分别外感、内伤论治，始为适当，外感头痛在太阳、阳明、少阳、太阴、少阴、厥阴六步，各有其症象，亦各出其主方，并归结为邪在三阳，法宜升解，不使入内；邪在三阴，法宜温固，由内而释，不使伤表，至于内伤之头痛，则多由七情过度、阴虚阳虚而作，其病全无外感足征，而且多兼头眩、头晕。阳虚者法当扶阳，如遇头痛如裂、如劈、唇色实黑的危候，则急宜以大剂四逆、白通抢救切不可误用发散以速其亡。阴虚头痛系由火邪上冲，自觉冲上即痛，非若外感之终日俱痛，如兼心烦、咽干、便赤、饮冷，则法宜扶阴；如自觉火上冲而症象与此相反，则又是阴气上腾，只宜辛甘以守之复之，若用滋阴降火，反会酿成脱证。真是辨析入微，不惜以金针示人。末更将诸书所载之雷头风、头响、头摇、头重、偏左、偏右、大头毒及宿食头痛的病象及主方采集，以便参考，亦可为施治之一助。若当今市习，纯以防风、蔓荆、羌活、天麻、白芷等祛风之品治一切头痛，如遇三阴上逆外之证，则为害不浅，可为鉴戒。余曾治一头痛如裂的患者，下肢冰冷失眠，一身都痛，恶寒特甚，经中西医治疗，数月无效。

余综合分析，断为肾阳虚所致。先后用四逆汤、吴茱萸汤、麻附细辛汤、白通汤等治之，服药 10 余剂而诸症悉去，复以理中汤善其后；以后从未复发。又曾治一由于中宫阳虚的头痛患者，只服小建中汤 4 剂、理中汤 2 剂而痊愈。又曾治一头痛、头重而胀，觉有重物压在头部，西医诊断为神经官能症，服药、打针无效，服中药数十剂亦无效，仅天麻一味（炖鸡服），先后服了 1kg 多。综合各种症状来分析，头痛、头胀而感觉重，四肢酸疼而觉冷，头顶如压一石块，此为湿邪上升，清阳不上升，浊阴上扰而不下降，用清震汤数剂愈；但剂量特大：苍水 100g，升麻 60g，荷叶 30g，因苍术散风而祛寒湿，升麻升清阳，荷叶清头目，辅助升麻、苍术升发胃气，驱风湿从上而散，故头痛、头胀而重之症，随而愈。

余国俊

头痛辨治思路

余国俊（1947~   ），四川乐山市人民医院主任医师

太阳穴、眉棱骨、眼眶胀痛 2 个月。

患者　男，16 岁，1988 年 1 月 2 日诊。

患者半年前开始头昏头痛，2 个月前因感冒高热（39℃），头痛陡然加剧，伴昏睡、呕吐、瞳孔散大、视物模糊、咽喉肿痛、吞咽困难，急入我院抢救。

西医诊断：1. 病毒性脑炎；2. 颅内占位性病变？（后经华西医科大学、成都陆军总院 CT 扫描否定）住院半月间，曾 2 次下达病危通知。经竭力救治，以上危象消失，但头痛未止，乃出院服中药。

当时主要证候是：两侧太阳穴、眉棱骨、眼眶胀痛；一昼夜发作 3 次，每次约 2 小时，疼痛时频吐稀涎，伴咽痛。

先服丹栀逍遥散合银翘散加减 17 剂无效；改服苍耳散、升麻葛根汤、小柴胡汤合吴茱萸汤加味（复方药物多达 19 味，其中有吴茱萸、生姜各 3g，党参、大枣各 10g）20 剂，亦无显效。

刻诊：证候如前，近来更增烦躁不安，口干，连连饮水不能解渴，纳差，大便偏稀，舌质红、边尖密布小红点、苔白微黄厚腻，脉弦滑略数。

《伤寒论》378 条说："干呕、吐涎沫、头痛者，吴茱萸汤主之。"

因本条出在厥阴篇，头痛的部位当在颠顶（厥阴肝脉与督脉会于颠）；又以方测证，属寒无疑。根据"有诸内必形诸外"的规律，其全身证候和舌脉，自应出现一派寒象。验之临床，确是一般规律。

但值得引起注意的是，这一规律不可能穷尽一切。我近年来治疗过一些头痛伴恶心、呕吐清水或稀涎的患者，并非都具备肝胃虚寒、浊阴上逆的全身证候和舌脉；更有出现一些热象，头痛部位也不在颠顶者。

如被一般规律所拘泥，画地为牢，就不敢独用、重用吴茱萸汤了。这就提醒我们临证时要防止思维定式。

反复推敲此证，认为头痛伴呕吐稀涎，乃运用吴茱萸汤的客观指征，可惜前医小其制，又混杂于庞大复方队伍之中，扼腕掣肘，宜其少效；何不让其脱颖而出，任重力专以建功？

然而四诊合参，却见一派热象，如何用得？用不得，又用何方呢？只好重询病史，知患者近几年 3~10 月每天坚持下河游泳，常食水果、冰制食品；又因功课紧，常饮浓茶以提神。

至此主意已决，毅然出吴茱萸汤：吴茱萸、生姜各 15g，党参、大枣各 30g。

嘱其试服 2 剂，如服后口干、咽痛加重，亦须坚持服完。

二诊：1 月 4 日，适笔者外出，由江尔逊老师接诊。服 1 剂，太阳穴、眉棱骨、眼眶胀痛及咽痛均大减，已不呕吐稀涎，口干、烦躁亦减轻；服完 2 剂，疼痛基本消失。但腹微满闷。

原方党参、大枣各减至 15g，加厚朴 15g、法夏 10g，3 剂。

三诊：1 月 8 日。疼痛完全消失，纳开，腹宽松，大便转正常。复视其舌，舌质仍如前，苔白微黄薄；诊其脉，已无数象，仍弦而带滑。

予六君子汤加桂枝（寓苓桂术甘汤意），嘱其多服以资巩固。至今

3年，未曾复发。

或问患者明明有一派热象，如口干、连连饮水不能解渴、舌质红边尖密布小红点、苔白微黄厚腻、脉弦滑略数等，为什么还可以使用大辛大热的吴茱萸汤呢？

吴茱萸汤治愈头痛的报道很多，其头痛的病机是肝胃虚寒，浊阴上逆，吴茱萸汤暖肝温胃、升清降浊，准确地针对病机，所以疗效很好。但正如前面所说，本例并不具备肝胃虚寒、浊阴上逆的全身证候和舌脉——如四肢欠温，脘腹怯寒或冷痛，舌淡苔白滑，脉弦沉或弦迟等；相反，还具有一派明显的热象，吴茱萸汤原方，剂量也不轻，确实不好理解。

根据生活史和药效来推测，大约是寒凝冷结长期留着，体内阳气不能畅舒，转郁而作热，或阴霾寒气迫阳气上浮，所以出现一派浮热上冲之象。

本例使用吴茱萸汤的关键，一是抓住了特征性证候——头痛伴呕吐稀涎；二是结合生活史和治疗史进行综合分析，透过浮热的现象，暴露阴寒的本质。

仲景所描述的"干呕，吐涎沫，头痛"这一特征性证候，已经比较充分地反映了这种疾病的特殊本质。

如成无己《注解伤寒论》说："干呕吐涎沫者，里寒也；头痛者，寒气上攻也。与吴茱萸汤温里散寒。"换句话说，仲景辨析此证，已经准确无误，且已出具了高效方药；临床上只要证候相符，即可信手拈来，大有执简驭繁、驾轻就熟之妙。本例头痛收速效的主要原因就在于此。

值得反思的是，近年来似乎存在着一种倾向：强调辨证论治的灵活性（这是应该的），忽视方证相对的原则性。这是不利于仲景学说的继承和弘扬的。

本例病毒性脑炎，经西医救治脱险后，遗留太阳穴、眉棱骨、眼眶胀痛，先服丹栀逍遥散合银翘散 17 剂不效，改服苍耳散、升麻葛根汤、小柴胡汤合吴茱萸汤 20 剂也无显效，迁延 2 个月。而一重剂吴茱萸汤原方竟收立竿见影之效！患者服吴茱萸汤原方之前曾服过一个大复方，其中就包含吴茱萸汤，颇与证候相符合，为什么疗效不佳呢？

大复方是由苍耳散、升麻葛根汤、小柴胡汤、吴茱萸汤 4 方合成的，药物多达 19 味，药量又轻，有可能互相掣肘。

仲景"勤求古训，博采众方"，验证筛选，传之后世者，多系高效经验方。如吴茱萸汤药仅 4 味，看似平淡无奇，实则底蕴无穷。若嫌药味少，或恐患者不相信而随意添加之，有时反而影响疗效。倘方证相对，用原方便可获佳效时，何必画蛇添足呢？

当然，根据病情适当化裁，亦在所必需。但若加味太多，喧宾夺主，或加减得面目全非，还说是"经方化裁"，就不足为训了。近贤陈逊斋说过："经方以不加减为贵"，是很发人深省的。初服时，吴茱萸、生姜不少于 15g，党参、大枣不少于 30g，中病可以酌减。

陈苏生

肝阳上亢，温阳潜镇

陈苏生（1909~1999），中国中医科学院研究员

吾师陈苏生先生甚得近代名医祝味菊善用温阳镇潜法拯救急危重症之薪传。

高血压常见肝阳上亢诸征象，时人常用平肝息风，但每多乏效者。先生圆机活法，治以强肾为主，佐以温阳潜镇而收效。

萧某 男，32 岁。1963 年发现高血压，住院治疗 3 个月，好转出院，但血压仍在 146/105mmHg，并伴腰久痛未愈。次年 4 月来诊，主诉苦于失眠，服安眠药数年而失效。头昏且痛，紧按则舒，口干唇燥，大便秘结，小便夜多，脾胃寒痛。法予强肾潜阳。

药用：

制川附子 12g　磁石 30g　枣仁 15g　远志 6g　熟地 30g　石斛 30g　白术 15g　桑寄生 12g　川断 9g　怀山药 15g　牛膝 12g　甜苁蓉 9g　蔓荆子 9g　车前子 9g　五灵脂 9g

水煎服。另以川连 2g、肉桂 2g，共研末，装胶囊同服。

服药 8 剂，血压即下降，稳定在 137/96mmHg 左右。

以后每隔 3~5 天即服前方，长期失眠亦基本痊愈。调治月余即正常上班工作。后因疲劳血压又升，但再服此方又趋下降。

　　方中附子、磁石实关键所在，2味药相须为用，由于但温而不潜，则浮阳不戢；但潜而不温，则气抑不畅，故附子与磁石，犹肉桂之于黄连，亦具"交泰"之意。

（陈明华　整理）

万友生

阴风上逆，温肝可平

万友生（1917~2003），江西中医药大学教授

万某 男，51岁。1963年2月19日初诊。

患高血压病久治少效。现血压高达234/137mmHg，头晕甚而颠顶重痛喜按，头皮麻木，切以指甲不知痛痒，两目迎风流泪，怯寒特甚，每当天寒风大即不敢外出，如受寒即胸胃隐痛，口淡出水，饮食喜热恶冷，时或噫气吐酸，大便时结时溏（溏时较多）而粪色淡黄，小便不利而尿色清白，面色晦暗浮肿，声音重浊，舌黯淡润滑，脉弦动而迟。万氏认为证属肝经阳虚阴盛，阴风内动，浊阴向上冲逆所致。法当温肝降逆以息风。方用吴茱萸汤加味。

吴茱萸 15g　生姜 15g　大枣 15g　党参 15g　黑锡丹 3g

连服5剂，头晕稍减，血压稍降；再进5剂，头晕续减，颠顶痛除，头皮麻木和怯寒明显减退，精神见好，口味见佳，但血压仅降至215/117mmHg。

二诊：因根据近时一般新经验而加入青木香15g，以期增强其降压之力，续进5剂。方喜血压降至156/107mmHg，不料更进5剂后，头晕复增，血压复升至176/117mmHg。

三诊：因虑其久病阳损及阴，恐非纯阳方剂所能收其全效，乃改投阴阳兼顾的肾气丸方。

熟附子 15g　肉桂 10g　熟地黄 15g　山茱萸 10g　山药 15g　茯苓 10g
丹皮 10g　泽泻 10g　牛膝 10g　车前子 10g

仅服 1 剂，即大感不适，头痛胸胃痛复作，怯寒复甚，饮食复减，便闭尿少，血压复升至 195/117mmHg，坐卧不宁，夜难入寐。可见阴未受损，阴药难投，仍属阴盛阳虚之候，仍应坚持前法。

四诊：加大吴茱萸汤方剂。

吴茱萸 24g　生姜 30g　大枣 90g　党参 30g

更加旋覆花、代赭石各 30g，服 1 剂后即得安睡良久，醒来大便 1 次，先硬后溏，小便畅行 2 次，精神饮食又转佳，胸胃痛又减，但噫气吐酸仍甚；再进 2 剂，血压降至胸胃痛渐除，惟大便又闭。

五诊：守四诊方再进外，另用二贤散（陈皮 15g，甘草 15g）泡汤代茶，又进 2 剂后，大便通畅，面部浮肿渐消，精神饮食更佳。更进 4 剂后，面部浮肿更见消退，头晕渐除（晨起已不觉晕），寐安纳佳，大便成条日一行，血压降至 176/120mmHg。守方再进 6 剂，头晕基本解除，已无沉重感，头皮麻木消失，面部气色好转，精神睡眠饮食二便均正常，脉已不迟，弦象减退，惟血压未见续降。

六诊：乃于四诊方中加重代赭石为 60g，再进 6 剂，血压降至 146/88mmHg；更进 12 剂，血压稳定在 137/78mmHg；继续服至 4 月底，血压一直正常，诸症全除，上班工作。

本案以头晕颠顶痛为主症。其症有阴阳之辨，头晕颠顶痛而拒按，喜冷恶热，脉弦数等，属阳证，一般称之为"厥阳头痛"；头晕颠顶痛而喜按，喜热恶冷，脉弦迟者，属阴证，一般称之为"厥阴头痛"。三阴经脉惟厥阴有一支与督脉会于颠顶，故厥阴病无论阳盛阴虚而阳风上逆或阴盛阳虚而阴风上逆，都可发生头晕颠顶痛症。但阳风上逆的，必阳亢而热，治宜滋肝助阴抑阳以清降之；阴风上逆的，必阳虚而寒，治宜温肝助阳抑阴以温降之。本证多见于西医所称之高血压病，并以肝风阳证治宜清降者居多数，但肝风阴证治宜温降者也非罕见。本案显然属于后者。至其所兼见的面色晦暗浮肿、两目迎风流泪、口淡出水、饮食减少而喜热恶冷、受寒则胸胃隐痛、嗳气吐酸、二便不利等症，则是由于厥阴阴盛阳虚，木邪侮土，土虚不能制水，浊阴或随阴风冲逆而上泛，或随木郁气滞而内结所致。这和《伤寒论》厥阴病篇所谓"干呕、吐涎沫、头痛者，吴茱萸汤主之"，是完全符合的（厥阴病有外感和内伤之辨，本证属于内伤杂病的厥阴病证之一，它和属于外感热病发展到最后阶段的厥阴危急重证有别，不可混淆）。所以经用温肝降逆的吴茱萸汤方后，即获得预期的效果。本案之所以能够达到治愈的目的，虽然主要是坚持了大剂吴茱萸汤以温肝降逆，但加用大剂旋覆花和代赭石以化浊平冲也起了一定的辅助作用。万氏在总结本案经验教训时指出，虽然现代药理研究证明青木香能降血压，但因其性寒冷（《中药大辞典》指出"虚寒患者慎服"），只适宜于高血压阳证，而不适宜于高血压阴证。所以本案久用（10 剂150g）后血压复升，当时不但未见及此，反而虑及阳损及阴，竟改用肾气丸兼顾阴阳，以致阴风变盛，几乎功败垂成。由此可见，中医临床只有严格遵从中医理论以辨证立法选方择药，才能提高疗效。如果离开了中医理论，硬套西医病名而不辨证分型，生搬药用成分而不辨药性，"中为西用"而"对号入座"从事临床，则不但难以提高疗效，而且有时难免产生不良后果。

胡天雄

风湿头痛与风毒头痛

胡天雄（1921~　），湖南中医药大学教授

风湿头痛治验

余某　沅江县（现为沅江市）南大膳篾业工人。

因驻宁远采购南竹，经常淋雨冒风达半年之久，遂病头痛，其痛为阵发性掣痛，发作时剧难刻忍，伴有眩晕、胸闷、心悸，进而神志恍惚不清。右目视力减弱，出现复视，不渴无热，脉缓弱，舌苔淡黄薄腻。中西药治3个月余无效，因转来我院（湖南中医药大学附一院）住院求治。详察证候，细审病因，断为风湿入脑所致。初用六君加天麻菊花不效，用半夏天麻白术汤亦不效，后用六君加制南星、白附子数剂，大便解红白冻子数次，症状渐渐减轻，共服40余剂而痊愈。

观此，知治病处方，虽大体相同而竟无效，用药仅一二味差别，遂疗效判然。

风毒头痛治验

夏某　年四十，宁乡县唐市公社人。

于 8 年前得病，初起右侧项强如失枕，越三四日而发偏头痛，其痛为左右交替发作，如割如钻，得重按略缓，先后就诊于宁乡县医院、益阳专区医院等，多方检查，未得结论，因诊为"神经官能症"。每日赖镇痛片止痛，据云 8 年来服复方氨非那林片以升计，而病痛如故。1967 年 7 月在益阳腰穿检查后，剧吐不止。转长沙某医院，内服复方氨非那林片、可的松醋酸酯，配合理疗，头痛呕吐止，又觉下肢疼痛，痿弱不能行，值"文化大革命"时期长沙武斗日激，因返宁乡复住入医院，腿痛止，头痛又作。自后头腿交替疼痛，莫可如何。11月闻省医疗队下宁乡，前来就诊，患者脸色暗滞，头部疙瘩瘙痒，颈部生小疖。所谓"风者善行而数变"，据证当从风毒论治，合之脸色暗滞，当行其瘀，久痛入络，当用搜剔，因拟血府逐瘀汤加蜈蚣方。

当归 12g　生地 12g　桃仁 10g　红花 3g　枳壳 6g　赤芍 10g　柴胡 10g　川芎 3g　桔梗 6g　怀牛膝 10g　生甘草 5g　全蜈蚣 1 条

药进 4 剂而疼痛减轻，停服止痛西药，10 余剂腿渐有力，不 20 剂，多年之痛苦全除。用血府逐瘀汤者亦"治风先治血"之意。

张子琳

头痛诊治体会

张子琳（1895~1983），山西名医

久痛似虚，审因论治散风寒

外感头痛有风寒、风热与风湿之不同，其治法各异。张老的医案中风寒头痛居多，一般认为新病，头痛在脑后，痛连项背，遇风寒即发，常喜衣巾裹头，口不渴，身痛无汗，苔薄白，脉浮紧，为外感风寒之头痛。但是临床所见却不尽相合，尤其是久痛为邪所缠者不易辨识。许多西医诊断为"三叉神经痛"的患者，实乃风寒久羁之外感头痛。张老常说："病名为虚，不可作为治疗的根据；证情是实，有证便自有方药。"此之谓也。

赵某　男，78 岁，教师，五台县人。门诊号：86271。1970 年 12 月 24 日初诊。

右侧颜面及头部剧烈疼痛多年，经县医院诊断为"三叉神经痛"。中西医多方治疗，效果不明显。近来发作频繁，疼痛剧烈，痛似针刺、火烙，每日发作 10 余次，疼痛难忍，脉象沉细。证属风寒凝滞，痛久入络。拟用散寒祛风、活络止痛之法。方用菊花茶调散加减。

川芎 4.5g　僵蚕 4.5g　酒地龙 6g　白芷 4.5g　防风 4.5g　芥穗 4.5g

羌活 1.5g　醋柴胡 3g　白芍 12g　炙甘草 2g　细辛 10g　桃仁 6g　当归 9g
薄荷 4.5g

水煎服。

服上药 2 剂后，剧烈疼痛很快缓解，随后停止发作。之后患者头痛偶再发作，服上药 2 剂，辄收效。

本案患者系由风寒之邪侵犯少阳经脉，久而入络，气血凝滞不通，不通则痛。方用僵蚕、白芷、防风、细辛等祛风散寒；当归、川芎、桃仁、地龙等化瘀通络，亦取"治风先治血，血行风自灭"之意。白芍配甘草，酸甘化为阴，缓急止痛，对本病火灼火燎、疼痛急切之症，实有缓急之效。柴胡、薄荷引药入少阳之经。本方标本兼顾，构思周密，故药虽轻而效甚捷。张老曾以本方治疗多人，每收同样效果。

外伤头痛重镇化瘀两法行

外伤头痛临床所见甚多，治法亦繁，各家不一。有以惊则气乱，恐则气下立论而用补中益气为主治愈者；有以伤及髓海而以血肉有情之品峻补先天为法者。张老认为跌仆金刃伤及头部造成的损害不外形气两端，外伤每致离经瘀血的形成，若瘀血量少则可自行吸收。若证情严重，治不及时，或不得法，则瘀血留而不去，往往导致局部络脉不通，症见痛如刀刺，舌质紫暗或有瘀斑，此为有形实邪所伤。治当化瘀活血，因此张老治外伤头痛的方中总可见到四物汤或桃红四物汤的成分。此外，脑为奇恒之府，藏而不泻，不宜震动，若外伤震动则神乱气越，甚而至于躁烦狂癫。此时则又当以重镇安神为主，临床观察未有形伤而气不伤者，唯轻重有别。对于神乱气越症状明显者，张老常常重用紫石英、紫贝齿二味，以收补心平肝、镇惊安神之功，是其特点。

芦某 男，51 岁，中医研究所家属。1974 年 1 月 5 日初诊。

患者于 1973 年 6 月因外伤脑部受震，头痛绵绵不断，但尚可坚持工作。于 1973 年 12 月上旬，出差在外地，突然发作剧烈头痛，严重时痛偏左侧，稍轻时脑后痛，夜间加重。经各地多方治疗未效。现症：头痛而晕，烦躁，耳鸣，睡眠不宁，口苦口干，饮食好，二便调，苔厚腻，脉弦而细弱。证属神乱气越，肝风上扰。治宜重镇安神，平肝息风。

紫石英 15g　紫贝齿 12g　苦丁茶 3g　川芎 6g　僵蚕 4.5g　防风 6g　菊花 9g　钩藤 6g　白蒺藜 9g　羌活 6g　当归 9g　白芍 12g　生地 15g　细辛 1.5g　甘草 4.5g

4 剂，水煎服。

二诊：1974 年 1 月 10 日。服上药后，头痛大减，仍头晕，心烦，耳鸣，消化不好，脘腹闷胀，恶心，脉沉弦，苔白腻。此肝阳稍平，脾虚湿盛未除。拟平肝健脾，消导化湿。

处方：

白芍 9g　珍珠母 12g　白蒺藜 9g　菊花 9g　龙齿 12g　云苓 9g　陈皮 6g　半夏 9g　厚朴 6g　焦三仙各 6g　鸡内金 6g　苍术 6g

水煎服。

三诊：1974 年 1 月 16 日。服上方 4 剂后，头痛已愈，仍头晕，耳鸣，恶心，消化好转，能进食，出虚汗，身体软弱无力，脉沉弱。

上方去苍术、厚朴、焦三仙，加黄芪 18g、浮小麦 30g。4 剂，水煎服。

四诊：1974 年 1 月 27 日。服上药后诸症均减。但今日又突然发作头痛，波及脑后及前额，以偏左为重，口干，不欲食，精神萎靡，口臭，苔败，脉弦。以平肝息风为治。

紫石英 15g　紫贝齿 12g　苦丁茶 4.5g　蔓荆子 9g　菊花 9g　钩藤 9g　蒺藜 9g　当归 9g　白芍 12g　细辛 1.5g　防风 9g　羌活 9g　甘草 3g　白芷 6g　麦冬 9g

水煎服。

五诊：1974 年 1 月 29 日。服上药 4 剂后，头痛大减，只有头左侧及脑后轻微疼痛，食纳好，精神佳，仍有口臭，又加咳嗽，吐白痰，脉沉，苔白而厚腻。此乃肝阳渐平，脾湿未解。治以柔肝散风，健脾化湿。

处方：

云苓 9g　半夏 9g　陈皮 6g　白芍 9g　当归 9g　柴胡 6g　蔓荆子 9g　川芎 9g　细辛 1.5g　甘草 4.5g　羌活 6g　鸡内金 6g　佩兰叶 4.5g　藿香 3g　苍术 9g　菊花 6g

4 剂，水煎服。

六诊：1974 年 2 月 3 日。服上药 4 剂，诸症均好，只有轻度头晕，自觉腿软无力，口干，脉沉弱，苔白腻。拟健脾益阴、芳香化湿为治，用自拟加减异功散以善其后。

处方：

沙参 9g　云苓 9g　山药 9g　陈皮 9g　甘草 4.5g　谷芽 9g　石斛 12g　麦冬 9g　玉竹 9g　菊花 9g　白术 9g　佩兰 6g　藿香 4.5g

2 剂，水煎服。

七诊：1974 年 11 月 23 日。服上药以后，诸症悉平，已恢复工作。近日感冒，又引起轻度头晕，左边头稍痛，口臭，口涩，有时轻度抽搐，睡眠不佳，脉沉弱。仍依前法，平肝、散风、安神为主。

处方：

白芍 12g　当归 9g　川芎 6g　蒺藜 12g　蔓荆子 9g　菊花 9g　钩藤 9g　羌活 6g　白芷 6g　生石决明 15g　甘草 4.5g　麦冬 9g　菖蒲 6g　远志 6g

夜交藤 12g　石斛 12g

水煎服。

1978 年 3 月随访：经 1974 年治疗，病情日渐好转，并很快上班工作，近 2 年来未见头痛、头晕。

脑震荡后遗症，其症状多有头痛、眩晕、失眠等，往往由于症状长时间内不能消失，给患者带来很大痛苦，治疗也比较困难。本案患者，张老即重用紫石英、紫贝齿先补心平肝、重镇安神；而其头痛而眩，左侧为重，口苦口干，脉弦，均提示肝胆郁火内炽，故以川芎茶调散合四物汤加减治疗。重镇安神、养血平肝、散风止痛三法合用，共治疗 1 个月左右，服药 24 剂，使顽固重症，得以治愈。

张老在治疗过程中，时时不离辨证论治的原则，他特别重视细心衡量邪正比例关系的变化和兼夹证的出现与消除，力求做到辨证准确入微，用药恰到好处，在治疗疑难杂病的过程中，逐步实现病随药走，而逐步向愈。尤其在病程较长的病例中，体现得更为清楚。本例患者初诊以神乱气越、肝风上扰为主，故治以重镇安神、养血平肝息风；二诊肝阳稍平而兼脾湿食滞之证，乃酌减重镇之力而加和胃消导之品；三诊已能进食而虚汗又见，则去消导破气之品，入益气敛汗之味；五诊又加咳吐白痰，遂入藿、佩、二陈等药以化湿除痰；六诊之时，邪去十之八九，证见脾阴不足，湿邪将尽，遂以自拟治脾阴不足的专方——加减异功散加藿、佩等药以善其后。整个治疗过程起伏跌宕，却又一气呵成，都是在不背离原来治则的基础上，随证加减，灵活应用，使药证丝丝入扣，每次诊治，都有效果。

孟某　男，48 岁，某公司干部。门诊号：26874。1977 年 5 月 12 日初诊。

1962 年由于车祸，头部左侧撞伤，当时昏迷 2 天多，流血很多，伴左臂肱骨骨折，经抢救苏醒，但遗头痛、头晕，两手不由自主发抖，左手较甚。去年 10 月头痛加重，呈持续性剧烈疼痛，两太阳穴处疼痛更为剧烈。烦躁不宁，睡眠不安，虽曾多方疗治，终未能缓解。现食欲尚可，二便如常，口干甚，舌尖红而两边紫暗，苔白，脉沉紧。此为瘀血阻滞少阳，兼有动风之势。治宜活血化瘀，平肝息风，辅以安神。

处方：

当归 12g　川芎 21g　白芍 10g　柴胡 6g　石决明 15g　白蒺藜 12g
桃仁 6g　红花 5g　炒枣仁 15g　远志 10g　炙草 5g　天麻 6g　钩藤 10g
菖蒲 6g　白芷 6g

水煎服。

二诊：5 月 16 日。服上方 3 剂，头痛、头晕减轻，只有早晨较重，睡眠安定，左手震颤减轻，口不干，舌边紫暗，脉沉。效不更方，上方改天麻为 10g，白芷为 10g。水煎服。

三诊：6 月 4 日。服上方 10 剂，头痛、头晕基本消失，只在用脑过度时偶尔发作，两太阳穴处疼痛显著好转，左手颤抖基本停止，睡眠安宁，食欲增进，舌边仍紫暗，脉沉有力。仍遵原法。

处方：

当归 12g　川芎 6g　白芍 10g　柴胡 6g　石决明 15g　蒺藜 12g　桃
仁 6g　红花 5g　远志 6g　炒枣仁 15g　生地 15g　甘草 5g

水煎服。

2 个月后随访：

上方又服 6 剂后，头痛、头晕、震颤、睡眠等均好，已上班，恢复工作。

本案头痛、手颤亦为脑震荡后遗症。头之两侧，少阳所属，痛处不移，形若锥刺，舌边紫暗，当为瘀血阻滞少阳络脉之证。瘀血阻滞，经络不畅，筋脉失养，则动风震颤。故用桃红四物汤活血化瘀。

柴胡引药入少阳之络，使更好发挥药力。石决明、白蒺藜、天麻、钩藤平肝息风，既能安止痛，又可镇痉。远志、炒枣仁、菖蒲养心安神眠，又善除烦。甘草调和诸药。共奏活血化瘀、疏解少阳、息风安神之功，终使顽固而剧烈的头痛得以缓解。于斯，更觉中医辨证论治之重要。

原方原量散偏汤散少阳风

"偏头痛"是一种常见而难愈的顽固疾病，张老治疗本证，多用"散偏汤"，常收良效。本方出自陈士铎《辨证录》卷二。其方如下：

川芎一两　白芍药五钱　白芥子三钱　香附二钱　郁李仁一钱　柴胡一钱　甘草一钱　白芷五分

水煎服，空心温服，早晚分服。

张老常说：中医不应泥古不化，一般常用方应灵活加减，但有些方药则必须原方照用，连药量亦不宜变更。"散偏汤"便是其中一例。

郝某　男，36岁，平定县人。门诊号：72072。1974年4月20日初诊。

偏左头痛已3年，伴有心烦，痛剧时失眠。近10余日来，头痛加剧，不能进食，二便如常。曾多方治疗不效，服止痛片等也已失效。脉弦，苔白。辨证为风邪上犯少阳之经，拟用散偏汤。

处方：

川芎24g　生白芍15g　白芥子3g　香附6g　郁李仁3g　柴胡3g　甘草3g　白芷6g

水煎服。

二诊：4月23日。服上方2剂后，偏头痛减轻，但发作次数多了1次，脉弦。效不更方，上方将川芎改为30g，继续水煎服。

三诊：4月25日。服上方2剂后，偏头痛完全停止，余症亦均好转，脉象较前缓和。原方继服2剂，以期巩固。

1978年3月随访：患者服药后约1年多时间，再未发作。近来因劳累等原因，偶有发作，但很轻微，不影响工作。

张老用药，素称谨慎，本案初诊即用川芎24g，效而未愈，二诊改为30g，则立竿见影，多年痼疾，药到病除，可见本方确有独到之处。方以川芎为君，每剂一两，其性辛温燥烈，为血中气药，上至颠顶，下至血海，行气活血，善治风寒入络引起的血瘀头痛。白芷辛窜，善行头面，助川芎祛风止痛。白芥子豁痰利气散结；郁李仁行气化滞；香附理气解郁；芍药、甘草缓急止痛；柴胡引经上行。诸药合用，共奏行气化痰、散结止痛之功效。此外，方中辛温燥烈走窜之品偏多，也是选用白芍、郁李仁柔润收敛以佐制的原因。

高泳江

疏肝调血汤治高血压头痛

高泳江，陇上名医

先父泳江公对于高血压病的诊治，每以调肝为首务，疗效满意。

一、气郁血逆，疏肝调血为法

《素问·标本病传论》曰："肝病头目眩，胁支满。"盖肝为厥阴风木之脏，职司疏泄，喜条达而恶抑郁。若肝失疏泄，气机郁阻，久则气郁血逆，而致血脉失调，血压升高。临床多见头痛头晕，胸胁闷胀，情绪低落，纳食减少，甚则两胁窜痛，舌淡红或偏红，脉弦或沉弦。先父对其理法分析颇有见地，他说："怡愉快乐为肝德，忧愁郁怒则肝病，此证肝气怫郁于先，血脉失调于后，治当遵循《内经》"木郁达之之旨，以疏肝调血立法，庶乎肝木畅达，气血调顺，则血压自降"。因此，他临证恒用自拟验方疏肝调血汤。

柴胡 10g　香附 10g　郁金 10g　苏梗 10g　川芎 10g　当归 10g　白芍 10g　薄荷 6g

观古人平肝之法，乃芳香鼓舞，舒而之，故方中以柴胡、香附、郁金、苏梗、薄荷芳香鼓舞、疏肝解郁，当归、川芎、白芍调和血脉，全方共奏疏肝调血之功。根据先父临证经验，若疏肝不应，则必有营气痹窒，脉络瘀阻，于上方中加入桃仁、红花活血通络，多有效验。

汪某　男，48 岁。1972 年 4 月 12 日初诊。

患高血压病 2 年余，平时血压波动于 165~150/100~95mmHg。刻诊：血压 160/98mmHg，头痛，以颠顶为重，胸闷心烦，恶心纳减，两胁窜痛，尿黄便调，舌偏红苔薄，脉弦。辨证为气郁血逆。投以疏肝调血汤加炒山栀、姜竹茹、桃仁、红花各 10g。服药 5 剂后，血压降为 150/95mmHg，诸症明显改善。守方续服 10 剂余，血压稳定于诸症释然。后改服逍遥丸巩固善后。

二、阴虚火旺，滋肾凉肝建功

肝肾同居下焦，相火寄焉。肝藏血，肾主精，平时肝肾相济，精血互生，是以前贤有"乙癸同源"之说。若情志失调，肝郁化火，灼伤肝阴，或恣情淫欲，耗竭肾水，以致肝肾阴亏，相火用事，鼓动血脉，煎熬血液，从而导致血压升高。临床多见头痛头晕，目眩耳鸣，面部潮热，口苦咽干，心烦不寐，腰膝酸软，尿黄便结，舌红苔薄或黄，脉弦细数。先父对此治疗体会尤深，他说："此乃水亏于下，火僭于上，宜甘凉益肝肾之阴，俟水火既济，血脉宁静，则升者自伏。若误投苦寒直折之品，徒伤脾阳，未有不偾事者。"他临证治之概从滋肾凉肝立法，每用自拟验方滋肾凉肝汤。

生地 15g　旱莲草 15g　女贞子 15g　枸杞子 15g　玄参 10g　桑叶 10g　菊花 10g　泽泻 10g　石决明 30g

方中生地、玄参、二至丸、枸杞子、泽泻滋肾泄浊，桑叶、菊花、石决明凉肝潜阳，共建滋肾凉肝之功。

梁某　男，52 岁。1974 年 10 月 7 日初诊。

素嗜烟酒，高血压病 4 年余，素血压波动于 180~160/100~95mmHg，曾服西药降压，但疗效不显，求治于中医。刻诊：血压 175/100mmHg，头痛头晕，耳如蝉鸣，间有面部潮热，失眠健忘，口苦咽干，腰酸腿软，尿浊便结，舌红苔薄黄，脉弦细数。辨证为阴虚火旺，用滋肾凉肝汤加炙远志 10g，服 10 剂，血压降为 160/95mmHg，头痛头晕、面部潮热明显改善，夜能安寐，余症亦见减轻。药证合拍，又进此方 30 剂余，血压稳定于 150/90mmHg，诸恙悉平。遂改杞菊地黄丸巩固疗效。

三、肝阳化风，镇肝息风贵速

《内经》云："诸风掉眩，皆属于肝。"大抵肝为风木之脏，体阴用阳，主升主动，其经脉循行起于足大趾，散布胸胁，上行颠顶。若肝阳上亢，久则阳热动风，血随风激，循经攻冲头目，则血压陡升，有中风之险。临床多见头目胀痛，眩晕欲仆，鼻衄耳闭，面赤如醉，胸闷呕恶，甚则四肢抽动，昏不识人，舌红苔黄，脉弦长有力。先父尝云："治肝阳化风最是紧迫，急当重镇以潜阳，盖以阳潜则风静，倘若抱守滋水涵木，养血息风，专事柔静，不用重镇，则缓不济急，中风之祸不远矣。"故此，他临证喜用张锡纯镇肝息风汤化裁施治。对于病情急危者，每投以重剂。若合并意识障碍属于闭证者，用生大黄 10g，煎水化服安宫牛黄丸 1 丸，清心醒脑，每获佳效。

方某 男，56 岁。1978 年 4 月 2 日初诊。

罹患高血压病 6~7 年，平素经常头痛头晕，一直间断服药治疗。近 1 周工作繁忙，睡眠减少，自觉头痛目胀，眩晕欲仆，胸闷恶心，遂在家休息，并自服降压药。发病当日晨起，患者头目胀痛较剧，而后眩晕仆地，昏不识人，面赤如醉，四肢抽动，由家人急送来院，测血压 230/120mmHg，神识转清，头目胀痛大减。其后 2 天血压波动于 200~185/110~105mmHg，余症如故，乃邀请中医会诊。刻诊：血压 190/107mmHg，眩晕不能起床，面赤如醉，夜难入寐，间有四肢抽动，恶心纳差，尿黄便结，舌红苔黄，脉弦长有力。辨证为肝阳化风。仿镇肝息风汤加减。

药用：

生龙骨 30g　生牡蛎 30g　生石决 30g　生赭石 30g　生龟甲 30g　夜交藤 30g　天麻 12g　白蒺藜 12g　钩藤后煎, 12g　生白芍 12g　泽泻 12g　怀牛膝 12g　玄参 12g　生麦芽 12g

每日 2 剂，每剂水煎 2 次混匀顿服。服药 6 剂，患者血压降为 175/100mmHg，眩晕大减，面赤已退，夜能安眠，余症亦有改善。遂改此方为每日 1 剂，水煎分 2 次服。原方又服 20 剂余，血压稳定于 160/95mmHg，诸症消失而出院调养。

四、肝旺脾虚，培土缓肝则效

肝主藏血，脾主运化。肝藏血充足，则能疏泄，有助于脾之运化；脾运化正常，生血有源，则有助于肝之藏血。肝脾生理相关，病理亦相互影响，故仲景有"见肝之病，知肝传脾，当先实脾"之训。高血压病患者，由于肝旺日久，肝气横逆克伐脾土，或医治失当，过用寒凉败胃，均可影响脾胃运化功能，以致肝脾同病，升降失宜。临床除见血压升高、头痛头晕、失眠多梦等肝旺表现外，尚可见腹胀纳少、呕恶便溏等脾虚症状。先父认为，此证多见于久病高血压者，治疗关键在于培土以宁风，健中而缓肝。他临证治之惯用自拟验方培土缓肝汤。

太子参 10g　茯苓 10g　白术 10g　山药 10g　陈皮 10g　木瓜 10g　乌梅 10g　白芍 10g

方中太子参、茯苓、白术、山药、陈皮培土宁风，木瓜、乌梅、白芍酸敛缓肝，合而共奏培土缓肝之功。

杨某　男，66 岁。1975 年 3 月 19 日初诊。

患高血压病近 10 年，平素血压尚稳定，近 1 年来血压波动于

180~170/100~95mmHg。刻诊：血压 172/98mmHg，头痛头晕，失眠多梦，腹胀纳少，大便溏稀，每日 2~3 次，舌淡边缘有齿印、苔薄白，脉弦细。辨证为肝旺脾虚。遂拟培土缓肝汤加木香 9g，砂仁（后煎）3g，夜交藤 15g。服药 5 剂，血压降为 165/95mmHg，头痛头晕、腹胀便溏减轻，纳食增多。共守方服 20 剂余，血压稳定于 160/90mmHg，诸症悉平。

（高振华 整理）

跋

余有幸受教于经方家洪哲明先生，耳提面命，启迪良多。并常向陈玉峰、马志诸先生请益，始悟及古今临床家经验乃中医学术之精粹，舍此实难登堂入室。

自1979年滥竽编辑之职，一直致力于老中医经验之研究整理。以编纂出版《吉林省名老中医经验选编》为开端，继之编纂出版《当代名医临证精华》丛书，并对整理方法进行总结，撰写出版了《老中医经验整理方法的探讨》一书。1999年编纂出版《古今名医临证金鉴》，寝馈于斯，孜孜以求，已30余年矣……登门请益，开我茅塞；鱼素往复，亦如亲炙，展阅名师佳构：一花一世界，千叶千如来；真知灼见，振聋发聩；灵机妙绪，启人心扉……确不乏枕中之秘，囊底之珍，快何如之！

《古今名医临证金鉴》出版后为诸多中医前辈所嘉许垂青，得到了临床界朋友们的肯定和关爱，一些朋友说：真的是与丛书相伴，步入临床的，对于提高临床功力，功莫大焉！其中的不少人已成为医坛翘楚，中流砥柱，得到他们的高度评价，于心甚慰！

《古今名医临证金鉴》出版已16年了，一直无暇修订。且古代医家经验之选辑，乃仓促之举，疏欠砥砺，故作重订以臻于完善，方不负同道之厚望。这次修订，由原来22卷重订至36卷，妇、儿、外、五官科等卷，重订均以病名为卷，新增之内容，以古代、近代医家经验为主。囿于篇幅之限，现代医家经验增补尚少。

蒙国内名宿鼎力支持，惠赐大作，直令丛书琳琅满目，美不胜收。重订之际，一些老先生已仙逝，音容宛在，手泽犹存，不尽萦思，心香一瓣，遥祭诸老。

感谢老先生的高足们，探蠹得珠，筚路蓝缕，传承衣钵，弘扬法乳，诸君奠基，于丛书篇成厥功伟矣！

著名中医学家国医大师朱良春先生为丛书作序，奖掖有加，惓惓于中医事业之振兴，意切情殷，余五内俱感！

《古今名医临证金鉴》丛书是1998年应余之挚友吴少祯先生之嘱编纂完成的，八年前少祯社长即要求我尽快修订，出版家之高屋建瓴，选题谋划，构架设计，功不可没。中国医药科技出版社范志霞主任，主持丛书之编辑加工，核正疏漏，指摘瑕疵，并鼓励我把自己对中医学术发展的一些思考，写成长序，于兹谨致谢忱！

我的夫人徐杰编审，抄校核勘，工作繁巨，感谢她帮助我完成重订工作！

尝见一联"徐灵胎目尽五千年，叶天士学经十七师"，与杜甫诗句"别裁伪体亲风雅，转益多师是汝师"异曲同工，指导中医治学切中肯綮。

文章千古事，得失寸心知。相信《重订古今名医临证金鉴》不会辜负朋友们的厚望。

单书健
二〇一六年孟夏于不悔书屋